中医病证诊疗导论

主　编　成词松　诸毅晖

副主编　孙小钧　夏庭伟　何林熹　马　晖

编　委（按姓氏汉语拼音排序）

陈　为　陈冬梅　成词松　范　薇　何林熹

黄亚双　李家良　李雪萍　李仲文　廖凌鑫

刘薪雨　吕尚斌　马　晖　彭　晋　秦玉花

任　荔　任丹丹　孙小钧　陶　怡　田　茸

王杰鑫　夏庭伟　谢　丽　杨　欣　雍小嘉

于海艳　曾跃琴　赵智慧　朱星珲　诸毅晖

科学出版社

北　京

内 容 简 介

本书编录了240个中医临床常见病证，涵盖8个外感病、10个肺病、17个心脑病、32个脾胃病、12个肝胆病、16个肾系病、22个气血津液病、47个头面五官病、25个肌肤病、9个筋骨病、10个二阴病、32个女科病。在疾病诊断层面，介绍了疾病的基本特点、基本病机、常见病因等，精炼了中医诊断标准，强化了中医诊断的效力。在证型诊断层面，力求证型分类完整，证型名称和症状术语规范，强化中医证型诊断的科学性与规范性。在临证治疗层面，总结了疾病治疗原则和调养要点，每个证型附列常用方药，突出临床实用性。

本书编写紧扣临床，对于中医临证具有启发性和适用性，有助于提升中医医生的病证诊断能力，适合于医学生、医学临床工作者及中医爱好者阅读学习。

图书在版编目（CIP）数据

中医病证诊疗导论 / 成词松，诸毅晖主编 . —北京：科学出版社，2022.8

ISBN 978-7-03-072762-6

Ⅰ . ①中…　Ⅱ . ①成…②诸…　Ⅲ . ①中医诊断学②中医治疗法　Ⅳ . ① R24

中国版本图书馆 CIP 数据核字（2022）第 129761 号

责任编辑：李国红　钟　慧 / 责任校对：宁辉彩
责任印制：赵　博 / 封面设计：陈　敬

科 学 出 版 社 出版
北京东黄城根北街16号
邮政编码：100717
http://www.sciencep.com
三河市春园印刷有限公司印刷
科学出版社发行　各地新华书店经销
*
2022年8月第　一　版　开本：787×1092　1/16
2025年3月第二次印刷　印张：15 1/2
字数：397 000

定价：98.00 元

（如有印装质量问题，我社负责调换）

前　言

每次诵读《伤寒论》条文，都有不同感悟，尤其是仲景“病证结合，随症治之”的辨证思维模式。这一思维模式在太阳病体现得淋漓尽致：首先是审症识病，如“太阳之为病，脉浮，头项强痛而恶寒”，虽寥寥数语，却言简意赅地确立了太阳病的疾病诊断；其次是因病识证，如“太阳病，发热，汗出，恶风，脉缓者，名为中风。太阳病，或已发热，或未发热，必恶寒，体痛，呕逆，脉阴阳俱紧者，名为伤寒”，这是在明确太阳病诊断前提下确立的辨证分型和证型诊断要点；最后是随症治之，如“太阳病，头痛发热，汗出恶风者，桂枝汤主之。太阳病，项背强几几，反汗出恶风者，桂枝加葛根汤主之”。后世学者按图索骥，审变求机，方随证立，处病不差。

基于这种感悟，本书取名《中医病证诊疗导论》，按照“疾病诊断”“证型证候”“治疗备要”的编写体例，精炼疾病诊断，完善疾病证型，规范症状表述，突出临床实用。

在疾病诊断层面，纳入 240 个中医常见病种，包括外感病、肺病、心脑病、脾胃病、肝胆病、肾系病、气血津液病、头面五官病、肌肤病、筋骨病、二阴病、女科病。每个疾病都依据中华人民共和国国家标准《中医临床诊疗术语疾病部分》（GB/T 16751.1—1997）定义疾病概念，并以概述形式介绍疾病的基本特点、基本病机、常见病因、现代医学相关疾病。在此基础上，单列“疾病诊断”条目，精炼中医诊断标准，强化中医诊断的效力。

在证型诊断层面，主要从辨证分类的角度出发，力求证型分类完整，证型名称规范。例如，将“伤暑”分为暑湿袭表证、暑热内郁证、暑伤气津证、暑热寒湿证，将“中暑”分为暑热内郁证、暑闭清窍证、暑闭气机证、暑热动风证。在此基础上，强化了中医证候的术语规范，尽可能避免“咳嗽气喘”“气短胸闷”“脘腹痞胀”“小便短少不利”“耳鸣耳聋”等复合性症状表述，力求中医证型诊断的科学性与规范性。

在临证治疗层面，总结了疾病的治疗原则和调养要点，每个证型附列常用经典方药，以及书后附有方剂组成，突出临床实用性。

编写虽数易其稿，但在内容、文字、编排等方面难免有疏漏之处，敬请读者不吝指正。

编　者

2021 年 10 月

前言

目　　录

第一章　外感病 ··· 1

1. 感冒 ··· 1
2. 伤暑 ··· 2
3. 中暑 ··· 3
4. 湿瘟 ··· 3
5. 伤湿 ··· 4
6. 疰夏 ··· 5
7. 夏季热 ··· 6
8. 发热 ··· 6

第二章　肺病 ··· 9

1. 咳嗽 ··· 9
2. 肺热病 ··· 10
3. 哮病 ··· 11
4. 喘病 ··· 12
5. 肺痈 ··· 14
6. 肺痨 ··· 14
7. 肺胀 ··· 15
8. 肺痿 ··· 16
9. 尘肺 ··· 17
10. 肺癌 ··· 18

第三章　心脑病 ··· 20

1. 不寐 ··· 20
2. 梦魇 ··· 21
3. 嗜睡 ··· 22
4. 郁证 ··· 23
5. 癫病 ··· 24
6. 狂病 ··· 25
7. 痫病 ··· 26
8. 百合病 ··· 27
9. 胸痹 ··· 28
10. 心痹 ··· 30
11. 心悸 ··· 31
12. 中风 ··· 32
13. 痴呆 ··· 34
14. 健忘 ··· 35
15. 脑萎 ··· 36
16. 脑瘤 ··· 37
17. 厥证 ··· 37

第四章　脾胃病 ··· 40

1. 胃痛 ··· 40
2. 腹痛 ··· 41
3. 嘈杂 ··· 42
4. 脘痞 ··· 43
5. 呕吐 ··· 44
6. 呃逆 ··· 45
7. 嗳气 ··· 46
8. 胃反 ··· 47
9. 泛酸 ··· 48
10. 胃缓 ··· 49
11. 泄泻 ··· 50
12. 便秘 ··· 51
13. 痢疾 ··· 52
14. 类霍乱 ··· 53
15. 厌食 ··· 54
16. 积滞 ··· 55
17. 疳病 ··· 56
18. 蛊虫病 ··· 56

19. 绦虫病 …… 58
20. 钩虫病 …… 58
21. 丝虫病 …… 59
22. 蛔虫病 …… 60
23. 蛲虫病 …… 60
24. 胃癌 …… 61
25. 胰癌 …… 62
26. 胰瘅 …… 63
27. 肥气 …… 64
28. 肠痈 …… 65
29. 肠痹 …… 65
30. 肠郁 …… 66
31. 肠痨 …… 67
32. 肠癌 …… 68

第五章　肝胆病 …… 70

1. 胁痛 …… 70
2. 黄疸 …… 71
3. 臌胀 …… 72
4. 肝痈 …… 73
5. 肝癌 …… 74
6. 胆石症 …… 75
7. 胆瘅 …… 76
8. 胆癌 …… 77
9. 疟疾 …… 78
10. 脏躁 …… 79
11. 梅核气 …… 80
12. 奔豚气 …… 80

第六章　肾系病 …… 82

1. 水肿 …… 82
2. 淋证 …… 83
3. 尿浊 …… 84
4. 遗尿 …… 85
5. 小便失禁 …… 86
6. 癃闭 …… 87
7. 阳痿 …… 88
8. 遗精 …… 88
9. 早泄 …… 89
10. 精少 …… 90
11. 肾痈 …… 91
12. 肾垂 …… 92
13. 肾瘅 …… 92
14. 肾癌 …… 93
15. 膀胱癌 …… 94
16. 五迟五软 …… 95

第七章　气血津液病 …… 96

1. 干燥病 …… 96
2. 咳血 …… 97
3. 呕血 …… 98
4. 鼻衄 …… 99
5. 齿衄 …… 100
6. 便血 …… 101
7. 尿血 …… 102
8. 紫斑 …… 102
9. 胃饮 …… 103
10. 悬饮 …… 104
11. 支饮 …… 105
12. 自汗 …… 105
13. 盗汗 …… 106
14. 头汗 …… 107
15. 心胸汗 …… 108
16. 手足汗 …… 108
17. 半身汗 …… 109
18. 黄汗 …… 110
19. 阴汗 …… 110
20. 消渴 …… 111
21. 肥胖病 …… 112
22. 瘿瘕 …… 112

第八章　头面五官病 114

1. 头痛 114
2. 面痛 115
3. 面瘫 116
4. 眩晕 117
5. 痄腮 118
6. 发颐 119
7. 瘰疬 120
8. 瘿病 121
9. 针眼 122
10. 椒疮 123
11. 胞轮振跳 124
12. 胞睑肿胀 124
13. 上胞下垂 125
14. 睑弦赤烂 126
15. 暴风客热 127
16. 时复目痒 128
17. 漏睛 128
18. 流泪症 129
19. 神水将枯 130
20. 视瞻昏渺 130
21. 圆翳内障 131
22. 近视 132
23. 远视 133
24. 复视 134
25. 目偏视 134
26. 耳胀 135
27. 脓耳 136
28. 耳鸣 137
29. 耳聋 138
30. 鼻窒 140
31. 鼻槁 140
32. 鼻衄 141
33. 鼻渊 142
34. 口疮 143
35. 牙痛 144
36. 牙宣 145
37. 牙疳 145
38. 唇风 146
39. 乳蛾 147
40. 喉痈 148
41. 喉痹 149
42. 白喉 150
43. 顿咳 151
44. 喉喑 152
45. 食管瘅 154
46. 噎膈 155
47. 狐惑 156

第九章　肌肤病 158

1. 丹毒 158
2. 缠腰火丹 159
3. 热疮 160
4. 褥疮 160
5. 冻疮 161
6. 瘾疹 162
7. 风疹 163
8. 麻疹 164
9. 水痘 165
10. 湿疮 166
11. 粉刺 167
12. 白驳风 168
13. 黧黑斑 169
14. 痈 169
15. 有头疽 171
16. 疔疮 172
17. 疖 173
18. 头癣 174
19. 圆癣 175
20. 鹅掌风 175
21. 脚湿气 176
22. 灰趾甲 176

23. 牛皮癣 …… 177
24. 疣 …… 178
25. 白疕 …… 179

第十章　筋骨病 …… 181

1. 痹证 …… 181
2. 痛风 …… 182
3. 痉证 …… 183
4. 颤病 …… 184
5. 痿证 …… 186
6. 落枕 …… 187
7. 项痹 …… 187
8. 肩痹 …… 188
9. 腰痛 …… 189

第十一章　二阴病 …… 191

1. 脱肛 …… 191
2. 痔 …… 191
3. 肛裂 …… 193
4. 肛痈 …… 193
5. 肛瘘 …… 194
6. 狐疝 …… 195
7. 子痈 …… 196
8. 精癃 …… 197
9. 阴挺 …… 197
10. 阴痒 …… 198

第十二章　女科病 …… 200

1. 月经先期 …… 200
2. 月经后期 …… 201
3. 月经先后无定期 …… 201
4. 经期延长 …… 202
5. 月经过多 …… 203
6. 月经过少 …… 203
7. 痛经 …… 204
8. 闭经 …… 205
9. 崩漏 …… 207
10. 经行乳房胀痛 …… 208
11. 经行发热 …… 209
12. 经行头痛 …… 209
13. 经行泄泻 …… 210
14. 经行眩晕 …… 211
15. 绝经前后诸症 …… 212
16. 带下过多 …… 213
17. 不孕症 …… 214
18. 妊娠恶阻 …… 215
19. 妊娠眩晕 …… 215
20. 妊娠咳嗽 …… 216
21. 妊娠腹痛 …… 217
22. 胎动不安 …… 218
23. 滑胎 …… 219
24. 产后血晕 …… 220
25. 产后发热 …… 221
26. 产后汗证 …… 221
27. 产后恶露不绝 …… 222
28. 石瘕 …… 223
29. 乳痈 …… 224
30. 乳癖 …… 225
31. 乳核 …… 226
32. 乳癌 …… 226

方剂附录 …… 228

第一章 外 感 病

1. 感冒

感冒是指因感受六淫等邪气，邪客肺卫所致，以恶寒发热、头身疼痛、鼻塞流涕、喷嚏、喉痒咳嗽等为主要表现的外感疾病。本病四季皆可发病，尤以冬、春两季多见，通常分为普通感冒和时行感冒两大类。普通感冒病情较轻，无明显流行性。时行感冒是由时令疫邪侵及肺卫所致，以急起发热、咽喉肿痛、头身疼痛为主要表现，发病急骤，病情较重，全身症状较明显，发热可入里，具有一定传染性。

风热感冒须与风温肺热病相鉴别，二者初起症状较相似，但风热感冒的热势不高，多为恶寒发热（发热重恶寒轻），少有传变，病程较短，预后良好。风温肺热病属于温病范畴，发病急骤，快速传变，可见寒战高热、咳嗽、胸痛、头痛，甚至神昏、惊厥、谵语等症状。

感冒的基本病机为邪犯肺卫，表卫不和，肺失宣肃。多由外感六淫或时行邪气所致，以风寒、风热尤为常见，临床症状突出表现为口鼻咽喉症状、肌表症状。由于手太阴肺经“起于中焦，下络大肠，还循胃口，上膈，属肺”，部分感冒患者可见恶心、呕吐、腹胀、腹泻等胃肠道症状，习称“胃肠型感冒”。

本病相当于西医学的普通感冒或流行性感冒。

【疾病诊断】

［1］鼻塞，流涕，喷嚏，咽痒，咽喉疼痛，语声重浊。

［2］恶寒发热，恶风，恶寒，汗出或无汗，头身疼痛，肢体酸楚，全身不适。

［3］有冒风、受寒等外感病史。

【证型证候】

［1］风寒束表证：恶寒发热，恶风，无汗，头身疼痛，鼻塞，声音重浊，流清涕，咽喉痒，喷嚏，偶发咳嗽，咳吐稀薄白痰，口不渴，舌淡，苔薄白，脉浮紧。

［2］风热犯表证：发热，恶风，汗出，鼻塞，流黄涕，咽痒咳嗽，咽喉疼痛，咽喉红肿，头胀痛，喷嚏，痰黄稠，面赤，口干，口渴，舌边尖红，苔薄黄，脉浮数。

［3］风邪犯表证：恶风，汗出，轻微发热，咽痒咳嗽，喷嚏，肌肤瘙痒，口渴，舌边尖红，苔薄黄，脉浮缓。

［4］暑湿袭表证：恶寒发热，身热不扬，轻微恶风，头昏沉，头胀痛，肢体酸痛，肢体酸楚困重，鼻塞，流浊涕，喷嚏，汗出，脘痞，恶心欲呕，口黏腻，心烦，渴不多饮，便溏，小便黄赤，舌红，苔黄腻，脉濡数。

［5］气虚外感证：恶寒，恶风，汗出，头痛，肢体酸楚，鼻塞流涕，喷嚏，咳嗽，咳痰无力，易感冒，气短，乏力，神疲，舌淡，苔白，脉浮无力。

［6］阳虚外感证：畏寒，无汗，头痛，身冷，鼻塞流涕，喷嚏，咳嗽，咳痰无力，易感冒，气短，乏力，神疲，舌淡，苔白，脉浮无力。

［7］阴虚外感证：恶风，身热，汗出，口干，咽痒，干咳，少痰，舌红，苔少，脉细数。

【治疗备要】

患者应注意休息，适量饮水，清淡饮食，汗出之后须避风保暖。本病的病位在肺卫，治疗以解表祛邪为要，风寒者宜辛温解表，风热者宜辛凉解表，暑湿者宜清暑祛湿解表，胃肠症状明显者应佐以和胃化浊之品，体虚感冒则须辨别邪气与正虚的主次轻重，治以标本兼顾，但不宜过用扶正之品，以防邪闭留寇。若遇时行感冒，时邪毒盛，可用板蓝根、金银花、菊花、连翘、贯众、生甘草等煎服预防，或服用板蓝根冲剂、银翘解毒片治疗，其有高热者须及时降温。

［1］风寒束表证：荆防败毒散。

［2］风热犯表证：银翘散。

［3］风邪犯表证：桂枝汤。

［4］暑湿袭表证：清络饮。

［5］气虚外感证：参苏饮。

［6］阳虚外感证：麻黄附子细辛汤。

［7］阴虚外感证：加减葳蕤汤。

2. 伤暑

伤暑是指因感受暑热或暑湿邪气，汗出过多，耗伤津气所致，以发热、汗出、口渴、疲乏等为主要表现的外感时行热病。本病好发于夏季，多发于高温或高温湿重环境，以年老、体弱者易感，预后良好，治疗不及时则有“中暑”之虞。

暑为火热之气所化，暑多夹湿，故伤暑既有发热、汗出、口渴、心烦等阳热症状，又兼有身热不扬、汗出不畅、肢体酸痛、倦怠乏力、胸闷呕恶、便溏等湿蕴症状。除此之外，临床还可见暑热环境下复感寒湿者，习称“阴暑”，属寒、湿、热邪兼夹病证。

伤暑的基本病机为暑邪袭表，津气耗伤。

本病相当于西医学的先兆中暑、轻症中暑。

【疾病诊断】

［1］体温正常或中度发热。

［2］多汗，口渴，头痛，头晕，目眩，恶心，呕吐，疲乏。

［3］有烈日下暴晒、高温湿重环境作业等病史。

【证型证候】

［1］暑湿袭表证：发热，汗出不畅，肢体酸楚，头身困重，头胀痛，心烦，面赤，口黏腻，渴不多饮，恶心，小便黄赤，便溏，舌红，苔黄腻，脉濡数。

［2］暑热内郁证：高热，大汗，口渴多饮，头痛，头晕，目眩，心烦，面赤，肢体困倦，恶心，胸闷，脘痞，尿少，舌红，苔黄腻，脉洪大。

［3］暑伤气津证：发热，口渴，面赤，多汗，心烦，神疲思睡，气短，乏力，胸闷，心悸，小便黄赤，舌红，苔黄少津，脉细数。

［4］暑热寒湿证：发热，汗出不畅，肢冷，恶寒，肢体困重酸楚，恶心欲吐，渴不欲饮，便溏，舌淡红，苔厚腻，脉濡。

【治疗备要】

伤暑患者首先应脱离暑热或暑湿环境，在阴凉通风处休息，并服用人丹、十滴水等清凉解暑之品，适量补充生理盐水或葡萄糖氯化钠注射液。若见肢体酸楚、头身困重、头胀痛等症，可予背部刮痧治疗，或在大椎、曲池、合谷等穴位进行针刺治疗。暑热季节，预防伤暑可用鲜荷叶、鲜竹茹、绿豆、西瓜皮、冬瓜皮等药食同源之品，水煎服用。

［1］暑湿袭表证：清络饮。

［2］暑热内郁证：白虎汤。

［3］暑伤气津证：清暑益气汤。

［4］暑热寒湿证：新加香薷饮。

3. 中暑

中暑是指因暑热或暑湿邪气卒中脏腑，或上扰清窍，或暑闭气机，或热盛津伤而引动肝风，以高热、大汗或无汗、呕恶、口渴、头痛、烦躁、神昏、抽搐等为主要表现的外感热病。本病初起多见“伤暑”之象，继则快速发展为中暑，抢救及时则预后良好。若见面色苍白、冷汗、血压下降等，称为“暑脱”；若见高热、神昏、呕恶、腹痛等，称为“暑厥”“暑闭”；若见高热、神昏、抽搐等，称为“暑风”“暑痉”。

中暑的基本病机为暑热郁闭，扰神动风。多因高温或烈日下劳作过久，或长时间处于高温湿闷环境所致。

本病相当于西医学的重症中暑、高温损伤等疾病。

【疾病诊断】

［1］高热，大汗，口渴，面色通红，烦躁，头痛，恶心，呕吐。

［2］神昏，呼吸急促，面色苍白，肢体厥冷，肢体痉挛抽搐。

［3］有烈日下暴晒、高温环境作业等病史。

【证型证候】

［1］暑热内郁证：高热，大汗，口渴，多饮，头痛，心烦，面赤，乏力，肢体困倦，胸闷，恶心，脘痞，尿少，舌红，苔黄腻，脉洪大。

［2］暑闭清窍证：高热，身若燔炭，口渴，喘息气粗，头痛，呕吐，神昏，肢厥，抽搐，小便黄赤短少，舌红，苔黄，脉数。

［3］暑闭气机证：高热，无汗，烦躁不安，胸闷，气促，恶心，呕吐，剧烈腹痛，手足挛急，二便失禁，舌红，苔黄燥，脉细数。

［4］暑热动风证：高热，躁扰不宁，神昏，牙关紧闭，双目上视，四肢抽搐，角弓反张，面赤息粗，舌红，苔黄燥，脉弦数。

【治疗备要】

中暑患者首先应当脱离暑热或暑湿环境，在阴凉通风处休息，补充生理盐水或葡萄糖氯化钠注射液，采用物理降温或药物降温，及时治疗神昏、抽搐等危象。

［1］暑热内郁证：白虎汤。

［2］暑闭清窍证：清营汤合安宫牛黄丸。

［3］暑闭气机证：木香顺气丸合玉枢丹。

［4］暑热动风证：羚角钩藤汤。

4. 湿瘟

湿瘟又称“湿温”，是指因感受湿热疫疠，疫毒蕴结中焦，阻滞气机所致，以持续发热、脘痞、腹胀、神情淡漠、玫瑰疹或白瘖（白疹）、左胁下痞块等为主要表现的疫病类疾病。本病初起多见身热不扬，汗出热不解（稽留热），午后热甚（弛张热），发热呈阶梯形上升，高热持续 3 ～ 4 周，并伴有头身疼痛、恶心、纳呆、脘痞、腹胀、便溏或便秘等症状。部分患者发病约1周后可见胸腹部粉红色玫瑰样疹、胸腹部白痦、皮肤发黄、巩膜发黄、胁下痞块。疾病中后期，可出现剧烈腹痛、便血，重病患者可并发肠出血、肠穿孔，出现冷汗淋漓、肢体厥冷、昏厥等危象。本病好发于秋季，起病较缓，病程较长，可呈暴发性流行，及时治疗通常预后良好，若失治误治，易并发肠出血、肠穿孔等危象。

湿瘟的基本病因病机为湿热疫疠蕴结中焦，传化失司。

本病相当于西医学的肠伤寒、副伤寒等疾病。

【疾病诊断】

［1］身热不扬，汗出热不解，午后热甚，发热呈阶梯形上升。

［2］胸腹部粉红色玫瑰样疹或白痦，身目发黄，胁下痞块。

［3］头身疼痛，恶心，纳呆，脘痞，腹胀，便溏或便秘。

【证型证候】

［1］湿郁卫分证：身热不扬，午后热甚，汗出热不解，头身疼痛，身体困重，脘痞，腹胀，纳差，尿少，舌红，苔白腻，脉濡缓。

［2］气分湿热证：发热，午后热甚，汗出热不解，渴不欲饮，恶心欲呕，脘痞，腹胀，便溏，小便短黄，胸腹部玫瑰疹或白痦，身目发黄，舌红，苔黄腻，脉滑数。

［3］热入营血证：身热夜甚，神昏，烦躁，口渴，唇干，胸腹部玫瑰疹，腹痛，便秘，便血，舌红绛，苔少，脉细数。

［4］湿热闭神证：神识朦胧，嗜睡，神昏，身热不扬，恶心欲呕，脘痞，腹胀，便溏，小便短赤，舌红，苔黄腻，脉滑数。

［5］气血虚脱证：便血量多，腹痛，面色苍白，冷汗淋漓，肢冷，神疲，少气，舌淡，苔白，脉微细。

［6］正虚邪恋证：身热持续，汗出热不解，口渴喜饮，烦闷欲呕，虚烦少寐，舌红，苔少，脉细数。

【治疗备要】

患者须卧床休息，发热期应予半流质或流质饮食，及时补水、补液，高热患者可采用物理降温或药物降温，便秘者可采用开塞露通便，腹泻者可采用适量止泻药。疾病中后期应警惕肠出血、肠穿孔等危象。

［1］湿郁卫分证：三仁汤。

［2］气分湿热证：连朴饮。

［3］热入营血证：犀角地黄汤合清营汤。

［4］湿热闭神证：菖蒲郁金汤合至宝丹。

［5］气血虚脱证：独参汤合黄土汤。

［6］正虚邪恋证：竹叶石膏汤。

5. 伤湿

伤湿又称“冒湿”“湿阻”，是指因久居潮湿之地，湿邪侵犯肺卫所致，以头身困重酸楚、纳呆、脘痞等为主要表现的外感疾病。本病常发生于梅雨潮湿季节，男女老幼均可见，尤其以脾胃虚弱者易感，发病缓慢，病势缠绵。

伤湿的基本病机为湿郁肌表。若邪滞久而不去，亦可内传入里，出现胃肠病变，或湿郁化热。

【疾病诊断】

[1] 头身困重，周身酸楚，纳差，脘痞，腹胀，便溏，苔腻，脉濡。

[2] 有气候潮湿、久居湿地、感受雾露、涉水淋雨、水中作业等外感湿邪病史。

【证型证候】

[1] 湿困肌表证：头胀如裹，周身酸痛，关节酸楚疼痛，脘痞，腹部胀满，恶寒发热，舌淡，苔薄白，脉濡。

[2] 寒湿袭表证：头身疼痛，关节酸楚疼痛，恶寒重发热轻，舌淡红，苔薄白，脉浮紧。

[3] 湿热袭表证：头痛，头胀如裹，周身酸痛，关节酸楚疼痛，发热重恶寒轻，身热不扬，口腻，恶心欲呕，纳差，脘痞，腹部胀满，便溏，舌淡红，苔黄腻，脉濡数。

【治疗备要】

治疗伤湿首当除湿，平素可选用藿香、佩兰等芳香化湿药物泡茶饮用，或选用茯苓、薏苡仁等利水渗湿药物煎水频服，或服用中成药藿香正气丸。患者不宜过食生冷肥甘，避免触冒寒湿。

[1] 湿困肌表证：藿朴夏苓汤。

[2] 寒湿袭表证：九味羌活汤。

[3] 湿热袭表证：三仁汤。

6. 疰夏

疰夏又称“夏瘘”，是指因暑湿邪气困阻脾胃，或暑热伤津耗气，脾运胃纳失常所致，以低热、倦怠、嗜卧、纳差等为主要表现的时行性热病。本病的特征是每逢暑热夏季即逐渐出现持续性低热，舌下温度 37.3 ～ 38℃，发热可持续 1 ～ 3 个月，入秋自愈，每年复发，实验室检查多无异常。此外，疰夏还有较为明显的倦怠、嗜卧、纳差等脾运胃纳失常症状，好发于素体脾胃功能欠佳者。

疰夏的基本病机为暑湿困阻中焦，脾胃运化失常。

本病相当于西医学的夏季低热。

【疾病诊断】

[1] 持续低热，夏季发病，入秋自愈，每年复发。

[2] 精神萎靡，倦怠乏力，纳差，便溏。

【证型证候】

[1] 湿热蕴脾证：持续低热，身热不扬，身体困重，倦怠乏力，口淡无味，纳差，恶心，脘痞，便溏，小便黄赤，舌红，苔黄腻，脉濡数。

[2] 脾虚湿困证：持续低热，倦怠乏力，嗜睡，面色萎黄，纳差，腹胀，便溏，舌淡，苔薄白，脉濡缓。

【治疗备要】

疰夏患者可选用鲜藿香、鲜佩兰、鲜荷叶泡茶频服，饮食宜清淡易消化，平素宜增加锻炼，增强体质。

[1] 湿热蕴脾证：藿朴夏苓汤合六一散。

[2] 脾虚湿困证：香砂六君子汤。

7. 夏季热

夏季热又称“暑热症”，是指因机体调节能力下降，不能适应夏季炎热熏蒸气候所致，以持续发热、口渴、多尿、无汗或少汗等为主要表现的时行热性病。本病的特征是每逢暑热夏季即逐渐出现持续发热，体温随气温升高而升高，舌下温度可达38～39℃，天气越热，体温越高。天气转凉或气温下降，体温亦随之降低，疾病的整个发热期可持续1～3个月，入秋天气转凉则自愈。在一日之中，体温也随气温变化而变化，通常在午后升高，凌晨最低，具有“暮热早凉”的特点，属于“潮热”范畴。本病多见于1～2岁儿童，故又称“小儿夏季热”。成人亦可见之，尤以女性为多。

本病与“疰夏”的发热特征相似，但热势更高，起伏波动更加明显，脾胃运化和脾主肌肉四肢的症状不突出。本病也不同于普通外感温热病，发热虽高，却无明显的头痛、身痛、恶寒、恶风等表证，病程虽长，通常情况下也无化火入营入血之虞。

夏季热的基本病机为气阴两虚，身体调节能力下降。

本病与西医学夏季热同名。

【疾病诊断】

[1] 持续发热，热势起伏，夏季发病，入秋自愈，每年复发。

[2] 烦躁，口渴，多饮，多尿，少汗。

【证型证候】

[1] 气阴两虚证：发热，暮热早凉，烦躁，口渴，唇色红赤，口唇干燥，多饮，多尿，神情倦怠，舌红，苔薄黄，脉细数。

[2] 暑伤肺胃证：发热，口渴，多尿，少汗，烦躁不安，唇色红赤，口唇干燥，纳差，便溏，舌红，苔黄，脉数。

[3] 上盛下虚证：发热，口渴多饮，无汗，纳差，虚烦不安，颧红如妆，手足欠温，小便清长，便溏，舌淡，苔薄黄，脉细数。

【治疗备要】

患者饮食宜清淡、均衡、富有营养，保持居处空气流通，居室清凉适宜，适度锻炼，增强体质。可选用淡竹叶、荷叶、金钱草、蒲公英、马齿苋等煎水频服。

[1] 气阴两虚证：清暑益气汤。

[2] 暑伤肺胃证：竹叶石膏汤。

[3] 上盛下虚证：温下清上汤。

8. 发热

发热是指因邪正交争，或机体阴阳失衡所致，以体温升高，或体温不高但自觉发热为主要表现的疾病。根据热势的高低分类：37.5～38℃称“低热”；38.1～39℃称“中度发热”；39.1～41℃称“高热”；超过41℃者称“超高热”。此外，体温正常，但患者自觉发热，亦属发热范畴。

发热成因很多，既可以是疾病的伴随症状，也可以是独立疾病。以发热为主症者，通常又分为外感发热和内伤发热两大类。外感发热的基本病机是邪正交争，阴阳失衡。此类发热多见于“阳偏胜”范畴，即《黄帝内经》所云“阳胜则热”“阳盛则外热”，起病较急，病程较短，初起常伴恶寒发热，或但热不寒等症状。内伤发热是以气血阴津亏虚，脏腑功能失调，以致机体阴阳失衡为基本病机，此类发热多见于“阴偏衰”范畴，即《黄帝内经》所言“阴虚则内热”，通常起病较缓，病程较长，或有反复发作病史，热势轻重不一，以低热或自觉发热最常见，也可表现为高热。

【疾病诊断】

［1］体温升高。

［2］或体温正常，但患者自觉发热。

［3］有感受外邪、接触疫毒、饮食不洁、久病耗伤等病史。

【证型证候】

［1］风寒束表证：恶寒发热，头身疼痛，项背强急，无汗，鼻塞，流清涕，喷嚏，舌淡红，苔薄白，脉浮紧。

［2］风热袭表证：发热，微恶风寒，溱溱汗出，口渴，头痛，咽痛，咳嗽，舌红，苔薄黄，脉浮数。

［3］燥热犯表证：恶寒发热，皮肤干燥，少汗或无汗，咳嗽，痰少，咽干，口渴，舌红，苔少，脉浮数。

［4］湿热蕴结证：身热起伏，汗出热不解，午后热甚，渴不多饮，心烦，胸闷，脘痞，身体困重，纳差，腹胀，便溏，舌红，苔黄腻，脉滑数。

［5］暑湿袭表证：身热，汗出不畅，肢体酸痛，头身困重，头胀痛，鼻流浊涕，心烦，口黏腻，口渴，渴不多饮，胸闷，恶心，小便黄赤，舌红，苔黄腻，脉濡数。

［6］暑热内郁证：高热，大汗，口渴多饮，头痛，心烦，面赤，乏力，肢体困倦，胸闷，恶心，脘痞，尿少，舌红，苔黄腻，脉洪大。

［7］暑伤气津证：发热，口渴，多汗，心烦，神疲思睡，气短，乏力，胸闷，心悸，小便黄赤，舌红，苔黄少津，脉细数。

［8］气分证：高热，面赤，多汗，烦躁，气粗，口渴欲饮，大便秘结，小便黄赤，舌红，苔黄，脉洪数。

［9］营分证：身热夜甚，心烦不寐，渴不多饮，皮肤干燥，斑疹隐隐，小便黄赤，大便秘结，舌绛，苔黄，脉数。

［10］血热证：发热，烦躁不宁，神昏，谵语，斑疹显露，面赤，唇红，小便黄赤，大便秘结，舌绛，苔黄，脉滑数。

［11］热极生风证：高热，神昏，抽搐，手足蠕动，舌红，苔黄燥，脉洪大。

［12］肺热炽盛证：高热，咳嗽，痰黄稠或痰中带血，喘促，胸痛，口干，舌红，苔黄，脉数。

［13］胃热炽盛证：高热，口渴，多饮，面赤，心烦，口苦，口臭，消谷善饥，胃痛，小便黄赤，大便秘结，舌红，苔黄，脉洪大。

［14］阳明腑实证：高热，日晡潮热，腹部胀满，便秘或热结旁流，烦躁，谵语，芒刺舌，舌苔焦燥，脉烘数或沉迟。

［15］肝火炽盛证：发热，烦躁，易怒，胸胁胀闷，口苦，口干，舌红，苔黄，脉弦数。

［16］脾胃湿热证：身热不扬，汗出热不解，胸闷，腹胀满，纳呆，呕吐，恶心，渴不欲饮，身目发黄，舌红，苔黄腻，脉濡数。

［17］大肠湿热证：发热，腹痛，泄泻，痢下赤白脓血，里急后重，肛门灼热，口干，口

苦，小便黄赤，舌红，苔黄腻，脉滑数。

［18］膀胱湿热证：发热，热势起伏，午后热甚，尿频，尿急，尿痛，腰腹作痛，小便灼热，小便黄赤，舌红，苔黄，脉滑数。

［19］瘀热内郁证：午后或夜间低热，口干，咽燥，渴不欲饮，肌肤甲错，舌紫暗，舌面有瘀斑、瘀点，苔黄腻，脉涩。

［20］气虚发热证：低热，头晕，神疲，乏力，少气，懒言，自汗，易感冒，舌淡，苔薄白，脉细弱。

［21］血虚发热证：低热，头晕，目眩，身倦，乏力，心悸，面白无华，唇甲色淡，舌淡，苔少，脉细弱。

［22］阴虚发热证：午后或夜间低热，手足心热，骨蒸潮热，心烦，少寐，多梦，颧红，盗汗，口燥，咽干，大便干结，尿少色黄，舌红，裂纹舌，苔少，脉细数。

【治疗备要】

发热若系疾病伴发者，应积极治疗原发病。若不能明确原发病因者，对症治疗应及时采用物理降温或药物降温，严防热极生风等变证。可选取曲池、合谷、内庭、阳陵泉等穴位针刺泻热，或在十宣穴等部位采用三棱针刺血泻热。

［1］风寒束表证：荆防败毒散。

［2］风热袭表证：银翘散。

［3］燥热犯表证：桑杏汤。

［4］湿热蕴结证：三仁汤。

［5］暑湿袭表证：清络饮。

［6］暑热内郁证：白虎汤。

［7］暑伤气津证：清暑益气汤。

［8］气分证：白虎汤。

［9］营分证：清营汤。

［10］血热证：犀角地黄汤。

［11］热极生风证：羚角钩藤汤。

［12］肺热炽盛证：清肺饮合泻白散。

［13］胃热炽盛证：清胃散。

［14］阳明腑实证：大承气汤。

［15］肝火炽盛证：丹栀逍遥散。

［16］脾胃湿热证：连朴饮。

［17］大肠湿热证：葛根芩连汤。

［18］膀胱湿热证：八正散。

［19］瘀热内郁证：血府逐瘀汤。

［20］气虚发热证：补中益气汤。

［21］血虚发热证：归脾汤。

［22］阴虚发热证：青蒿鳖甲汤合清骨散。

第二章　肺　　病

1. 咳嗽

咳嗽是指因外邪侵袭，或脏腑功能失调，导致肺气上逆，以咳嗽、咳痰为主要表现的病证。咳嗽既是疾病名称，也是肺气上逆，气行上升，冲击喉间，声道突然开放而发出“咳-咳”声响的一种症状。通常认为，有声无痰称为“咳”，有痰无声称为“嗽”，有声有痰称为“咳嗽”。此外，咳嗽无痰，或痰量极少，不易咳出者，又称“干咳”。

咳嗽的基本病机为肺失肃降，肺气上逆。按病因分为外感和内伤两大类：外感咳嗽多因起居不慎，寒温失宜，六淫邪气、异味气体、烟尘等侵袭肺系，导致肺失宣降；内伤咳嗽可因肺脏自病或他脏病变干犯肺脏，常见病理因素为“痰浊”与“火邪”，以致肺失宣降。外感咳嗽起病多急，病程较短，常伴有肺卫表证；内伤咳嗽起病多缓，病程较长，可反复发作，常伴有相关脏腑病变征象。

咳嗽的主症是咳嗽、咳痰，临证时还须结合咳嗽的声音特点、痰液质地和相关兼症进行综合判断，如咳声沉闷多属寒湿，咳声清亮多属燥热，咳声低微多属气虚，痰液清稀多属寒属湿，痰液黏稠多属热属燥，痰色稀白多属风属寒属湿，痰色黄多属热。

本病相当于西医学的上呼吸道感染、急性支气管炎、慢性支气管炎、肺炎等疾病。

【疾病诊断】

咳嗽，咳痰。

【证型证候】

［1］风寒犯肺证：咳嗽，语声重浊，咳吐稀薄白痰，咽痒，鼻塞，流清涕，头身疼痛，恶寒发热，无汗，舌淡红，苔薄白，脉浮紧。

［2］风热犯肺证：剧烈咳嗽，咳吐黄痰，咽痒，咽喉疼痛，声音嘶哑，鼻塞，流黄涕，头痛，身热，口微渴，汗出，舌红，苔黄，脉浮数。

［3］燥邪伤肺证：干咳，少痰，咳痰不爽，痰中带血丝，口干，鼻腔干燥，咽干，咽痒，咽痛，舌尖红，苔薄黄，脉浮。

［4］肺热炽盛证：咳嗽，气喘，鼻翼煽动，痰少而黏，胸闷，胸痛，身热，汗出，口渴欲饮，舌红，苔黄，脉数。

［5］痰热蕴肺证：咳嗽，气喘，咳痰量多，痰稠黄，胸闷，胸痛，身热，汗出，口干，舌红，苔黄腻，脉滑数。

［6］痰浊阻肺证：咳嗽，晨起咳嗽较重，咳声重浊，咳痰量多，痰白腻，喉中哮鸣，痰声辘辘，气喘，胸闷，脘痞，口淡不渴，舌淡，苔白腻，脉滑。

［7］肝火犯肺证：咳嗽，呛咳，气逆阵作，咳时胸胁引痛，喘息阵性发作，胸胁胀闷，头目胀痛，咽中如窒，急躁，易怒，舌红，苔黄，脉弦数。

［8］饮停胸胁证：咳嗽，咳吐风泡痰，痰多色白，咳唾引痛胸胁，呼吸短促，气不接续，肋间隙饱满，背心冷痛，心下坚筑，舌淡，苔白腻，脉沉迟。

［9］肺气虚证：咳喘无力，咳痰清稀色白，气怯声低，胸闷，气短，懒言，神疲，乏力，自汗，恶风，易感冒，舌淡，苔白，脉细弱。

[10] 肺阳虚证：咳嗽，晨起尤甚，咳吐风泡痰，痰多色白，胸闷，气急，神疲，乏力，畏寒，肢冷，舌淡嫩，苔白滑，脉沉细。

[11] 肺阴虚证：干咳，无痰，痰少而黏，咳痰不爽，痰中夹血丝，胸痛，消瘦，口燥，咽干，手足心热，舌红，苔少，脉细数。

[12] 肾虚水泛证：咳嗽，痰鸣，气喘，心悸，腹部胀满，下肢或全身水肿，尿少，腰膝酸软冷痛，畏寒，肢冷，舌淡胖，苔白腻，脉沉迟。

【治疗备要】

《素问·咳论》指出“五脏六腑皆令人咳，非独肺也”，从这一理论出发，治疗咳嗽不能局限于肺，当从整体辨证论治。清代医家陈修园进一步指出“咳嗽不止于肺，而不离乎于肺也”，又强调了治疗咳嗽必须以调理肺气为核心。咳嗽当辨外感内伤，外感咳嗽当祛邪利肺，忌过用敛肺、收涩的镇咳药物敛涩留邪，当因势利导，肺气宣畅则咳嗽自止；内伤咳嗽须祛邪止咳兼以扶正，忌过度宣肺散邪，又应分清虚实主次，标本兼顾。预防咳嗽应当防寒保暖，戒烟限酒，劳逸适度。

[1] 风寒犯肺证：三拗汤合止嗽散。

[2] 风热犯肺证：桑菊饮。

[3] 燥邪伤肺证：桑杏汤。

[4] 肺热炽盛证：麻杏石甘汤。

[5] 痰热蕴肺证：清金化痰汤。

[6] 痰浊阻肺证：二陈汤合三子养亲汤。

[7] 肝火犯肺证：黛蛤散合泻白散。

[8] 饮停胸胁证：十枣汤合控涎丹。

[9] 肺气虚证：补肺汤合玉屏风散。

[10] 肺阳虚证：补肺汤合小青龙汤。

[11] 肺阴虚证：沙参麦冬汤。

[12] 肾虚水泛证：真武汤。

2. 肺热病

肺热病又称“风温肺病”“风温肺热病”，是指因风温邪毒犯肺，热壅肺气，肺失宣肃所致，以骤然发热、咳嗽、胸痛等为主要表现的内脏痹病类疾病。本病好发于冬春季节，多有受寒、淋雨、感冒等诱因，具有起病急、病程短、传变快、病情重的特点。疾病初起可见恶寒或寒战不已，继则快速出现中度发热或高热，持续不退，甚则出现神昏、谵语、抽搐、痉厥等危象。咳嗽也是本病的主要症状，常与发热同时出现，咳痰多为黏稠痰，或黄白痰，或血性痰，或铁锈色痰，伴随咳嗽可引起不同程度的胸痛、气喘等症状。

肺热病的基本病机为风温犯肺，肺失宣肃。

本病相当于西医学的急性肺炎等疾病。

【疾病诊断】

[1] 发热，持续不退。

[2] 咳嗽，咯吐黏稠痰、黄白痰、血性痰、铁锈色痰。

[3] 胸痛，呼吸急促，气喘。

［4］有受寒、淋雨、感冒等诱因。

【证型证候】

［1］风热犯肺证：咳嗽，咳声嘶哑，咳痰不爽，咳痰黄稠，鼻流黄涕，口渴，恶风，发热，头痛，舌边尖红，苔薄黄，脉浮数。

［2］痰热壅肺证：咳嗽，气喘，痰黄稠，痰中带血，胸闷，胸痛，高热，心烦，口渴，汗出，舌红，苔黄腻，脉滑数。

［3］肺热炽盛证：咳嗽，气喘，高热，烦躁，胸膈灼热，唇焦，咽干，口渴，便秘，舌红，苔黄燥，脉数。

［4］热闭心包证：咳嗽，气喘，高热，烦躁，口渴，神昏，谵语，肢体挛急，四肢厥冷，舌绛，苔少，脉数。

［5］邪陷正脱证：高热骤退，呼吸短促，鼻翼煽动，冷汗淋漓，面色苍白，唇色发绀，四肢厥冷，神志昏糊，舌淡紫，苔白，脉微欲绝。

［6］气阴两虚证：干咳，痰少而黏，低热，自汗，神倦，口干，纳少，舌红，苔少，脉细数。

［7］正虚邪恋证：咳嗽声低，气短，神疲，身热，多汗，口渴喜饮，心胸烦闷，虚烦不寐，小便黄赤，舌红，苔少，脉细数。

【治疗备要】

肺热病患者需卧床休息，避免感寒，保持呼吸道通畅，适量吸氧，及时退热。

［1］风热犯肺证：桑菊饮。

［2］痰热壅肺证：柴胡陷胸汤。

［3］肺热炽盛证：凉膈散。

［4］热闭心包证：安宫牛黄丸。

［5］邪陷正脱证：生脉饮合参附汤。

［6］气阴两虚证：九仙散。

［7］正虚邪恋证：竹叶石膏汤。

3. 哮病

哮病又称“哮吼”，是指因感受外邪，或饮食失调，或七情过激，诱动肺内伏痰，痰气搏结，壅塞气道，导致肺管狭窄，气行不畅，以呼吸喘促、喉间哮鸣音为主要表现的肺系发作性疾病。本病多与先天禀赋有关，可有家族哮病史，好发于冬春季节，多有鼻痒、喷嚏、咳嗽、胸闷等先兆症状，发作时哮鸣声音明显，可伴有呼吸困难、面色苍白、唇甲青紫等症状，通常持续数分钟，甚者数小时，呈间歇性反复发作，发作间歇期可无明显症状或体征。

哮病的基本病机为宿痰伏肺，“伏痰”遇感引发，痰气搏结气道。常见诱因有气候突变、外邪侵袭、饮食不当、情志刺激、体虚劳倦等。

本病相当于西医学的支气管哮喘、喘息性支气管炎等疾病。

【疾病诊断】

［1］喉间哮鸣音，呼吸喘促，呼吸困难，张口抬肩，不能平卧，口唇紫绀。

［2］有气候突变、饮食不当、情志失调、劳累过度等诱因。

［3］有反复发作过敏史或家族遗传病史。

【证型证候】

[1] 寒痰阻肺证：喉中哮鸣，昼轻夜重，呼吸急促，胸闷气紧，喉痒，咳嗽，痰稀色白，咳吐泡沫痰，面色晦暗，面色青紫，背冷如贴冰水，口淡不渴，舌淡，苔白，脉沉紧。

[2] 痰热蕴肺证：喉中哮鸣，呼吸急迫，气促声高，张口抬肩，不能平卧，呛咳，咳痰时多，痰色黄稠，身热，面赤，汗出，舌红，苔黄腻，脉滑数。

[3] 风痰壅肺证：喉中哮鸣，声若拽锯或哨笛音，气喘，张口抬肩，不能平卧，咳嗽，咳吐白色风泡痰，喷嚏，鼻塞，流涕，舌淡，苔白滑，脉滑。

[4] 外寒内热证：喉中哮鸣，呼吸急迫，胸中烦热，痰色黄稠，恶寒发热，头身疼痛，肢冷，无汗，舌红，苔黄，脉弦紧。

[5] 肺脾气虚证：喉中哮鸣，间歇发作，喷嚏，鼻塞，流清涕，自汗，恶风，易感冒，纳差，便溏，舌淡，苔薄白，脉细弱。

[6] 肺肾气虚证：喉中哮鸣，间歇发作，气息短促，动则益甚，腰膝酸软，耳鸣，不耐劳累，下肢不温，小便清长，舌淡，苔白，脉沉细。

【治疗备要】

哮病发作具有突然性，“肺内伏痰”遇感引发，则痰气搏结壅塞气道，导致气行不畅，引发哮鸣气喘，甚则出现喘脱，故治疗有“未发以扶正气为主，已发以攻邪气为主”之说，强调以“发时治标，缓时治本”为基本原则。若反复发作，正虚邪实兼具，治疗亦当标本兼顾。若出现喘脱危候，当及时吸氧，并予以氨茶碱、肾上腺皮质激素静脉注射或静脉滴注。

如何预防哮病有两方面：一方面是适当锻炼以增强体质；另一方面是避免或消除诱发哮病的各种因素，如防寒保暖、防止感冒、避免烟尘异味、严格戒烟、避免腥膻发物等。

[1] 寒痰阻肺证：射干麻黄汤。

[2] 痰热蕴肺证：定喘汤。

[3] 风痰壅肺证：三子养亲汤。

[4] 外寒内热证：小青龙汤合竹叶石膏汤。

[5] 肺脾气虚证：补肺汤合六君子汤。

[6] 肺肾气虚证：七味都气丸。

4. 喘病

喘病是指因外邪侵袭肺系或肾失纳气等导致肺气上逆，宣降失职，以呼吸困难、气息急迫等为主要表现的肺系发作性疾病。本病轻者仅见呼吸困难、气息急促、难以平卧，重者可见喘息不已、张口抬肩、鼻翼煽动、不能平卧、口唇青紫等症状。气喘常与咳嗽并见，合称“咳喘”或“喘咳”，若持续性呼吸困难、面唇爪甲青紫、四肢厥冷、冷汗淋漓者，称为“喘脱”。喘病还须与哮病区别，喘病以呼吸困难、气息急促为特点，哮病以喉间哮鸣音为特点。哮必兼喘，喘未必兼哮。

喘病的基本病机分为虚实两类：实喘为邪气壅肺，肺失宣降；虚喘为肺失主气，肾失纳气。实喘发病急骤，呼吸深长有余，呼出为快，气粗声高，仰首突目，脉促有力，多因外邪袭肺或痰浊阻肺所致；虚喘发病缓慢，呼吸短促，气不能续，深吸气为快，气怯声低，动则益甚，脉象微弱，多因肺气亏虚，或肾不纳气所致。气喘也是肺系疾病、心系疾病、咽喉或胸廓疾病、温热病、虚劳病等疾病的常见症状，因而临证尚需辨识其原发病。

本病相当于西医学的喘息性支气管炎、肺炎、肺气肿、心源性哮喘、硅肺、癔病性喘息等疾病。

【疾病诊断】

［1］呼吸困难，气息急迫，张口抬肩，鼻翼煽动，不能平卧，口唇青紫。

［2］有慢性咳嗽、哮病、心悸等病史。

【证型证候】

［1］风寒壅肺证：气喘，胸闷，咳嗽，咳吐清稀白痰，恶寒，头身疼痛，无汗，舌淡，苔薄白，脉浮紧。

［2］肺热炽盛证：气喘息粗，鼻翼煽动，咳嗽，咳吐黄稠痰，胸闷或胸痛，身热，汗出，口渴欲饮，舌红，苔黄，脉数。

［3］痰热蕴肺证：气喘息粗，咳嗽，咳痰量多，痰色黄稠，胸闷或胸痛，身热，汗出，舌红，苔黄腻，脉滑数。

［4］痰浊阻肺证：气喘，胸闷，喉中哮鸣，痰声辘辘，咳嗽，痰多白腻，口黏腻，舌淡，苔白腻，脉滑。

［5］肝火犯肺证：咳喘阵发性发作，胸闷，胁胀，头胀，头痛，咽中如窒，精神抑郁或急躁易怒，舌边尖红，苔黄，脉弦数。

［6］肺气虚证：咳喘无力，动则益甚，咳痰清稀，声音低怯，气短，懒言，神疲，乏力，自汗，恶风，易感冒，舌淡，苔白，脉细弱。

［7］肾不纳气证：喘促日久，呼多吸少，吸气难入，动则益甚，腰膝酸软，精神疲惫，自汗，小便清长，舌淡，苔白，脉沉弱。

［8］肾虚水泛证：咳喘痰鸣，心悸，不能平卧，腹胀，下肢或全身水肿，尿少，腰膝酸软或冷痛，畏寒，舌淡，苔白滑，脉沉迟。

［9］喘脱证：持续性呼吸困难，张口抬肩，鼻翼煽动，端坐呼吸，心悸，烦躁不安，面唇爪甲青紫，四肢厥冷，冷汗淋漓，舌紫暗，苔白，脉大无根。

【治疗备要】

喘病治疗须辨虚实。实喘以祛邪利气为主，根据寒邪、肺热、痰浊、气郁等病因差异，分别采用温化宣肺、清热肃肺、祛痰利肺、平肝降气等治法，治疗重点在肺；虚喘以培元益气为主，可选用补肺益气、补肾纳气、扶阳固脱等治法，治疗重点在肾。虚实错杂则当辨别标本缓急，权衡主次。若见喘脱危候，须及时吸氧，并采取平喘固脱措施。若喘病由其他病发展而来，应积极治疗原发病，阻断病势发展。预防喘病的发生，要注意防寒保暖，戒烟酒，清淡饮食，调畅情志，避免不良刺激，加强体育锻炼，综合提高机体的抗病能力。

［1］风寒壅肺证：麻黄汤。

［2］肺热炽盛证：麻杏石甘汤。

［3］痰热蕴肺证：桑白皮汤。

［4］痰浊阻肺证：二陈汤合三子养亲汤。

［5］肝火犯肺证：泻白散合黛蛤散。

［6］肺气虚证：补肺汤合生脉饮。

［7］肾不纳气证：金匮肾气丸合参蛤散。

［8］肾虚水泛证：真武汤。

［9］喘脱证：参附汤合黑锡散。

5. 肺痈

肺痈是指因热毒壅肺，肺叶生疮，血败肉腐，形成痈脓，以骤起发热、咳嗽、胸痛、咳吐腥臭脓血痰等为主要表现的内脏痈病类疾病。本病起病急骤，病情较重，须及早诊断，及时治疗，防止疾病恶化。一般分为初期、成痈期、溃脓期、恢复期。初期常突然出现寒战高热、剧烈咳嗽、咳引胸痛、咯吐黏稠浊痰，症状持续数日后进入成痈期，患者身热益甚，咳嗽加剧，胸痛加重，咳吐黄绿痰或腥臭痰等，继而进入溃脓期，出现咳喘、胸痛、咳吐脓痰或脓血痰，恢复期身热渐减，咳嗽转轻，脓痰渐消。本病若能早期确诊，及时治疗，初期即可阻断病情发展而不致成痈，在成痈期如能及时消散，也能阻止病情恶化。

肺痈的基本病机为邪热郁肺，热壅血瘀，蕴酿成痈。多由外感邪热蕴肺，或外感风寒郁肺化热，或素有痰热蕴肺所致。

本病相当于西医学的化脓性肺炎、支气管扩张、肺脓肿等疾病。

【疾病诊断】

［1］发热，咳嗽，胸痛。

［2］咳吐黄绿痰、脓痰、脓血痰、腥臭痰。

【证型证候】

［1］风热壅肺证：咳嗽，咳吐黏白痰，胸痛，咳时尤甚，呼吸不利，恶寒发热，舌红，苔黄，脉浮数。

［2］痰热蕴肺证：咳嗽，咳吐黄绿痰，胸痛，转侧不利，喉间腥味，高热，寒战，汗出，烦躁，口干，舌红，苔黄腻，脉滑数。

［3］脓毒蕴肺证：咳嗽，咳吐脓血痰，痰如米粥，咳痰量多，痰气腥臭，胸闷或胸痛，气喘不能平卧，身热，面赤，心烦，舌红绛，苔黄腻，脉滑数。

［4］正虚邪恋证：咳嗽，痰液清稀，身热渐退，精神渐振，食纳好转，胸胁隐痛，气短，自汗，盗汗，低热，午后潮热，心烦，口燥，咽干，面色淡白无华，消瘦，舌红，苔薄黄，脉细数。

【治疗备要】

治疗肺痈通常分阶段论治，疾病初期宜清肺散邪，成痈期宜清热化瘀消痈，溃脓期宜排脓解毒，恢复期宜益气养阴，久病正虚邪恋者宜扶正祛邪。脓未成之前治疗应当力求消散，脓已成时当以排脓为首务，必要时须做胸腔穿刺引流。若发生大咯血，应按照“血证”治疗原则采取急救措施。

［1］风热壅肺证：银翘散。

［2］痰热蕴肺证：苇茎汤合如金解毒散。

［3］脓毒蕴肺证：加味桔梗汤。

［4］正虚邪恋证：沙参清肺汤。

6. 肺痨

肺痨是指因正气不足，痨虫侵袭肺叶所致，以咳嗽、咯血、潮热、盗汗、身体逐渐消瘦等为主要表现的痨病类疾病。本病具有传染性，始发部位在肺脏，若正气充盛，并能早期诊断，规范治疗，均可获得康复。若正气亏虚，治疗不及时或不规范，迁延日久，病情可逐步加重，有迅速恶化之虞，出现剧烈咳嗽、咳大量鲜血、喘息气促、寒热如疟等“急痨”之变，痨虫亦可传至其他脏腑组织，形成肠痨、肾痨、脑痨等，预后较差。

肺痨的基本病机为痨虫蚀肺，肺阴亏耗。外因是痨虫感染，侵蚀肺脏，根本内因是正气亏虚，以气阴两虚、阴虚火旺为常见。

本病相当于西医学的肺结核。

【疾病诊断】

［1］干咳，咯血，潮热，盗汗，颧红，形体消瘦。

［2］有肺痨患者密切接触史。

【证型证候】

［1］肺阴虚证：干咳，咳声短促，痰少而黏，痰中带血，胸部隐痛，口干，咽干，手足心热，盗汗，舌红，苔薄黄，脉细数。

［2］阴虚火旺证：呛咳，咯血，痰少而黄，口干，咽干，颧红，午后潮热，五心烦热，盗汗，失眠，消瘦，舌红绛，苔薄黄或剥落苔，脉细数。

［3］气阴两虚证：咳嗽，气短，痰少而黏，痰中带血，神疲，乏力，自汗，盗汗，午后潮热，颧红，舌嫩红，苔薄，脉细数。

［4］阴阳两虚证：咳嗽，喘息，咳吐泡沫痰，痰中带血，声音嘶哑，畏寒，肢冷，自汗，消瘦，浮肿，腹泻，心悸，唇紫，舌淡，少苔或剥落苔，脉细数。

［5］瘀阻肺络证：咳嗽，咯血，肌肤甲错，面色黧黑，舌紫暗，舌面有瘀斑、瘀点，苔腻，脉涩。

【治疗备要】

预防肺痨具有重要意义，接触肺痨患者时须注意有效防护。患者既病之后，不但要坚持治疗，还须禁烟酒，调情志，慎房事，忌辛辣，多锻炼。本病治疗以补虚培元和抗痨杀虫为原则，调补以滋阴为主，用药不宜辛燥，以防耗气劫阴动血，并须兼顾甘淡实脾之品，抗痨杀虫还应结合清热、祛痰、化瘀、止血等治法。

［1］肺阴虚证：月华丸。

［2］阴虚火旺证：百合固金丸合秦艽鳖甲散。

［3］气阴两虚证：保真汤。

［4］阴阳两虚证：补天大造丸。

［5］瘀阻肺络证：大黄䗪虫丸。

7. 肺胀

肺胀是指慢性肺系疾病反复发作，迁延不愈，导致肺气壅滞胀满，不能敛降，胀廓充胸，以胸中胀闷、憋闷如塞、喘息、气短、咳嗽、咳痰等为主要表现的肺系疾病。本病是由慢性肺系疾病日久积渐而成，除有胸闷、气喘、咳嗽等症状外，还可见胸廓膨满、心悸、唇舌指甲紫暗、肢体浮肿等症状，多见于老年患者，病情缠绵，时轻时重，反复发作，难以根治。

肺胀须与“哮病”“喘病”相鉴别，哮病以喉中哮鸣有声为主要表现，喘病以呼吸急促困难为主要表现。哮病、喘病久治不愈可发展为肺胀。

肺胀的基本病机为肺气胀满，不得敛降。多因久病肺虚，痰浊潴留，复感外邪而诱发疾病或加剧病情。主要病理因素为痰浊、水饮、血瘀，三者互为影响，兼见同病，病性多属本虚标实。其病位首先在肺，继则影响脾肾，后期病及于心，可出现喘脱危候。

本病相当于西医学的慢性阻塞性肺气肿、肺源性心脏病、老年性肺气肿等疾病。

【疾病诊断】

［1］胸中憋闷如塞，喘息，气短，咳嗽，咳痰，动则益甚。

［2］胸廓膨满，桶状胸，肋间隙增宽。

［3］心悸，唇舌指甲紫暗，肢体浮肿。

［4］有长期咳嗽、咳痰、哮喘病等病史。

［5］有外感寒邪、劳倦过度等诱因。

【证型证候】

［1］痰气互结证：胸中憋闷如塞，喘息，气短，咳嗽，痰多色白黏腻，或咳吐泡沫痰，舌淡，苔白腻，脉弦滑。

［2］寒饮停肺证：胸中憋闷如塞，喘息，气短，张口抬肩，不能平卧，咳嗽，痰多色白黏腻，恶寒，身痛，舌淡，苔白滑，脉弦紧。

［3］痰热壅肺证：胸中憋闷如塞，喘息，呼吸气粗，咳嗽，痰多色黄黏稠，咳痰不爽，身热，面赤，口渴，烦躁，小便黄赤，舌红，苔黄腻，脉滑数。

［4］肺气虚证：胸中憋闷如塞，喘息，气短，气怯声低，咳嗽，咳声低微，痰稀色白，自汗，恶风，面色淡白无华，舌淡，苔薄白，脉细弱。

［5］脾肾气虚证：胸中憋闷如塞，喘息，呼吸浅短，声低气怯，张口抬肩，不能平卧，咳嗽，痰稀色白，心悸，纳差，腹胀，头晕，耳鸣，舌淡，苔白，脉沉细。

【治疗备要】

肺胀是慢性肺系疾病日久演变发展的结果，预防本病的形成是关键，平素可以服用扶正固本药物，以增强正气，提升抗病能力。患者要加强锻炼，重视防寒保暖，避免受寒感冒，禁忌烟酒，合理饮食，有水肿者应进低盐或无盐饮食。既病之后须及时治疗，以防疾病加重。治须标本兼顾，祛邪与扶正同施，喘脱时则应扶正固脱。

［1］痰气互结证：苏子降气汤。

［2］寒饮停肺证：小青龙汤。

［3］痰热壅肺证：清金化痰汤。

［4］肺气虚证：补肺汤。

［5］脾肾气虚证：平喘固本汤。

8. 肺痿

肺痿是指因咳喘日久不愈，肺气受损，津液耗伤，导致肺叶枯萎不荣，痿弱不用，以气短、咯吐浊唾涎沫等为主要表现的内脏痿病类疾病。肺痿多有长期咳喘病史，起病缓慢，反复发作，病灶广泛者可致肺衰，预后较差。

肺痿的基本病机为肺脏虚损，津气耗伤，肺叶枯萎不用。病性有虚热和虚寒之分：虚热肺痿多因热病伤肺、肺痈余热、肺痨虚热、久咳痰热、消渴耗液等久病伤肺，或误治伤津所致，引起肺津消耗，虚热内生，肺叶枯萎不用，常伴见咳嗽、气逆、喘息等症状；虚寒肺痿多为各种慢性肺病阴损及阳，气不化津，肺失濡养，渐致肺叶枯萎不用，常伴见小便频数、遗尿等症状。

本病相当于西医学的肺不张、肺纤维化、肺硬变、硅肺等疾病。

【疾病诊断】

［1］气短，咳嗽，咳吐浊唾涎沫。

［2］有长期咳嗽病史。

【证型证候】

［1］阴虚肺燥证：气短，咳嗽，咳吐浊唾涎沫，咳痰黏稠，痰中带血，咳声不扬，声音嘶哑，喘促气急，口燥咽干，消瘦，皮毛干枯，舌红，苔少，脉细数。

［2］肺阳虚证：气短，咳嗽，咳吐浊唾涎沫，痰液清稀量多，头晕，目眩，神疲，纳少，畏寒，肢凉，小便频数，遗尿，舌淡，苔白，脉细弱。

［3］寒热错杂证：气短，咳嗽，咳吐浊唾涎沫，潮热，咽干，畏寒，肢冷，舌淡白，苔黄，脉细。

［4］瘀阻肺络证：气短，咳嗽，咳吐浊唾涎沫，痰质清稀，痰中带血，胸闷，唇甲紫暗，舌紫暗，舌面有瘀斑、瘀点，苔腻，脉涩。

【治疗备要】

肺痿的基本治疗原则为补肺生津，不可妄投燥热之品，以免助火伤津。肺燥津伤之虚热证，治宜清热生津，以润其枯。肺气虚冷之虚寒证，治宜温肺益气，以摄涎沫。对症治疗咳嗽，亦当慎用祛痰峻剂，宜缓图取效。肺痿病程长，治疗起效亦缓，患者平素应加强有助提升肺卫功能的体育锻炼，可适度进行耐寒训练，戒烟，避免烟尘刺激。

［1］阴虚肺燥证：麦门冬汤合清燥救肺汤。

［2］肺阳虚证：甘草干姜汤合保元汤。

［3］寒热错杂证：半夏泻心汤。

［4］瘀阻肺络证：血府逐瘀汤。

9. 尘肺

尘肺是指因长期生活于尘埃环境，吸入过量粉尘，粉尘沉积于肺，阻塞肺络，肺失宣肃所致，以咳嗽、胸闷、胸痛、气喘等为主要表现的内脏痹病类疾病。尘肺与职业有关，起病缓慢，病程较长，较难治愈。疾病早期，咳嗽可不明显，咳痰量亦不多，随后咳嗽渐进加重，频次增多，咳吐灰色稀薄痰或黄稠痰，伴随咳嗽可见胸部隐痛、胀痛、刺痛，后可见呼吸困难或咯血。

尘肺的基本病机为粉尘积肺，阻塞肺络，肺失宣肃。蓄积量主要取决于粉尘的浓度、分散度，接触粉尘时间和防护措施。粉尘浓度越高，接触粉尘时间越长，防护措施越差，吸入并蓄积在肺内的粉尘量越大，病情越严重，甚者可并发气胸、肺痨、肺衰等疾病。

本病相当于西医学的硅肺、石棉沉着病、蘑菇肺等疾病。

【疾病诊断】

［1］咳嗽，咯吐灰色稀薄痰或黄稠痰，痰中带血，气喘，胸闷，胸痛。

［2］有粉尘接触工作史、生活史。

【证型证候】

［1］肺燥津亏证：咳嗽，咯吐灰色稀薄痰或黄稠痰，痰中带血，胸闷，胸痛，气喘，呼吸困难，鼻燥，咽干，疲乏，消瘦，舌红，苔少，脉细数。

［2］燥痰结肺证：咳嗽，咯吐灰色稀薄痰或黄稠痰，痰中带血，咳痰不爽，胸闷，胸痛，气喘，咽干，咽痛，舌红，苔少，脉细数。

［3］痰瘀阻肺证：咳嗽，咯吐灰色稀薄痰或黄稠痰，痰中带血，胸闷，胸部刺痛，气喘，舌紫暗，苔腻，脉滑。

［4］气阴两虚证：咳嗽，咯吐稀薄痰，痰中带血，胸闷，胸痛，气喘，午后潮热，气短声低，神疲，面白颧红，舌淡，苔少，脉细数。

【治疗备要】

防尘损伤对于预防本病具有积极意义，脱离粉尘污染环境是关键，在多尘环境下作业或活动时，应尽可能减少扬尘，佩戴防尘安全帽、送风头盔、送风口罩等防尘护具。在多尘环境工作者应定期行健康检查。治疗尘肺以清肺润燥为主。

［1］肺燥津亏证：清燥救肺汤。

［2］燥痰结肺证：蒌贝养营汤。

［3］痰瘀阻肺证：导痰汤。

［4］气阴两虚证：保真汤。

10. 肺癌

肺癌是指因吸烟、毒气刺激、慢性肺脏疾病等所致，以咳嗽、胸痛、气喘、痰中带血等为主要表现的癌病类疾病。肺癌是损害健康和威胁生命的恶性肿瘤之一，多见于中年以上人群，男性多见，长期大量吸烟、大气污染、致癌烟尘、电离辐射、接触石棉及多环性芳香化合物、遗传因素等与肺癌发生常密切相关。早期症状通常较轻微，甚至无症状，常在体检时被发现。咳嗽是肺癌最常见的首发症状，多为阵发性刺激性干咳，常规止咳药不易控制，一些患者的咳嗽也可以不明显，甚至无咳嗽。痰中带血或咯血亦是肺癌的常见症状，呈间断性或持续性、反复性、少量的痰中带血，或少量咯血，偶有大量咯血。此外，肺癌患者还可见胸部不规则隐痛、钝痛、刺痛，后期可见胸闷、气急、呼吸困难、声音嘶哑等症状，全身症状可见发热、消瘦以及癌症全身转移征象。

本病相当于西医学的原发性支气管肺癌等疾病。

【疾病诊断】

［1］阵发性刺激性干咳、咳痰，痰中带血。

［2］顽固且部位固定的胸痛，胸闷，气喘。

［3］身体逐渐消瘦。

［4］有长期吸烟史。

【证型证候】

［1］痰热壅肺证：咳嗽，气喘，咳痰黄稠，痰中带血，痰气腥臭，胸闷，胸痛，身热，面赤，口干，舌红，苔黄腻，脉滑数。

［2］痰瘀阻肺证：咳嗽，气喘，痰多质稠，痰中带血，咳痰不爽，胸闷，胸部刺痛，面唇青紫，舌青紫，苔腻，脉涩。

［3］脾肺气虚证：咳嗽，咳声低微，痰多质稠，胸痛，气短，纳少，脘痞，便溏，消瘦，倦怠，乏力，舌淡，苔白，脉细弱。

［4］肺肾阴虚证：呛咳，气急，痰少黄稠，痰中咳血，胸痛，耳鸣，腰膝酸软，午后潮热，

五心烦热，盗汗，颧红，口渴，心烦，失眠，消瘦，舌红，苔少，剥落苔，脉细数。

［5］气阴两虚证：咳嗽无力，痰液清稀，痰中带血，胸痛，气短，语声低微，午后潮热，面白颧红，自汗，盗汗，纳少，神疲，舌红，苔薄，脉细数。

【治疗备要】

肺癌应早期诊断、早期治疗，优先考虑手术治疗、化疗、放疗。疼痛是肺癌晚期的主要症状之一，在采用“三阶梯止痛方案”，即体表止痛法（按摩、涂抹清凉止痛药、热敷刺激等）、注意力转移止痛法、放松止痛法的基础上，剧烈疼痛者可酌情考虑中药镇痛或西药麻醉镇痛。患者须严格戒烟，防寒保暖，饮食宜清淡，多食蔬菜水果。肺癌患者多有焦虑、恐惧、悲伤等心理改变，医者当态度诚恳，语言亲切，鼓励开导患者。

［1］痰热壅肺证：清金化痰汤。

［2］痰瘀阻肺证：导痰汤合桃红四物汤。

［3］脾肺气虚证：六君子汤。

［4］肺肾阴虚证：百合固金汤。

［5］气阴两虚证：参芪麦味地黄丸。

第三章 心 脑 病

1. 不寐

不寐又称“少寐”“目不瞑”“不得眠”“失眠”，是指因心神失养或神识扰动所致，以不易入睡、寐而不酣、时寐时醒、醒后不易入睡、多梦、彻夜不寐等为主要表现的疾病。不寐的临床表现可归纳为三个方面：一是低质量睡眠状态，主要表现为睡眠时间或深度不足，如不易入睡、寐而不酣、时寐时醒、醒后不易入睡、多梦、彻夜不寐；二是恶劣主观感受，长期失眠会导致对患者自我健康或睡眠质量的高度关注，从而引发焦虑、抑郁、紧张、易激惹等精神心理应激症状，这些症状又会进一步提高患者的警觉水平，促使睡眠质量下降；三是失眠稽留症状，患者在失眠次日出现头晕、头胀、头痛、嗜睡、精神不振、疲劳、记忆力下降、注意力不集中等症状。

诊断不寐须以经常不能获得正常睡眠为前提，若因寒温失调、过饮浓茶咖啡等兴奋性饮料、精神情志刺激、思虑太过等导致偶发性睡眠质量下降者，不属病态。此外，即使存在一定程度的睡眠时间或睡眠深度的不足，但次日无明显稽留症状者，也不宜干预睡眠结构。若因疼痛、喘咳、瘙痒等其他疾病导致不能入睡或睡眠质量下降者，宜按原发病诊治。

不寐的基本病机为阴阳失交，阳不入阴。病性分虚实两方面：实证总属神识扰动而神无所舍，多由肝火扰神、痰火扰神、胃腑失和等所致；虚证总属营阴不足，神失所养，神不安舍，多由思虑劳神太过、气血亏虚、心胆虚怯、水火既济失调等所致。

本病相当于西医学的失眠。

【疾病诊断】

［1］不易入睡，寐而不酣，时寐时醒，醒后不易入睡，多梦，彻夜不寐。

［2］低质量睡眠次日伴有头痛、头晕、心悸、工作效率下降等稽留症状。

［3］每周至少出现 3 次及以上低质量睡眠。

【证型证候】

［1］肝火扰神证：心烦不能入睡，彻夜不眠，多梦，失眠次日烦躁，易怒，头晕，头胀，胸闷，目赤，耳鸣，口干，口苦，大便秘结，小便黄赤，舌红，苔黄，脉弦数。

［2］痰火扰神证：心烦不能入睡，肢体倦怠却神清无睡意，多梦，失眠次日嗜睡，头晕，精神不振，疲劳，胸闷，脘痞，恶心欲呕，嗳气，口苦，痰多，舌红，苔黄腻，脉滑数。

［3］心脾两虚证：不易入睡，寐而不酣，多梦，失眠次日反应迟钝，思睡，健忘，注意力不集中，疲乏，心悸，头晕，目眩，纳差，腹胀，面色无华，舌淡，苔白，脉细弱。

［4］心胆气虚证：虚烦不能入睡，寐而易惊，失眠次日健忘，注意力不集中，处事易惊，胆怯，心悸，气短，自汗，倦怠，乏力，舌淡，苔白，脉细。

［5］阴虚火旺证：心烦不能入睡，时寐时醒，失眠次日头晕，耳鸣，心悸，健忘，颧红，潮热，口干，手足心热，舌红，苔少，脉细数。

［6］心肾不交证：入睡困难，多梦，易醒，失眠次日心悸，头晕，耳鸣，腰膝酸软，潮热，盗汗，口燥，咽干，五心烦热，男子遗精，女子月经不调，舌红，苔少，脉细数。

【治疗备要】

不寐当分虚实，虚证以养营安神为主，实证以宁心安神为主。长期失眠患者对睡眠有莫名的恐惧感，可能过分夸大失眠的严重性，对睡眠要求苛刻，警觉程度提高，因而有必要纠正患者的非理性思维，引导患者正确认识睡眠过程及其生理作用。在此基础上，还须引导患者进行科学的睡眠行为矫正，如感到困倦才上床睡觉，不在床上看手机、看电视、打游戏、读书、进食，定时起卧以建立规律的“睡眠-觉醒节律”，白天尽量不睡觉或睡眠时间不超过30分钟，睡前减少剧烈活动，睡眠前可适度开展冥想、瑜伽等。

[1] 肝火扰神证：龙胆泻肝汤。

[2] 痰火扰神证：黄连温胆汤。

[3] 心脾两虚证：归脾汤。

[4] 心胆气虚证：安神定志丸。

[5] 阴虚火旺证：酸枣仁汤。

[6] 心肾不交证：六味地黄丸合交泰丸。

2. 梦魇

梦魇俗称“鬼压床”，是指以梦境恐怖可怕、欲醒不能醒、欲动不能动、有强烈压抑而感呼吸困难，惊醒后因梦境强烈而有恐惧感为主要表现的疾病。梦魇的特点是梦境强烈而有恐惧感，与“梦呓”“梦游”“梦惊”有别。梦呓是指睡眠中说梦话；梦游是指睡眠中无意识地起床做事而不自知；梦惊是指睡中突然惊醒。

梦魇的基本病机为神不守舍。可能与睡姿不当、压力过大、精神紧张、劳累过度、作息不规律、身体虚弱、邪气侵扰等因素有关。

本病与西医学的梦魇同名，又称梦境焦虑障碍。

【疾病诊断】

[1] 梦境恐怖可怕，欲醒不能醒，欲动不能动。

[2] 有强烈压抑而感呼吸困难，惊醒后因梦境强烈而有恐惧感。

[3] 有压力过大、劳累过度、作息不规律、睡姿不当、精神紧张等诱因。

【证型证候】

[1] 心胆气虚证：多梦，梦境恐怖，时常惊醒，平素胆怯怕事，遇事易惊，心神不宁，心中苦闷不乐，语声低微，气短，懒言，面色淡白无华，舌淡，苔薄白，脉细弱。

[2] 心肝血虚证：多梦，梦境恐怖，心悸，怔忡，眩晕，耳鸣，健忘，面色淡白无华，唇甲色淡，视物模糊，肢体麻木，舌淡，苔薄白，脉细弱。

[3] 痰火扰神证：多梦，梦境恐怖，发热，心烦，面红，目赤，口渴，口苦，胸闷，脘痞，恶心，呕吐痰涎，舌红，苔黄腻，脉弦滑。

[4] 胆郁痰扰证：多梦，梦境恐怖，情志抑郁，急躁，易怒，头痛，头晕，目赤，面红，耳鸣，口干，口苦，胸胁胀满，舌红，苔黄腻，脉弦。

[5] 肝阳上亢证：多梦，梦境恐怖，眩晕，耳鸣，头目胀痛，面红，目赤，急躁易怒，腰膝酸软，头重脚轻，步履不稳，舌红，苔少，脉细数。

【治疗备要】

梦魇分为虚实两方面，神衰气弱为本，邪气侵扰为标，临证治疗当标本兼治，但重在扶助脏腑正气，养精血以安神魂，兼以祛邪，镇魂摄魄。此外，还须重视心理干预，解除焦虑、抑郁、心理创伤等心理应激因素。

［1］心胆气虚证：大定心汤。

［2］心肝血虚证：人参安神汤。

［3］痰火扰神证：礞石滚痰丸。

［4］胆郁痰扰证：安神定志丸。

［5］肝阳上亢证：羚角钩藤汤合酸枣仁汤。

3. 嗜睡

嗜睡又称“好卧”“喜眠”“喜卧”“欲眠睡”“多眠”“多寐”，是指因神气不足或清阳不升所致，以睡意深浓，不分昼夜不由自主地入睡，呼之能醒，但醒后复睡等为主要表现的疾病。嗜睡作为症状而言，可见于肥胖症、痴呆、头部损伤、虚劳、中毒等疾病，诊断时须排除原发病。若过度劳累或大病初愈患者偶然出现熟睡，不宜按嗜睡论治。

本病须与“昏睡”“神昏”相鉴别。昏睡的特征是日夜沉睡、神识朦胧、偶可对答；神昏的特征是指神识昏乱、不省人事。

嗜睡的基本病机为阳不出阴，神气不足。多由气血虚弱，心神失养；或痰湿、瘀血、浊毒困阻清阳，神气不充所致。

本病与西医学的嗜睡同名。

【疾病诊断】

［1］时时欲睡，唤之能醒，醒后欲复睡。

［2］反复发作，不能自制，影响正常生活、工作和学习。

【证型证候】

［1］痰湿内盛证：嗜睡，疲乏困倦，肢体困重，胸闷，纳少，形体肥胖，舌体胖大，齿痕舌，舌淡，苔白腻，脉濡缓。

［2］瘀阻清窍证：嗜睡，头目昏沉，健忘，面色黧黑，舌紫暗，舌面有瘀斑、瘀点，脉涩。

［3］阳虚证：嗜睡，神疲，倦怠，懒言，畏寒，肢冷，舌淡，苔白，脉弱。

［4］心脾两虚证：嗜睡，头晕，面色淡白或萎黄，健忘，心悸，纳差，少气，懒言，便溏，舌淡嫩，苔白，脉细弱。

［5］脾虚气陷证：嗜睡，食后困倦，神疲，乏力，面色淡白或萎黄，纳差，腹部坠胀，便溏，舌淡，苔白，脉缓。

【治疗备要】

嗜睡总属神气不足，虚者宜补益气血以养心神，实者当祛痰湿瘀滞以升清阳。患者须避免从事驾驶、高空作业等危险性职业。

［1］痰湿内盛证：胃苓汤。

［2］瘀阻清窍证：通窍活血汤。

［3］阳虚证：附子理中汤。

［4］心脾两虚证：归脾汤。

［5］脾虚气陷证：补中益气汤。

4. 郁证

郁证是指因七情制化失常，情志抑郁，气机不畅所致，以情绪低落、忧郁不解、不能自制等为主要表现的疾病。本病多见于女性，多数患者具有郁怒、多虑、悲哀、忧愁等情志损伤病史，病情反复也常与情志因素有关，除情绪低落、忧郁不解等症状外，还可见喜太息、易怒易哭、兴趣丧失、精力减退、行为迟钝、自轻自责、思绪缓慢、失眠或嗜睡、纳差、性欲减退及胸胁胀满疼痛、咽中如有炙脔等症状。

郁证的基本病机为肝失疏泄，脾失健运，心失所养，脏腑气血失调。病因总属情志所伤，或郁怒过激，或所欲不遂，或思虑过度，或悲忧太过，以致肝失疏泄，脏腑气血失调。本病始于肝失条达，疏泄失常，其后可逐渐发展为气郁湿阻、气郁痰结、气郁血瘀、气郁食滞、气郁化火。病程日久，疏泄不力则气血失调，气郁化火则伤及阴血，病情由实转虚，可见阴虚火旺、心神失养、心脾两虚等证。

本病相当于西医学的抑郁症、抑郁性神经症、精神分裂症之单相抑郁、神经衰弱、癔病等疾病。

【疾病诊断】

［1］心情抑郁，情绪低落，症状持续2周以上。

［2］有郁怒、多虑、悲哀、忧愁等情志损伤病史。

［3］排除器质性疾病引起者。

【证型证候】

［1］肝郁气滞证：精神抑郁，情绪不宁，易怒，喜太息，胸闷，胁胀，脘痞，嗳气，不思饮食，舌淡，苔薄白，脉弦。

［2］气郁化火证：急躁易怒，胸闷，胁胀，头痛，目赤，耳鸣，口苦，嘈杂，泛酸，大便秘结，小便黄赤，舌红，苔黄，脉弦数。

［3］痰气郁结证：精神抑郁，胸闷，胁胀，咽中如有炙脔感，吞之不下，咯之不出，舌淡，苔白，脉弦。

［4］心神失养证：神志恍惚，心神不宁，悲忧哭泣，心胸烦闷，多梦易醒，舌淡，苔薄白，脉弦细。

［5］心脾两虚证：多思善虑，神疲，头晕，胸闷，心悸，失眠，健忘，面色淡白或萎黄，舌淡，苔薄白，脉细。

［6］阴虚火旺证：烦躁，易怒，虚烦少寐，头晕，心悸，颧红，手足心热，口燥，咽干，盗汗，舌红，苔少，脉细数。

【治疗备要】

郁证患者必须重视调理情志，避免精神刺激，以防其病情反复。解除致病原因，使患者正确认识和对待自己的疾病，增强治愈疾病的信心，可以促进郁证好转、痊愈。郁证的基本治疗原则为理气开郁，调畅气机，怡情养性，实证以痰气郁结为主，治疗当以理气解郁、涤痰通窍为核心。郁病虚证以气血不足、心脾两虚者为多，治疗当以健脾益气、养心安神为要。郁证病程一般较长，用药不宜峻猛，运用行气、活血、祛痰等治法时不能耗伐正气，补益时忌过燥过腻，此即《临证指南医案·郁》所云“不重在攻补，而在乎用苦泄热而不损胃，用辛理气而不破气，用滑润濡燥涩而不滋腻气机，用宣通而不揠苗助长”。

［1］肝郁气滞证：柴胡疏肝散。

［2］气郁化火证：丹栀逍遥散。

［3］痰气郁结证：顺气导痰汤。

［4］心神失养证：养心汤合甘麦大枣汤。

［5］心脾两虚证：归脾汤。

［6］阴虚火旺证：知柏地黄丸合天王补心丹。

5. 癫病

癫病又称“癫疾”“文癫”“呆病”“文痴”，是指因精神刺激、脑部疾病、头颅损伤、中毒、先天遗传等导致气郁痰结，蒙蔽神明，神机逆乱，以神识痴呆、表情淡漠、静而少动、默默不语、不欲见人，或静而多喜、哭笑无常、自言自语、语无伦次等为主要表现的疾病。本病好发于性格内向，复有情志刺激、意欲不遂者，可有家族遗传病史。

癫病的基本病机为痰气郁结，蒙蔽神机。病因多与七情内伤、禀赋不足、饮食失节、头脑伤病、药毒损害等有关，病位在心、脑，病性多为本虚标实，早期以邪实为主，晚期以本虚多见，或为虚实夹杂。

本病相当于西医学的抑郁症、精神分裂症之单纯型或偏执型等疾病。

【疾病诊断】

［1］精神抑郁，表情淡漠，喃喃自语，语无伦次，静而少动，目光呆滞。

［2］有惊恐、劳累、情志过激、意欲不遂等诱因。

［3］有家族发病史。

［4］排除药物导致的一过性癫病发作。

【证型证候】

［1］痰蒙心神证：神识痴呆，淡漠寡言，闷闷不乐，静而少动，不欲见人，或静而多喜，哭笑无常，喃喃自语，语无伦次，舌淡，苔白，脉沉。

［2］瘀阻脑络证：神志痴呆，健忘，失眠，神志错乱，头部刺痛，头晕，目眩，舌色紫暗，舌面有瘀斑、瘀点，苔腻，脉弦涩。

［3］痰气郁结证：表情淡漠，呆动不语，呆若木鸡，目瞪如愚，傻笑自语，思维紊乱，妄思妄闻，舌淡，苔薄白，脉弦滑。

［4］肝郁气滞证：神识痴呆，沉默不语，情绪不宁，精神抑郁，舌淡，苔薄白，脉弦缓。

［5］脾虚痰湿证：精神抑郁，表情淡漠，寡言少语，目瞪若呆，妄闻妄见，面色无华，形体肥胖，便溏，舌淡，胖大舌，苔白腻，脉滑。

［6］心脾两虚证：痴呆若愚，神不守舍，善悲欲哭，神志恍惚，妄闻妄见，语言错乱，心悸易惊，善悲欲哭，夜寐不安，纳少，肢体倦怠，舌淡，苔薄白，脉弱。

［7］心虚胆怯证：沉默寡言，善悲欲哭，头晕，健忘，心悸，胆怯，易惊，神疲，乏力，失眠，多梦，舌淡，苔白，脉弱。

［8］阴虚火旺证：神志恍惚，善惊，心烦，易怒，不寐，消瘦，面红，口干，舌红，苔少，脉细数。

［9］脾肾阳虚证：沉默寡言，表情淡漠，畏寒，肢冷，腹胀，腰部冷痛，少腹冷痛，腰膝

酸软，小便清长，夜尿多，便溏，舌淡，苔白，脉沉迟。

【治疗备要】

癫病的预后转归关键在于早期诊断，及时治疗，避免精神刺激。应注意心理治疗，精神调护，鼓励患者参加社会活动，同时也要防范患者的拒食、自杀、逃跑等行为。本病初期以邪实为主，治疗以理气解郁、畅达神机、涤痰化瘀开窍为主；后期多以正虚为主，治宜补益心脾，滋阴养血，调整阴阳。若失治误治，多次复发，形神俱坏，则病情难以逆转。

[1] 痰蒙心神证：涤痰汤。

[2] 瘀阻脑络证：通窍活血汤。

[3] 痰气郁结证：顺气导痰汤。

[4] 肝郁气滞证：柴胡疏肝散。

[5] 脾虚痰湿证：六君子汤。

[6] 心脾两虚证：归脾汤。

[7] 心虚胆怯证：安神定志丸。

[8] 阴虚火旺证：六味地黄丸合交泰丸。

[9] 脾肾阳虚证：附子理中汤。

6. 狂病

狂病俗称“武痴”“发疯”，是指因情志刺激、阴阳失调、痰火内盛、瘀血阻滞等导致精神失常，以狂躁刚爆、怒骂疯狂、妄作妄动、少卧不饥、喧扰不宁、打人毁物不避亲疏，甚则登高而歌、弃衣而走等为主要表现的疾病。本病好发于性格外向、性情暴躁，复有强烈精神刺激者，可有家族遗传病史。疾病初期以情绪高涨为主要表现，常见兴奋话多、深夜不寐、好走好动，逐步发展到频繁外出、自诩尊贵、自诩高贤，甚则登高而歌、弃衣而走、不避水火、呼号骂詈、不避亲疏。

狂病须与“狂躁”“烦躁”“癫狂”相鉴别。“狂躁”多由热扰心神所致，临床表现为情绪高涨、易激惹、言语和活动增多、注意力不集中、行为轻率等；“烦躁”是指以心中烦乱不安、急躁易怒、手足或行为举止躁动不宁为主要表现的疾病；“癫狂”是指以情感高潮与低落、躁狂与抑郁交替出现为主要表现的疾病。

狂病的基本病机为痰火互结，上扰神明，神机逆乱。病因多与七情内伤、禀赋不足、饮食失节、颅脑疾病、药毒损害等有关，病位在心、脑。疾病早期多为痰火邪实作祟，痰火实邪扰乱神明，如痰火上扰发狂、阳明热盛发狂、肝胆郁火发狂、瘀血内阻发狂，主要表现为狂暴无知、情绪高涨。若病情迁延日久，耗伤津液，可导致阴虚火旺，表现为情绪急躁、多言妄语、不寐、形体消瘦等。

本病相当于西医学的狂躁症、精神分裂症等疾病。

【疾病诊断】

[1] 精神错乱，狂躁不安，哭笑无常，妄语高歌，呼号骂詈，打人毁物，弃衣而走，不避亲疏，不避水火。

[2] 有强烈持久的精神刺激诱因。

[3] 有家族发病史。

【证型证候】

［1］痰火扰神证：狂乱妄动，骂詈号叫，打人毁物，逾垣上屋，高歌狂呼，头痛，烦躁，两目怒视，面红，目赤，舌红绛，苔黄腻，脉滑数。

［2］阳明热盛证：狂笑歌号，精神亢奋，打人毁物，面赤，身热，口渴，烦躁，腹痛，便秘，小便短黄，舌红，苔黄燥，脉洪数。

［3］气滞血瘀证：狂躁，怒骂，言语不休，登高而歌，妄见妄闻，面色暗滞，胸胁满闷，头痛，心悸，舌质紫暗，舌面有瘀斑，苔腻，脉弦涩。

［4］阴虚火旺证：烦躁，多言妄语，善惊，恐惧不安，消瘦，面赤，唇红，心烦，不寐，头晕，健忘，口干，舌红，苔少，脉细数。

【治疗备要】

狂病发作时应尽快控制症状，保持环境安静，减少激惹因素，但治疗须掌握“中病即止”的原则，否则易伤正气。精神疗法和行为医疗也是治疗狂病的重要方法，可与药物治疗配合应用，治疗过程中应加强护理，防止意外。狂病发作时多采用泄火、豁痰、活血、开窍以治标，若病情迁延日久，耗伤津液，阴虚火旺，治疗以滋阴降火、安神定志、恢复神机为主。

［1］痰火扰神证：礞石滚痰丸。

［2］阳明热盛证：大承气汤。

［3］气滞血瘀证：癫狂梦醒汤合通窍活血汤。

［4］阴虚火旺证：二阴煎合服蛮煎。

7. 痫病

痫病又称“癫痫”，俗称“羊癫风”，是指因先天遗传、大惊猝恐、情志失调、饮食不节、高热、中毒、颅脑损伤等导致肝风夹痰，上窜蒙蔽清窍，神机逆乱，以发作性精神恍惚，甚则突然昏倒、不省人事、两目上视、口吐涎沫、强直抽搐、口中发出怪叫声、移时苏醒、醒后如常等为主要表现的疾病。本病可发生于任何年龄人群，尤其好发于儿童期、青年期，多有家族遗传病史，常因过度劳累、饥饿、惊恐、情志过极等诱发。痫病发作前一般有眩晕、头昏、胸闷、乏力、痰多等先兆症状，轻者仅见局限性发作症状（癫痫小发作），如口、眼、手等局部抽搐而无昏仆之象，或突然目睛凝视、双目发呆、茫然若失，或突发语言障碍、谈话中断，或突然出现无意识异常动作、持物落地，严重者可表现出痫病的典型症状（癫痫大发作），通常持续数分钟即止，苏醒后即如常人，并且对发作情况完全不知。

痫病须与“中风”“痉证”相鉴别。三者均可见突然昏仆、不省人事，但痫病患者在昏仆时可见口吐白沫、口发异声，神昏片刻即醒，醒后如常人，可反复发作；“中风”患者昏仆醒后常有半身不遂、言语不利、口角歪斜等症状；“痉证”患者发作时身体强直、角弓反张、不易清醒。

痫病的基本病机为肝风夹痰，蒙蔽清窍，神机失用。病因多与七情失调、饮食不节、劳累过度、禀赋不足、头脑损伤等有关，总属风火触动顽痰，痰气内阻，蒙蔽清窍，以致神机失用。由于顽痰具有胶固难化和随风聚散的特性，故痫病具有反复发作、移时即止、久发难愈的特点。

本病相当于西医学的原发性癫痫或继发性癫痫等疾病。

【疾病诊断】

［1］突然昏倒，不省人事，两目上视，四肢抽搐，口吐涎沫，口中发出异常叫声。

［2］移时苏醒，醒后如常。

［3］有眩晕、胸闷等先兆症状。

［4］有家族遗传病史。

［5］有过度劳累、饥饿、惊恐、情志过极等诱因。

【证型证候】

［1］风痰闭神证：突然昏倒，不省人事，目睛上视，口吐涎沫，喉间痰鸣，口中发出怪叫声，手足抽搐，二便失禁，舌淡红，苔白腻，脉弦滑。

［2］痰火扰神证：突然昏倒，不省人事，目睛上视，口吐涎沫，喉间痰鸣，口中发出怪叫声，手足抽搐，平素性情急躁，心烦，失眠，口苦，口臭，咽干，小便黄赤，舌红，苔黄腻，脉弦滑数。

［3］瘀阻清窍证：突然昏倒，不省人事，目睛上视，口吐涎沫，喉间痰鸣，口中发出怪叫声，手足抽搐，面色青紫，口唇青紫，舌紫暗，舌面有瘀点，苔腻，脉涩。

［4］脾虚痰湿证：突然昏倒，不省人事，口吐涎沫，四肢抽搐无力，神疲，乏力，眩晕，面色淡白无华，胸闷，痰多，恶心，欲呕，纳少，便溏，舌淡，胖大舌，苔白腻，脉濡弱。

［5］血虚风动证：突然昏倒，不省人事，口中发出怪叫声，口吐涎沫，两目瞪视，局限性抽搐，手足蠕动，舌淡，苔少，脉细弱。

［6］心脾两虚证：反复发病，遇劳则发，神疲，乏力，面色淡白无华，心悸，气短，纳差，便溏，舌淡，苔白，脉细弱。

［7］肝肾阴虚证：反复发病，健忘，失眠，头晕，耳鸣，目眩，两目干涩，腰膝酸软，潮热，盗汗，舌红，苔少，脉细数。

【治疗备要】

痫病患者须避免过度劳累、饥饿、惊恐、情志过极等诱发因素，避免高空作业、驾驶、机械操作等危险性较大的工作。痫病发作时应首先将患者调整为侧卧位，或将头部偏向一侧，用纱布等物塞入上下牙齿之间以防止咬伤舌体，并及时施以取嚏开窍、针刺醒脑开窍等。痫病易反复发作，须加强休止期治疗，预防再发，应遵循“间者并行，甚者独行”的治疗原则，根据平素症状辨证论治，或豁痰顺气，或辛温开导，或清化痰热。当控制疾病发作的方药起效后，一般不应随意更改治法，应坚持标本兼治，持之以恒，坚持服用 3 ～ 5 年再予减量，才能减少或避免发作。

［1］风痰闭神证：定痫丸。

［2］痰火扰神证：龙胆泻肝汤合涤痰汤。

［3］瘀阻清窍证：通窍活血汤。

［4］脾虚痰湿证：醒脾汤。

［5］血虚风动证：阿胶鸡子黄汤。

［6］心脾两虚证：归脾汤。

［7］肝肾阴虚证：左归丸。

8. 百合病

百合病是指因外感热病，或情志内伤等引起阴液亏损，气血失调，导致心肺阴虚，虚热内扰，心神惑乱，以神情恍惚，神识不安，行、卧、饮食等皆觉不适为主要表现的疾病。本病可发生在外感热病的不同时期，或情志内伤疾病之后，主要症状包括两个方面：一是神情恍惚，神识不安；二是诸般不适，饮食行为失调，莫可名状。此外，本病还可见口苦、尿赤、脉微数等阴虚内热证候。

百合病的基本病机为心肺阴虚，虚热内扰，心神惑乱而不安。心藏神，肺藏魄，心肺阴虚，虚热内扰，神魄不藏，心神惑乱，故见神情恍惚和诸般不适。

本病相当于西医学的神经症、癔病、脑性精神障碍、感染性精神病等疾病。

【疾病诊断】

[1] 精神恍惚，神识不安。

[2] 默默不语，欲食不能食，欲卧不能卧，欲行不能行，如热无热，如寒无寒。

[3] 有外感热病、情志损伤等病史。

【证型证候】

[1] 阴虚内热证：低热不退，心烦，诸般不适，口苦，口干欲饮，大便干结，小便黄赤，皮肤干燥，舌红，苔少，脉细数。

[2] 痰热扰神证：心神不宁，坐卧不安，失眠，发热，口苦，渴不欲饮，咳吐黄痰，舌红，苔黄腻，脉滑数。

[3] 心肺阴虚证：心烦不易入睡，坐立不安，精神抑郁或焦虑，情绪不稳，胸胁不适，口干，口苦，舌红，苔少，脉细数。

【治疗备要】

百合病的基本治疗原则为养心润肺，滋阴除热。不同原因所致的百合病，其证候表现有较大差异，治疗应因人而异，随证治之。应重视对原发病的治疗。外感热病所致者应首先治疗外感热病。情志内伤所致者，一是在辨证论治的基础上适当加用调畅情志之品，二是要避免不良精神刺激，三是开展必要的心理干预治疗，要给患者做思想工作，耐心说服和开导患者，消除患者的疑虑或紧张。

[1] 阴虚内热证：百合地黄汤合竹叶石膏汤。

[2] 痰热扰神证：黄连温胆汤。

[3] 心肺阴虚证：甘麦大枣汤合天王补心丹。

9. 胸痹

胸痹是指因寒凝、气滞、血瘀、痰浊痹阻胸廓，或心气不足，心脉失养所致，以胸闷、胸痛、痛引左侧肩臂等为主要表现的内脏痹病类疾病。本病多见于中年以上人群，通常有劳累、恼怒、暴饮暴食、受寒等诱因，发作时以压榨性胸闷、胸痛向左肩臂放射、持续时间较短为突出特点，进一步发展可演变为“真心痛”，引发猝死。

“真心痛”属于广义胸痹范畴，胸痹之心脉痹阻证、心阳虚脱证都有典型的“真心痛”表现，故将“真心痛”简列于此以备参阅。真心痛又称“厥心痛”，是指因胸阳虚损，或气阴不足，或瘀痰阻痹，心脉闭塞所致，以心胸部位突然出现剧烈疼痛，同时伴有心悸、喘促、冷汗、四肢厥冷、面色苍白、口唇青紫、脉微欲绝等为主要表现的疾病。真心痛的典型特点如下：①诱因多样，劳累、情绪激动、饱食、寒冷、吸烟等皆可诱发。②疼痛部位多发生在胸骨体上段或中段后方，可波及心前区，疼痛可向左肩臂或颈咽部放射。③疼痛性质呈压迫、发闷或紧缩性、烧灼样疼痛，严重者有濒死恐惧感。④持续时间短暂，多数持续 3 ～ 5 分钟。⑤去除诱因、休息或服用硝酸甘油可缓解。

胸痹的基本病机为心脉痹阻，不通则痛，或不荣则痛。病性多属本虚标实：本虚主要包括心气虚、心阳虚、心阳虚脱，反映出疾病由轻到重，由重到衰的病理发展进程；标实多见于寒凝、气滞、血瘀、痰阻。疾病后期，既可因虚致实，又可因实致虚，或者虚实夹杂。

本病相当于西医学的缺血性心脏病、急性高原病、心肌梗死等疾病。

【疾病诊断】

［1］胸骨正中或心前区憋闷、疼痛，向左肩背、咽喉、左臂等部位放射。

［2］胸闷胸痛持续数秒到数分钟，休息或含服苏合香丸、速效救心丸、硝酸甘油等可缓解。

［3］心悸，汗出肢冷，面色苍白，唇甲青紫。

［4］有劳累、恼怒、暴饮暴食、受寒等诱因。

【证型证候】

［1］寒滞心脉证：胸闷，心悸，胸痛，痛引左肩背内臂，痛势剧烈，受寒诱发，恶寒，肢冷，面色苍白，唇紫，舌淡紫，苔白，脉弦紧或结代。

［2］痰阻心脉证：胸闷，心悸，胸部闷痛，痛引左肩背内臂，咳嗽，痰多，口黏腻，形体肥胖，肢体沉重，脘痞，舌淡紫，苔白腻，脉沉滑。

［3］瘀阻心脉证：胸闷，心悸，胸痛，痛引左肩背内臂，疼痛如刺如绞，固定不移，入夜加剧，面色晦暗，舌质紫暗，舌面有瘀斑、瘀点，苔腻，舌下络脉曲张青紫，脉沉涩或结代。

［4］气滞心胸证：胸闷，心悸，胸部胀痛，痛引左肩背内臂，喜太息，情绪抑郁，舌淡，苔白，脉弦。

［5］心气虚证：胸部隐痛，痛引左肩背内臂，心悸，气短，动则喘息，倦怠，懒言，面色淡白，舌淡，苔薄白，脉细弱或结代。

［6］心阳虚证：心胸憋闷疼痛，痛引左肩背内臂，心悸，眩晕，神疲，气短，畏寒，肢冷，面色㿠白，口唇紫暗，舌淡，苔白滑，脉细弱或结代。

［7］心阳虚脱证：心胸憋闷疼痛，痛引左肩背内臂，心悸，冷汗淋漓，四肢厥冷，面色苍白，口唇青紫，舌质紫暗，苔白，脉微欲绝。

【治疗备要】

胸痹总属本虚标实之病，发作期以标实为主，缓解期以正虚为主，但临床常常虚实夹杂，临证须密切观察病情，明辨标本缓急，重点是要防止其向真心痛演变。发作期患者应立即卧床休息，缓解期也要适当休息，做到动中有静。平素调理养护则须避免情绪过度波动，起居有常，寒温适宜，活动适量，劳逸结合，避免摄入过多脂肪和富含胆固醇的食物。

［1］寒滞心脉证：瓜蒌薤白桂枝汤合当归四逆汤。

［2］痰阻心脉证：瓜蒌薤白半夏汤。

［3］瘀阻心脉证：血府逐瘀汤。

［4］气滞心胸证：柴胡疏肝散。

［5］心气虚证：养心汤。

［6］心阳虚证：桂枝甘草汤合瓜蒌薤白白酒汤。

［7］心阳虚脱证：参附汤。

10. 心痹

心痹是指因风寒湿热等邪侵袭，内舍于心，损伤心脉，心脉运行不畅所致，以心悸、胸闷、气促、颧颊紫红等为主要表现的内脏痹病类疾病。本病多见于 20 ～ 40 岁青壮年，多数患者既往有关节或肌肉酸楚、疼痛等外感痹病病史，病情发展缓慢，病程较长。早期心脏损害症状可不明显，通常要历经数月或数年后始见心悸、气促、咳嗽、胸痛、唇颊紫红、下肢水肿等典型症状。

心痹的基本病机为邪伤心脉，心主血脉功能失常。

本病相当于西医学的风湿性心脏病、病毒性心肌炎、扩张性心脏病等疾病。

【疾病诊断】

[1] 心悸，气促，咳嗽，胸闷，胸痛。

[2] 口唇发绀，颧颊紫红，颈静脉怒张，下肢凹陷性水肿。

[3] 有外感所致关节痛、肌肉痛等痹病病史。

【证型证候】

[1] 寒滞心脉证：心悸，心痛，胸闷，口唇发绀，颧颊紫红，遇寒加重，恶寒，肢冷，面色苍白，舌淡白，苔白，脉弦紧或结代。

[2] 湿热阻络证：心悸，心痛，胸闷，口唇发绀，颧颊紫红，关节沉重酸痛，发热，渴不欲饮，舌红，苔黄腻，脉濡数。

[3] 瘀阻心脉证：心悸，心痛，胸闷，口唇发绀，颧颊紫红，舌紫暗，舌面有瘀斑、瘀点，苔腻，脉弦涩或结代。

[4] 水气凌心证：心悸，心胸憋闷，口唇发绀，颧颊紫红，喘咳，咳吐清稀痰涎，不能平卧，畏寒，肢冷，下肢浮肿，尿少，舌淡紫，苔白滑，脉结代。

[5] 心气虚证：心悸，胸闷，心痛，口唇发绀，颧颊紫红，头晕，气短，神疲，乏力，活动后加重，自汗，舌淡嫩，苔白，脉细弱或结代。

[6] 心阳虚证：心悸，心胸憋闷疼痛，口唇发绀，颧颊紫红，眩晕，神疲，气短，畏寒，肢冷，面色㿠白，口唇紫暗，下肢浮肿，舌淡，苔白滑，脉微弱或结代。

[7] 心阴虚证：心悸，胸闷，心痛，口唇发绀，颧颊紫红，心烦，失眠多梦，盗汗，午后低热，口干，小便黄赤，舌红，苔少，脉细数。

[8] 心血虚证：心悸，胸闷，心痛，口唇发绀，颧颊紫暗，头晕，失眠多梦，舌淡，苔薄白，脉细弱或结代。

【治疗备要】

心痹是由外邪内舍心脏、损伤心脉所致，极易复发，因而“病后防复”极为关键，须防寒保暖以避“寒复”，饮食有节以避“食复”，劳逸适度以避“劳复”。早期发现有心痹症状时，若能及时治疗，病情尚可控制，预后较好。若治疗不及时，或治疗不彻底，疾病反复发作，后期易导致心力衰竭，出现心力衰竭时须及时抢救，严格限制水盐摄入，必要时可进行心脏瓣膜置换手术。

[1] 寒滞心脉证：瓜蒌薤白白酒汤。

[2] 湿热阻络证：白虎加桂枝汤合宣痹汤。

[3] 瘀阻心脉证：血府逐瘀汤。

［4］水气凌心证：苓桂术甘汤合真武汤。

［5］心气虚证：养心汤合炙甘草汤。

［6］心阳虚证：桂枝甘草汤合瓜蒌薤白白酒汤。

［7］心阴虚证：天王补心丹。

［8］心血虚证：归脾汤。

11. 心悸

心悸是指因心脏气血阴阳亏虚，或邪扰心神所致，以心搏跳动异常、心慌不安、不能自制等为主要表现的心脏疾病。心悸分为“惊悸”和“怔忡”。惊悸多因外受惊吓而悸动，病情相对较轻，全身情况较好；怔忡多无明显外因触动，悸动发无定时，病情相对较重，全身情况较差。心悸的主要特点是心搏异常，或快或慢，或忽快忽慢，或有止息，通常呈阵发性发作，甚则持续不解，患者不能自制。

心悸须与“心下悸”相鉴别，有观点认为心下悸即心悸，但更多观点认为心下悸是指在胃脘部位出现的惕惕然跳动，属胃病范畴，多由胃中有留饮，上凌于心所致。

临床上，心系疾病、肺系疾病、脑系疾病、虚劳类疾病等都可导致心悸，若相关检查发现原发病或器质性病损者，应当作出原发病诊断。若因情绪过于激动，或剧烈活动等导致一过性心悸者，不属于病态。

心悸的基本病机分为虚实两方面。虚者多因气血阴阳虚损以致心脉失养；实者多因邪气干犯心脏，心搏失常。临床以虚证更为多见，但常因内虚而复加外因诱发，以致虚实并见。

本病相当于西医学的心动过速、心动过缓、期前收缩、心房颤动或心房扑动、房室传导阻滞、病态窦房结综合征、预激综合征、心功能不全等心律失常疾病。

【疾病诊断】

［1］心搏跳动异常，不能自制。

［2］心悸，胸闷，气短。

［3］有情志过激、紧张、劳倦、饮酒等诱因。

【证型证候】

［1］心气虚证：心悸，胸闷，气短，神疲，乏力，面白无华，自汗，舌淡，苔薄白，脉结代。

［2］心阳虚证：心悸，胸闷，胸痛，气短，自汗，神疲，乏力，面色皖白，畏寒，肢冷，舌淡紫，苔白，脉结代。

［3］心血虚证：心悸，失眠，多梦，健忘，头晕，目眩，面色淡白，唇色淡白，舌淡，苔白，脉结代。

［4］心阴虚证：心悸，失眠，心烦，口燥，咽干，形体消瘦，颧红，盗汗，舌红，苔少，脉促代。

［5］心阳虚脱证：心悸，心胸憋闷疼痛，冷汗淋漓，面色苍白，四肢厥冷，呼吸微弱，舌淡，苔薄，脉微欲绝。

［6］心胆气虚证：心悸，善惊易恐，坐卧不安，睡中易惊醒，恶闻声响，自汗，神倦，乏力，气短，舌淡，苔白，脉结代。

［7］心脾两虚证：心悸，失眠，健忘，面色淡白，头晕，乏力，气短，自汗，纳差，胸闷，舌淡，苔薄白，脉结代。

［8］心脉痹阻证：心悸，胸闷，胸痛，痛引左肩背内臂，气短，喘息，面唇紫暗，舌质紫暗，苔腻，脉结代。

［9］水饮凌心证：心悸，眩晕，胸闷，下肢水肿，喘促，畏寒，肢冷，尿少，舌淡，胖大舌，苔白滑，脉结代。

【治疗备要】

治疗心悸应辨虚实，虚证多以益气、温阳、养血、滋阴为主，实证多以化痰、祛瘀、镇惊为主，虚实兼夹者当分清标本缓急。心悸常因情志过激而诱发，引导患者稳定情绪，保持心情愉快，可避免情志为害，减少发病。此外，心悸症状又可能导致或加重患者的神绪不宁，故治疗可酌情配以安神之品。本病病势缠绵，应坚持长期治疗，获效之后也需要持续一定时间的巩固治疗。在病后调养方面，应生活规律，防寒保暖，劳逸结合，轻症患者参加体力劳动要以不觉疲劳为度，重症患者应静养休息，减少或避免体力劳动。

［1］心气虚证：养心汤。

［2］心阳虚证：炙甘草汤合桂枝甘草龙骨牡蛎汤。

［3］心血虚证：归脾汤。

［4］心阴虚证：甘麦大枣汤合天王补心丹。

［5］心阳虚脱证：参附汤。

［6］心胆气虚证：安神定志丸。

［7］心脾两虚证：归脾汤。

［8］心脉痹阻证：桃仁红花煎。

［9］水饮凌心证：苓桂术甘汤合真武汤。

12. 中风

中风是指因气血逆乱，脑脉痹阻，或血溢于脑所致，以突然昏仆、不省人事、半身不遂、口舌㖞斜、言语不利等为主要表现的疾病。中风大多是在内伤积损基础上，复遇饮酒饱食、情志刺激、劳逸失度、外邪侵袭等诱因引发，好发于 40 岁以上人群，多为急性发病。

中风分为中经络和中脏腑两类。中经络患者没有意识障碍，通常突然出现半身不遂、舌体强直、语言謇涩、口舌㖞斜等症状。中脏腑以突然昏仆、不省人事为主症，又有闭证和脱证之分。闭证属实，因邪气内闭清窍所致，可见神昏、牙关紧闭、双手握固、肢体强痉、呼吸急促、喉中痰鸣等症状。阳闭证还可见身热面赤、气粗鼻鼾、痰声如锯等症；阴闭证则可见面白唇紫、四肢不温等症。脱证属虚，为阴阳之气即将离绝之候，可见神识昏愦、目合口开、四肢瘫软、二便自遗、鼻息低微等症。若后期正气未复而邪气留滞，血脉不畅，可见半身不遂、口舌㖞斜、语言謇涩、失语等后遗症。

中风的基本病机为阴阳失调，气血逆乱。多因虚（阴虚、血虚），火（肝火、心火），风（肝风、外风），痰（风痰、湿痰），气（气滞、气逆），血（血瘀）为患。本病多为本虚标实之证，肝肾阴虚、气血衰少为致病之本，风、火、痰、气、瘀为发病之标，病位在心脑，与肝肾密切相关。诊断本病，须辨中脏腑与中经络、辨闭证与脱证、辨阳闭与阴闭。

本病相当于西医学的出血性脑血管病、缺血性脑血管病等脑血管意外疾病。

【疾病诊断】

［1］突然昏仆，不省人事，口舌㖞斜，语言謇涩，偏身麻木，半身不遂。

［2］有头晕、头痛、肢体麻木等先兆症状。

［3］有恼怒、激动、劳累、酗酒、感寒、剧烈活动、头颅损伤等诱因。

【证型证候】

［1］痰火闭窍证：突然昏仆，不省人事，两目直视，肢体强直，两手握固，牙关紧闭，抽搐，角弓反张，喉中痰鸣，呼吸急促，躁扰不宁，身热，面赤，大便秘结，舌红，苔黄厚腻，脉滑数。

［2］风痰闭窍证：突然昏仆，不省人事，鼾眠，喉中痰鸣，面色晦垢，肢体瘫痪，四肢逆冷，舌暗淡，苔白腻，脉弦滑。

［3］亡阳证：突然昏仆，不省人事，面色苍白，瞳神散大，气息微弱，冷汗淋漓，四肢厥冷，二便失禁，舌淡紫，苔白腻，脉微欲绝。

［4］肝阳上亢证：半身不遂，舌强，语謇，口舌㖞斜，肢体震颤，肢体抽搐，眩晕，头痛，耳鸣，面红，目赤，心烦，易怒，口苦，咽干，头重脚轻，腰膝酸软，便秘，小便黄赤，舌红绛，苔黄燥，脉细数。

［5］风痰阻络证：半身不遂，口舌㖞斜，口角流涎，喉中痰鸣，舌强语謇，肢体麻木，手足拘急，头晕，目眩，舌淡，苔腻，脉弦滑。

［6］瘀阻脑络证：半身不遂，口舌㖞斜，口角流涎，舌强语謇，肢体硬瘫，头部刺痛，头晕，目眩，舌紫暗，舌面有瘀点、瘀斑，苔腻，脉弦涩。

［7］气虚络瘀证：半身不遂，肢体软弱，偏身麻木，口舌㖞斜，口角流涎，语謇，手足肿胀，面色淡白或萎黄，舌淡紫，舌面有瘀点、瘀斑，舌下脉络曲张，苔白腻，脉细涩。

［8］肝肾阴虚证：半身不遂，口舌㖞斜，口角流涎，语謇，手足拘挛，发脱齿摇，形体消瘦，舌红，苔少，脉细数。

【治疗备要】

预防中风的发生具有重要意义，平素若有手指麻木、偏身麻木、肌肉瞤动、时发眩晕等中风先兆者，须及时检测血压、头部CT等有无明显异常，生活中应起居有常，饮食有节，限制烟酒，适量运动，避免过劳，防止情志过激，保持心情和畅。

既病之后，中脏腑者应以抢救生命为主，及时醒脑开窍，闭证治宜开窍启闭，脱证治宜回阳固脱，患者须绝对卧床休息，吸氧，维持水电解质平衡，保持呼吸道通畅。恢复期要加强功能锻炼，加强偏瘫肢体的被动活动，综合运用针灸、推拿、理疗、语言训练等治疗手段，促进肢体功能、语言功能的恢复。长期卧床患者要预防肌肉萎缩和褥疮的出现。

［1］痰火闭窍证：安宫牛黄丸合羚角钩藤汤。

［2］风痰闭窍证：苏合香丸合涤痰汤。

［3］亡阳证：参附汤。

［4］肝阳上亢证：镇肝熄风汤。

［5］风痰阻络证：解语丹。

［6］瘀阻脑络证：通窍活血汤。

［7］气虚络瘀证：大秦艽汤合补阳还五汤。

［8］肝肾阴虚证：左归丸合地黄饮子。

13. 痴呆

痴呆又称“呆病”，是指因痰浊瘀血阻痹脑神，或年老精血亏虚，或先天发育不良等因素导致神机失用，以呆傻愚笨为主要表现的疾病。本病有小儿痴呆和成人痴呆之别。小儿痴呆是指小儿痴愚、呆傻、智慧不聪，其轻者智力低下，反应迟钝，重者智力缺陷，生活不能自理，多因大脑发育不全而致先天痴愚，或因难产、产伤、疾病所致；成人痴呆则以获得性、持续性智力障碍为主要特征，起病缓慢而隐匿，逐渐加重，病程较长，亦可继发于高热、头脑损伤等大病之后，早期主要表现为近事记忆力下降，思维敏捷性下降，创造性减退，继而远事记忆力下降，反应迟钝，分析、综合、理解、判断能力下降，出现重复言语和刻板动作等症状，疾病后期可见记忆障碍、认知障碍等，重者生活不能自理。

痴呆的基本病机为神机失用，病位在脑。病因虽有殊异，但总体上分虚实两类。虚证多为先天不足、后天精血虚乏而致脑失充养；实证多为邪滞脑络，以致神机失用，从而引发痴呆。

本病相当于西医学的先天性痴呆、继发性痴呆、老年性痴呆、血管性痴呆、脑叶萎缩、代谢性脑病、中毒性脑病等疾病。

【疾病诊断】

［1］智力低下，记忆力、理解力、抽象思维、概括和判断力、计算能力减弱。

［2］表情呆滞，行为迟钝，愚昧痴笑，举止失常，部分或完全性的生活不能自理。

［3］意识清醒。

【证型证候】

［1］肾精不足证：健忘，智力减退，智力低下，表情呆钝，愚昧痴笑，举止失常，精神恍惚，反应迟钝，行为呆滞。小儿可伴见发育迟缓，身材矮小，囟门迟闭，骨骼痿软；成人可伴见头晕，耳鸣，腰膝酸软，足痿无力，夜尿频多。舌淡，苔白，脉弱。

［2］心脾两虚证：健忘，近事记忆力下降，反应迟钝，思路闭塞，语速缓慢，注意力障碍，失眠，头晕，神疲，乏力，纳少，舌淡，苔白，脉细弱。

［3］心肾不交证：健忘，近事记忆力下降，虚烦不易入睡，心悸，头晕，耳鸣，腰膝酸软，潮热，盗汗，五心烦热，咽干，男子遗精，女子月经不调，舌红，苔少，脉数。

［4］痰瘀阻窍证：健忘，神思不敏，语言迟缓，表情呆钝，愚昧痴笑，头晕，头痛，形体肥胖，嗜睡，呕恶，痰多，舌暗淡，舌面有瘀斑、瘀点，苔腻，脉涩。

［5］痰蒙心神证：呆傻愚笨，行动呆板，语言不利，记忆减退，胸闷，恶心欲呕，形体肥胖，舌淡白，苔白腻，脉弦滑。

【治疗备要】

精神调节、智力训练、调节饮食起居，既是治疗痴呆的重要环节，也是预防痴呆的基本措施。轻症患者应耐心进行智力训练，引导患者掌握基本的生活或工作技能。部分老年痴呆患者可伴有精神心理异常，应避免精神刺激。痴呆虚证，治宜填精补髓，充脑开窍；痴呆实证，治当涤痰逐瘀，通络开窍。本病病情顽固，恢复困难，需要综合采用中药、针灸、导引等治疗措施，多措并举，久久为功，方会收到一定疗效。

［1］肾精不足证：河车大造丸。

［2］心脾两虚证：归脾汤。

［3］心肾不交证：六味地黄丸。

［4］痰瘀阻窍证：通窍活血汤。

［5］痰蒙心神证：导痰汤。

14. 健忘

健忘又称“善忘”“多忘”“易忘”，是指因心脾亏虚，或肾精虚衰，或瘀痰阻痹等所致，以记忆力下降、已习得技能下降、遇事易忘等为主要表现的疾病。健忘的特征是神识如常，明晓事理，但善忘前事，好发于中老年人，病程缓慢，逐步发展可演变为呆傻愚笨、不明事理的痴呆病。

健忘的基本病机为脑髓空虚，或邪阻清窍，以致神机失用。病性多属本虚标实，本虚是发病的根本。虚证健忘好发于中老年人，发病率与年龄呈正相关，年龄越大记忆力越差。年迈体虚，或久病耗损，导致精血不足，脑髓失于充养，神机失用，故而善忘。标实多责之气滞、血瘀、痰凝等阻滞清窍而神机失用。此外，过度吸烟、饮酒等也可以引起暂时性健忘。健忘也可以是一个症状，常见于脑萎、头部损伤、中毒等脑系疾病。

本病相当于西医学的神经衰弱、神经症、健忘症等疾病。

【疾病诊断】

［1］记忆力下降，遇事易忘。

［2］神识思维如常，明晓事理。

【证型证候】

［1］肾精不足证：健忘，近事或远事记忆力下降，表情呆钝，反应迟钝，精神恍惚。小儿可伴见发育迟缓，身材矮小，囟门迟闭，骨骼痿软；成人可伴见性欲减退，不孕，不育，头晕，耳鸣，腰膝酸软，足痿无力，夜尿频多，嗜睡，舌淡，苔白，脉弱。

［2］心脾两虚证：健忘，近事记忆力下降，反应迟钝，思路闭塞，语速缓慢，注意力下降，心悸，失眠，舌淡，苔白，脉弱。

［3］心肾不交证：健忘，近事记忆力下降，虚烦不易入睡，心悸，头晕，耳鸣，腰膝酸软，潮热，盗汗，五心烦热，咽干，遗精，月经不调，舌红，苔少，脉细数。

［4］痰瘀阻络证：健忘，近事记忆力下降，神思不敏，语言迟缓，头晕，头痛，形体肥胖，嗜睡，胸闷，脘痞，心悸，恶心，呕吐痰涎，舌紫暗，舌面有紫斑、紫点，苔腻，脉涩。

【治疗备要】

大脑“用进废退”，勤奋工作和学习，看书、看电视、看电影、下棋、体育锻炼等活动有助于记忆力保持良好状态。保证充足睡眠，起居有规律，饮食结构合理，情绪平和舒畅，也有助于改善健忘。健忘与心脾肾关系密切，治疗常以养心安神、补益脾肾、填精益髓为主，可在辨证论治的基础上选用灵芝、益智仁、远志、肉苁蓉等中药，或选用柏子养心丸、天王补心丸、安神补脑液、杞菊地黄丸、麦味地黄丸等中成药长期调理。

［1］肾精不足证：大补阴丸。

［2］心脾两虚证：归脾汤。

［3］心肾不交证：天王补心丹。

［4］痰瘀阻络证：通窍活血汤。

15. 脑萎

脑萎又称“脑髓消”，是指因五脏亏虚，气血不足，脑髓空虚所致，以进行性健忘、智力减退、人格障碍、痴呆、震颤等为主要表现的疾病。脑萎起病缓慢，病程较长，无明显发病期，症状进行性加重。初期可见头晕、头痛、耳鸣、耳聋、失眠多梦、腰膝酸软、手足麻木、精神倦怠等症状，部分患者还可见性格行为改变，如性格急躁、生活习惯刻板怪异、言语啰嗦、对自身健康极度关注、小事纠缠不清等。后期逐渐出现近事记忆力下降、注意力不集中、思维能力下降、判断能力障碍、反应迟钝、行为动作迟缓、动作笨拙、步态不稳等症状，甚则进食不知饥饱、出门不识归途、收集废纸杂物视为珍宝、记忆力完全丧失、痴呆。可见，脑萎在发病初期与“健忘”有相似之处，在后期又容易发展为“痴呆”。

脑萎的基本病机为脑失充养，脑髓萎缩，故有大脑认知功能减退的思维力、判断力下降等症状，又有大脑功能减退导致的行为动作迟缓等异常。脑萎的病因具有多样性，先天禀赋不足、老年虚衰、脑外伤、脑血管病变、脑部肿瘤、癫痫长期发作、烟酒过度、营养不良、煤气中毒、酒精中毒等均可引发本病。

本病相当于医学的大脑萎缩症、脑叶萎缩症等疾病。

【疾病诊断】

［1］健忘，注意力涣散，思考能力、判断能力障碍，痴呆。

［2］性格行为改变，情绪易激动，甚则人格障碍。

［3］动作迟缓，步态不稳，肢体震颤。

【证型证候】

［1］精虚髓亏证：健忘，神情呆滞，言语不利，行动迟缓，步态不稳，肢体震颤，头晕，耳鸣，耳聋，头发枯少，腰膝酸软，舌淡，苔白，脉细弱。

［2］心脾两虚证：健忘，头晕，注意力涣散，神疲，乏力，心悸，耳鸣，面色淡白或萎黄，手足麻木，纳少，便溏，舌淡嫩，苔白，脉细弱。

［3］心肾不交证：健忘，智力下降，精神不振，头脑空痛，眩晕，耳鸣，失眠，心悸，心烦，腰膝酸软，消瘦，咽干，舌红，苔少，脉细数。

［4］瘀阻脑络证：健忘，神情呆滞，语言謇涩，头部刺痛，手足麻木，行动迟缓，步态不稳，舌暗淡，舌面有瘀斑、瘀点，苔腻，脉涩。

［5］痰蒙心神证：健忘，头脑昏沉，反应迟钝，嗜睡，肥胖，呕吐痰涎，胖大舌，齿痕舌，苔白腻，脉滑。

【治疗备要】

早发现、早诊断、早治疗，才能延缓和控制病情发展。大脑功能“用进废退”，要鼓励患者积极参加社会活动，坚持开展适合自身素质的体育锻炼，但须预防意外发生。平素要保持充足睡眠，起居有节，情绪平和，饮食要富有营养，多食蔬菜水果，忌烟酒。

［1］精虚髓亏证：左归丸。

［2］心脾两虚证：归脾汤。

［3］心肾不交证：黄连阿胶汤。

［4］瘀阻脑络证：血府逐瘀汤。

［5］痰蒙心神证：导痰汤。

16. 脑瘤

脑瘤是指因痰浊凝结，气血瘀滞，脑内赘生肿块所致，以局限性头痛、肢体麻木、瘫痪等为主要表现的瘤病类疾病。脑瘤起病缓慢而隐匿，早期瘤体较小时通常无症状，或无明显症状。若瘤体增大，瘤体压迫脑的部位不同，症状表现殊异，可以表现出以下部分症状：局限性、固定性的剧烈头痛，喷射状呕吐，视力急剧下降，单侧肢体感觉减退或消失，嗅觉异常，偏瘫或踉跄步态，耳鸣或耳聋，生长发育停止或异常迅速。

脑瘤的基本病机为痰瘀蕴结，脑内赘生肿块。

本病相当于西医学的颅内肿瘤等疾病。

【疾病诊断】

［1］局限性、固定性的剧烈头痛。

［2］头晕，呕吐，失语，失写，失听，失嗅，偏盲，步态不稳，瘫痪，肢体麻木。

［3］脑部检查可见脑内赘生肿块。

【证型证候】

［1］痰瘀阻络证：头痛（局限痛、固定痛、刺痛、钝痛，夜甚），眩晕，呕吐，失眠，健忘，活动障碍，肢体沉重，肢体麻木，偏瘫或步态不稳，痰涎量多，舌紫暗，舌面有瘀点、瘀斑，苔腻，脉弦。

［2］风痰阻络证：头痛（局限痛、固定痛、钝痛，夜甚），眩晕，呕吐，痰涎量多，偏瘫或步态不稳，手足抽搐，肢体麻木，舌淡，苔腻，脉弦。

［3］热毒蕴结证：头痛（局限痛、固定痛、灼痛），头胀，眩晕，呕吐，发热，口渴，口苦，肢体抽搐，舌红，苔黄腻，脉弦数。

［4］肝肾阴虚证：头痛（局限痛、固定痛、灼痛），头晕，目眩，耳鸣，耳聋，咽干，颧红，盗汗，消瘦，腰膝酸软，五心烦热，舌红，苔少，脉细数。

【治疗备要】

本病需早检查，早诊断，早治疗。最根本的治疗是手术摘除肿瘤，对症处理是降低颅内压，可酌情采取放疗、化疗。橘皮竹茹汤等方剂对于改善放化疗之后的恶心、呕吐、纳差等症有一定疗效，饮食调摄、心理干预等后期调养亦具有积极意义。

［1］痰瘀阻络证：通窍活血汤合导痰汤。

［2］风痰阻络证：半夏白术天麻汤。

［3］热毒蕴结证：黄连解毒汤。

［4］肝肾阴虚证：地黄饮子。

17. 厥证

厥证是指因七情过激，或疼痛刺激等诱发，气机逆乱，阴阳不相顺接所致，以突然昏仆、不省人事、四肢厥冷等为主要表现的厥逆类疾病。厥证在中医文献中的含义和范围较为广泛，如暴死者为厥，或四肢逆冷者为厥，或气机逆乱乖戾者为厥，或病情危重将亡者为厥。根据临床症状特征，通常分为两大类：一类是指突然昏仆、不省人事、四肢厥冷；另一类是指肢体厥冷。本节所论主要是指突然昏仆、不省人事、四肢厥冷之厥证，患者在昏仆期间一般无口吐涎沫，口中不发出异常叫声，醒后可有头晕、疲乏、口干等后遗症。轻者昏仆数分钟后清醒，重者可达数小时，甚至一厥不复而亡。

根据引起厥证的原因，临床常见如下几类：气厥又称“郁厥”，多因七情过激、剧烈疼痛等强烈刺激诱发，导致气机郁闭逆乱，阴阳不相顺接；血厥又名“脉厥”，多因情绪紧张、恐惧、剧痛、失血、体位突变等引起气机紊乱，脉络弛缓，清阳不升，脑失血养，该类厥证好发于身体羸弱者，或颈部压迫敏感者，或突然目睹大出血、严重伤残者，或剧烈疼痛、体位突变者，出现突然昏仆，发作时血压可短暂下降；痰厥多因情志过激，气逆痰升，或剧烈咳嗽，风痰内动，痰阻气道，闭扰神明所致，好发于形体肥胖，或平素多痰，或有长期咳嗽、哮病等患者，昏仆常常发生在情志刺激或剧烈咳嗽之后。

厥证的基本病机为气机突然逆乱，升降乖戾，气血阴阳不相顺接。病因多与七情过激、体虚劳倦、亡津失血、饮食不节等有关，发病前常有焦虑紧张、恐惧、创伤剧痛、大吐、大泻、大失血、烧伤、体位突然改变等诱因。厥证昏仆，须辨虚实。实证表现为呼吸气粗、声音高亢、面色潮红、牙关紧闭、双拳紧握等症；虚证表现为声息低微、面色苍白、口开不闭、手撒不固、汗出肢冷等症。

本病相当于西医学的癔病性昏厥、血管运动失调性晕厥、痰阻性晕厥等疾病。

【疾病诊断】

［1］突然昏仆，不省人事，四肢厥冷，移时复醒。

［2］有乏力、头晕、视物模糊、面色苍白、大汗、胸闷、心悸等先兆症状。

［3］有精神刺激、情绪紧张、恐惧、过度劳累、剧痛、剧烈吐泻等诱因。

［4］排除大脑器质性病变。

【证型证候】

［1］气闭证：突然昏仆，不省人事，四肢厥冷，呼吸气粗，牙关紧闭，双手握固，过时复醒，精神抑郁，喜太息，舌淡，苔薄白，脉弦。

［2］气郁痰阻证：突然昏仆，不省人事，四肢厥冷，过时复醒，喉间痰鸣，呕吐涎沫，平素情志不舒，喜太息，形体肥胖，多痰，喉咽时哽，舌淡，胖大舌，苔白腻，脉弦滑。

［3］气虚痰阻证：突然昏仆，不省人事，四肢厥冷，过时复醒，喉间痰鸣，神疲，乏力，少气，懒言，痰多，气喘，形体肥胖，舌淡，胖大舌，苔白腻，脉滑。

［4］气滞血瘀证：突然昏仆，不省人事，四肢厥冷，过时复醒，面唇青紫，胸胁胀痛，胸肋刺痛，舌紫暗，苔薄白，脉弦涩。

［5］肝火扰神证：暴怒之后突然昏仆，不省人事，四肢厥冷，牙关紧闭，面唇青紫，过时复醒，胸闷，胁胀，头晕，心悸，舌红，苔黄，脉弦。

［6］惊恐伤神证：惊恐之后突然昏仆，不省人事，四肢厥冷，过时复醒，舌淡，苔薄白，脉弦。

［7］气脱证：突然昏仆，不省人事，四肢厥冷，冷汗淋漓，面色苍白，呼吸微弱，过时复醒，舌淡，苔白，脉微细。

［8］心阳虚脱证：突然昏仆，不省人事，目陷口张，呼吸微弱，四肢厥冷，冷汗淋漓，过时复醒，心悸，胸闷，面色苍白，唇色淡白，手足震颤，舌淡，苔白，脉微细。

［9］气随血脱证：突然昏仆，不省人事，目陷口张，呼吸微弱，四肢厥冷，冷汗淋漓，过时复醒，面色苍白，唇色淡白，眩晕，少气，乏力，舌淡，苔白，脉弱。

【治疗备要】

厥证属于危急重病，具有急骤性、突发性特点，必须及时救治，以醒神回厥为第一要务，醒神回厥急救须分辨虚实。实证常用搐鼻散取嚏开窍，继以苏合香丸或玉枢丹开窍醒神，苏醒后方可辨证调服理气、化痰、活血、辟秽、开窍、醒神方药；虚证多以参附汤回阳益气，固脱救逆而醒神，待患者苏醒之后，方可辨证调服益气、固脱、辟秽、开窍、醒神方药。痰厥昏仆期间，须使患者侧卧，保持呼吸道通畅，以防窒息。

厥证的预后取决于正气强弱、病情轻重、治疗是否及时得当。若呼吸平稳、脉象有根，提示正气尚存，预后较好；若气微息弱、厥冷渐重、昏愦不语、脉微欲绝，提示正气将绝，预后不良。

［1］气闭证：四磨汤。

［2］气郁痰阻证：半夏厚朴汤合导痰汤。

［3］气虚痰阻证：醒脾汤。

［4］气滞血瘀证：血府逐瘀汤。

［5］肝火扰神证：柴胡疏肝散。

［6］惊恐伤神证：磁朱丸。

［7］气脱证：参附汤。

［8］心阳虚脱证：保元汤。

［9］气随血脱证：参附汤。

第四章 脾胃病

1. 胃痛

胃痛又称“胃脘痛”，是指因邪滞胃脘，胃失和降，或胃失濡养，以上腹部歧骨凹陷处附近的胃脘疼痛为主要表现的病证。胃痛也是胃腑病变的常见症状，肝、胆、脾、肠等病变也可引起胃痛。胃痛的性质可有胀痛、刺痛、隐痛、灼痛等，胃脘部可有固定压痛点，常伴有恶心、呕吐、呃逆、嗳气、泛酸、烧心、嘈杂、纳呆等症状，发病前多有暴饮暴食、过食辛辣、过度饥饿、恼怒、疲劳、感寒、过服药物等诱因，病程可长可短，疼痛程度可轻可重。

胃痛的基本病机包括“不通则痛”“不荣则痛”两方面。病性分虚实，虚者多因素体脾胃虚弱，或疾病耗伤，以致气血亏虚，胃失所养，不荣则痛，特点是痛势较缓、部位不定、压痛不明显、喜按；实者多因外邪犯胃，或饮食伤胃，以致胃失和降，不通则痛，特点是痛势剧烈、固定不移、压痛较明显、拒按。

本病相当于西医学的胃炎、胃及十二指肠溃疡等疾病。

【疾病诊断】

［1］剑突下胃脘部位疼痛。

［2］排除肝、胆、脾、胰、肠等其他脏腑组织病变引起的胃痛。

【证型证候】

［1］寒滞胃脘证：胃脘冷痛，疼痛剧烈，遇寒加剧，得热痛减，口淡不渴，喜热饮，舌淡，苔白，脉弦紧。

［2］胃热炽盛证：胃脘灼痛，拒按，胃胀，嘈杂，泛酸，消谷善饥，发热，口苦，口臭，便秘，小便黄赤，舌红，苔黄，脉数。

［3］食滞胃脘证：胃脘疼痛，胀满拒按，呕吐不消化食物，吐后痛缓，不思饮食，恶心，嗳腐，吞酸，舌红，苔厚腻，脉滑。

［4］肝胃不和证：胃脘胀痛，胃脘痞满，嗳气、矢气则痛减，呃逆，烦躁或抑郁，喜太息，大便不畅，舌红，苔薄白，脉弦。

［5］胃络瘀滞证：胃脘刺痛、拒按、夜甚，吐血，黑便，舌质紫暗，舌面有瘀点、瘀斑，苔腻，脉涩。

［6］胃气虚证：胃脘隐痛，绵绵不休，喜温喜按，嗳气，纳少，脘痞，神疲，乏力，少气，懒言，舌淡，苔白，脉细弱。

［7］胃阳虚证：胃脘冷痛，绵绵不休，喜温喜按，脘痞，泛吐清水，呕吐不消化之物，纳少，口淡，舌淡，苔白，脉沉迟。

［8］胃阴虚证：胃脘隐痛，或灼痛，嘈杂，饥不欲食，纳少，口燥，咽干，五心烦热，大便干燥，舌红，苔少，脉细数。

【治疗备要】

胃痛的基本治疗原则为理气、和胃、止痛，以恢复胃腑和顺通降之性，通则不痛，但须审证求因，辨证论治，不可过用“通降”。胃痛的基本病位在胃腑，与日常饮食密切相关，饮食调理极为关键，忌暴饮暴食，忌饥饱不匀，忌进餐不规律，忌过食粗糙多纤维食物，忌进食浓茶、咖啡、辛辣或生冷食物，慎用水杨酸、肾上腺皮质激素等药品。

[1] 寒滞胃脘证：良附丸合香苏散。

[2] 胃热炽盛证：清胃散。

[3] 食滞胃脘证：保和丸。

[4] 肝胃不和证：柴胡疏肝散。

[5] 胃络瘀滞证：失笑散合丹参饮。

[6] 胃气虚证：六君子汤。

[7] 胃阳虚证：黄芪建中汤。

[8] 胃阴虚证：芍药甘草汤合一贯煎。

2. 腹痛

腹痛是指因邪滞胃肠，或脏腑失于濡养，以胃脘及季肋以下、耻骨毛际以上的腹部发生疼痛为主要表现的病证。腹部范围广泛，有大腹、小腹、脐腹、少腹之分。大腹包括胃脘部、左上腹、右上腹，病属脾胃及肝胆；小腹包括脐以下耻骨联合以上的部位，疼痛部位发生在脐下部正中，病属膀胱、胞宫、大小肠；脐腹是指脐周围，病属脾与小肠；少腹的疼痛部位在脐下两侧，或偏左，或偏右，或左右皆痛，此为肝经经脉所过之处，亦与阑尾、大肠、子宫附件病变相关。腹腔内所有脏器的各种急慢性病变，以及经脉循行通过腹部的足太阴脾经、足厥阴肝经、足少阴肾经、足少阳胆经、手阳明大肠经、足阳明胃经、冲脉、任脉、带脉等经气不畅等，都有可能产生腹痛，临证需要结合疼痛发生的具体部位，辨析病位所在。

腹痛的基本病机包括“不通则痛”“不荣则痛”两个方面，病因复杂，外感邪气，内伤饮食，以及气滞、血瘀、虫积、积聚等均可导致腹痛。

本病常见于西医学的急慢性胰腺炎、胃肠痉挛、肠易激综合征、肠梗阻、肠粘连、肠系膜或腹膜病、肠道寄生虫等疾病以腹痛为主要表现者。

【疾病诊断】

胃脘及季肋以下，耻骨毛际以上的腹部疼痛。

【证型证候】

[1] 寒滞肠道证：腹部冷痛，疼痛剧烈，得温则减，遇寒加剧，发病急骤，肠鸣，腹泻，口淡不渴，肢冷，小便清长，便溏，舌淡，苔薄白，脉弦紧。

[2] 大肠湿热证：剧烈腹痛，腹泻，泄下臭秽，里急后重，肛门灼热，口渴，小便短赤，舌红，苔黄，脉滑数。

[3] 肠道气滞证：腹部胀痛，疼痛走窜不定，疼痛时发时止，呃逆，嗳气，矢气，肠鸣，舌淡，苔薄白，脉弦。

[4] 瘀滞肠道证：腹部刺痛，疼痛剧烈，疼痛固定，腹部积块，舌紫暗，舌面有瘀点、瘀斑，苔白，脉涩。

[5] 虫积肠道证：绕脐腹痛，腹部触及条索状物块，聚散无常，疼痛时发时止，嘈杂，面色萎黄，消瘦，面部白斑，舌淡，苔白，脉弦。

[6] 脾阳虚证：大腹隐痛，喜温喜按，遇冷或劳累加重，纳少，腹胀，便溏，畏寒，肢冷，舌淡，苔白，脉沉迟。

[7] 脾肾阳虚证：腹部冷痛，绵绵不休，喜温喜按，腰膝冷痛，畏寒，肢冷，五更泄，完谷不化，舌淡，舌胖嫩，苔白，脉沉细。

[8] 大肠虚寒证：小腹冷痛，喜温喜按，久泄，大便失禁，畏寒，神疲，乏力，舌淡，苔白，脉细弱。

【治疗备要】

治疗腹痛总体上以“通”立法，但需辨其寒热虚实，实则泻之，虚则补之，热者寒之，寒者热之，滞者通之，瘀者散之。腹痛多与饮食失调有关，忌暴饮暴食，忌生冷辛辣，忌肥甘厚味。

[1] 寒滞肠道证：良附丸合厚朴温中汤。

[2] 大肠湿热证：连朴饮。

[3] 肠道气滞证：天台乌药散。

[4] 瘀滞肠道证：少腹逐瘀汤。

[5] 虫积肠道证：乌梅丸。

[6] 脾阳虚证：理中汤。

[7] 脾肾阳虚证：四神丸。

[8] 大肠虚寒证：黄芪建中汤。

3. 嘈杂

嘈杂俗称“心嘈”“饥证”，是指因饮食不节，或情志不遂，或脾胃虚弱等所致，以胃中空虚、似饥非饥、似痛非痛、似辣非辣、莫可名状等为主要表现的病证。嘈杂症状在临床上既可以单独出现，也可见于胃病、胆胀、胰胀等疾病，常常与痞满、胃痛、胃胀、泛酸、嗳气、恶心等症状并见。

嘈杂的基本病机为胃腑失和，气机升降失调。多由过食辛辣香燥，或过食醇酒肥甘，或过食难以消化食物，胃热郁滞所致；或热病伤阴，或久病耗伤胃气，胃阴受损，虚热扰动所致；或忧郁恼怒等情志不畅，肝失条达，横逆犯胃，胃失和降所致。

本病相当于西医学的慢性胃炎、胃及十二指肠溃疡、功能性消化不良等疾病。

【疾病诊断】

胃中空虚，似饥非饥，似辣非辣，似痛非痛，胸膈懊憹。

【证型证候】

[1] 肝胃不和证：胃中嘈杂，胃胀，胃痛，呃逆，嗳气，泛吐酸水，烦躁或抑郁，舌淡红，苔薄白，脉弦。

[2] 胃热炽盛证：胃中嘈杂，胃中辛辣感，嗳腐，吞酸，口渴，喜冷饮，心烦，口臭，消谷善饥，舌红，苔黄，脉数。

[3] 胃气虚证：胃中嘈杂，似饥非饥，时作时止，口淡，纳差，纳少，食后胃胀，疲倦，乏力，舌淡，苔白，脉细弱。

[4] 胃阴虚证：胃中嘈杂，似饥非饥，饥不欲食，胃脘隐痛，胃脘灼痛，干呕，呃逆，口燥，咽干，舌红，苔少，脉细数。

【治疗备要】

治疗嘈杂重在辛开苦降，升清降浊，调理胃气。患者饮食要有规律，宜清淡，忌辛辣、肥甘、生冷，保持心情畅快，避免精神刺激。

［1］肝胃不和证：柴胡疏肝散合左金丸。

［2］胃热炽盛证：清胃散合温胆汤。

［3］胃气虚证：四君子汤合橘皮竹茹汤。

［4］胃阴虚证：益胃汤。

4. 脘痞

脘痞又称“心下痞”“痞满”“胃痞”，是指因邪滞胃脘，或胃腑失养所致，以胃脘部痞塞胀满、触之无形、按之柔软、压之不痛、望之无胀大为主要表现的病证。本病的特点是胃脘部饱胀，满闷不舒，但“满而不痛”，通常发病缓慢，时轻时重，反复发作。

本病需与以下疾病相鉴别：“胃痛”以胃脘疼痛为主症；“臌胀”以腹部胀大如鼓、腹皮苍黄、脉络暴露为主症；“胸痹”以胸闷、胸痛、气短为主症；“结胸”以心下至小腹硬满疼痛为主症。

脘痞的基本病机为胃失和降，胃气壅塞。病位在胃腑，病性分虚实，虚者多为脾胃虚弱，实者多由外邪、痰饮、食积、气滞所致。

本病相当于西医学的急慢性胃炎、功能性消化不良、胃下垂、胃轻瘫等疾病。

【疾病诊断】

［1］胃脘痞塞胀满，触之无形，按之柔软，压之不痛，望之无胀大。

［2］排除胃脘疼痛。

【证型证候】

［1］食滞胃脘证：胃脘痞满，胃胀，厌食，嗳腐，吞酸，呕吐酸馊，肠鸣，腹痛，泻下酸臭，舌红，苔黄腻，脉滑。

［2］肝胃不和证：胃脘痞满，胃胀，胸胁胀闷，情绪异常，嗳气，纳少，口苦，舌淡，苔薄，脉弦。

［3］寒饮停胃证：胃脘痞满，胃胀，胃中振水声，口泛清水，纳少，舌淡，苔薄，脉滑。

［4］胃络瘀滞证：胃脘痞满，拒按，纳少，面色晦暗，舌紫暗，舌面有瘀斑、瘀点，苔腻，脉弦涩。

［5］寒湿中阻证：胃脘痞满，恶心，呕吐清水，呕吐痰涎，纳差，腹胀，便溏，舌淡，苔薄，脉滑。

［6］湿热中阻证：胃脘痞满，纳差，嗳气，口苦，口黏腻，恶心，呕吐，腹胀，便溏，排便不爽，舌红，苔黄腻，脉滑数。

［7］胃气虚证：胃脘痞满，似胀非胀，食后尤甚，喜温喜按，纳少，嗳气，面色萎黄，神疲，乏力，少气，懒言，舌淡，苔白，脉弱。

［8］胃阴虚证：胃脘痞满，胃中嘈杂，饥不欲食，干呕，呃逆，嗳气，口燥，咽干，手足心热，便秘，舌红，裂纹舌，光剥苔，脉细数。

［9］脾胃阳虚证：胃脘痞满，遇寒加重，畏寒，肢凉，纳少，便溏，神疲，乏力，舌淡，齿痕舌，苔薄白，脉沉迟。

【治疗备要】

脘痞的基本病机为气机痞闭，治法重在辛开苦降，调理胃腑气机。实痞宜消宜散，虚痞常须温补。患者饮食要有规律，食宜清淡，忌辛辣、肥甘、生冷。

[1] 食滞胃脘证：保和丸。

[2] 肝胃不和证：越鞠丸合枳术丸。

[3] 寒饮停胃证：苓桂术甘汤。

[4] 胃络瘀滞证：少腹逐瘀汤。

[5] 寒湿中阻证：二陈平胃散。

[6] 湿热中阻证：连朴饮。

[7] 胃气虚证：四君子汤合橘皮竹茹汤。

[8] 胃阴虚证：益胃汤。

[9] 脾胃阳虚证：黄芪建中汤。

5. 呕吐

呕吐是指因邪气犯胃，或胃失濡养所致，以胃内容物强力从口中吐出为主要表现的病证。“呕”有声无物，“吐”有物无声，常合称呕吐。呕吐发作之前，患者通常有不同程度的恶心，并可伴有胃痛、腹痛、头痛、眩晕、冷汗淋漓、疲乏、厌食等症状。若餐后不久出现群体性呕吐，应考虑食物中毒。妇女妊娠呕吐，称为“妊娠恶阻”。

呕吐需与下列疾病相鉴别：“呃逆”以喉间呃呃连声为主症；“恶心”以欲吐不吐、无物无声为主症；“霍乱”以腹痛、呕吐与腹泻并作为主症；“胃反”以朝食暮吐、暮食朝吐为主症。

呕吐的基本病机为胃失和降，胃气上逆。胃腑主受纳和腐熟水谷，以通为和，以降为顺。外感六淫、邪气犯胃、内伤七情、饮食不节、劳倦过度等各种原因，一旦影响到胃腑失和失降，皆可导致胃气上逆而成呕吐。除胃腑本身的各种疾病可导致呕吐以外，肝胆胰肠病变、颅内病变、头部内伤、药物中毒、中暑、晕动病、耳眩晕等疾病，亦可引起呕吐。呕吐当详辨虚实。实证发病急骤，病程较短，呕吐量多，呕势剧烈，多有酸臭异味；虚证发病较缓，病程较长，呕势徐缓。

本病相当于西医学的神经性呕吐，胃炎、幽门痉挛、幽门梗阻、十二指肠壅积症、肠梗阻、急性胰腺炎、急性胆囊炎等疾病出现呕吐者。

【疾病诊断】

[1] 胃中之物从口中强力涌出。

[2] 有骤感寒凉、暴伤饮食、误食毒物药物、过度劳累、情志刺激等诱因。

【证型证候】

[1] 寒滞胃脘证：呕吐清水，呕吐食物残渣，呕吐物清稀无臭，胃脘冷痛，得温痛减，遇寒加剧，口淡，恶寒，肢冷，舌淡，苔白，脉沉紧。

[2] 食滞胃脘证：呕吐酸腐食物，胃脘胀满，胃痛拒按，吐后痛减，厌食，嗳腐，吞酸，肠鸣，腹胀，矢气臭如败卵，大便酸腐臭秽，苔厚腻，舌红，脉滑。

[3] 胃热炽盛证：呕吐物酸臭秽浊，涌吐势猛，胃脘灼痛拒按，口气臭秽，渴喜冷饮，大便秘结，小便黄赤，舌红，苔黄，脉数。

[4] 痰湿中阻证：呕吐清水痰涎，胸闷，脘痞，胃中水声辘辘，渴不欲饮，饮水则吐，舌淡，苔白腻，脉弦滑。

[5] 肝胃不和证：呕吐不化食物，轻微酸腐味，呕吐物不多，呕势徐缓，呕吐受情绪影响，

胃脘胀痛，胁肋胀痛，口苦，呃逆，嗳气，喜太息，烦躁，易怒，舌边红，苔黄，脉弦。

［6］肝胆湿热证：呕吐黄绿苦水或酸水，恶心，厌油，口苦，胁肋胀痛，纳呆，腹胀，舌红，苔黄腻，脉弦滑。

［7］胃气虚证：多食即欲呕吐，时作时止，呕吐物量少，呕势徐缓，胃脘隐痛喜按，纳少，嗳气，神疲，乏力，少气，懒言，面色淡白无华，舌淡，苔薄白，脉弱。

［8］胃阳虚证：泛吐清水，呕吐不消化食物，胃脘冷痛，绵绵不已，喜温喜按，口淡不渴，舌淡，苔薄白，脉沉细。

［9］胃阴虚证：干呕频发，胃脘灼痛，嘈杂，饥不欲食，呃逆，口燥，咽干，舌红，苔少，脉细数。

【治疗备要】

剧烈呕吐者应禁食、禁水4～6小时，待呕吐停止后方可逐渐进食。若严重呕吐引起昏仆者，应将患者置于头侧位，严防呕吐物呛阻气道。治疗呕吐以和胃降逆为要，呕吐既是病态，也是祛除胃内邪滞的一种反应，如遇伤食、误食毒物等，还应当因势利导，予以探吐，而不能一味地止吐。选择止呕方药时应尽量减少刺激性药物，宜餐后服药，少量频服，药宜温服，或加少量姜汁。呕吐迁延日久，势必伤津耗气，引起气随津脱之变证，须适度饮水，或及时补充液体。呕吐时发时止者当卧床休息，密切观察病情变化，起居有常，生活有节，饥饱适宜，饮食宜清淡，忌过食寒凉、辛辣、肥腻之品，避免精神刺激。

［1］寒滞胃脘证：藿香正气散。

［2］食滞胃脘证：保和丸。

［3］胃热炽盛证：清胃散。

［4］痰湿中阻证：小半夏汤合苓桂术甘汤。

［5］肝胃不和证：半夏厚朴汤合左金丸。

［6］肝胆湿热证：龙胆泻肝汤。

［7］胃气虚证：香砂六君子汤。

［8］胃阳虚证：丁萸理中汤。

［9］胃阴虚证：益胃汤。

6. 呃逆

呃逆俗称“打咯忒”“打嗝”，《黄帝内经》称“哕”，是指因邪气犯胃，或胃失濡养，胃气上逆动膈所致，以喉间呃呃有声、声音短促、持续不能自制为主要表现的疾病。正常人进食过快过饱，过食辛辣，过食碳酸饮料，或进食后复遇风寒，引起膈间气机不利，偶发一过性呃逆者，多能自愈，不属病态。

呃逆的基本病机为胃失和降，气逆动膈。胃居膈下，胃腑以通为和，以降为顺。若外感邪气，饮食不当，情志不遂，病后胃气亏虚，引起胃气失于和降，胃气上逆动膈，则成呃逆。久病重病患者频繁出现呃逆，多为胃气将败之兆。

本病相当于西医学的膈肌痉挛、胃肠神经症等疾病。

【疾病诊断】

［1］喉间呃呃作响，声短而频，不能自制。

［2］有过食生冷、辛辣，或进食过快，或情志郁怒等诱因。

【证型证候】

［1］寒滞胃脘证：呃逆，呃声沉缓有力，遇寒加剧，得热则缓，胸膈满闷，脘痞，口淡不渴，呕吐清水，恶寒，肢冷，舌淡，苔白，脉沉紧。

［2］胃热炽盛证：呃逆，呃声洪亮有力，声音冲逆而出，胃脘灼痛拒按，口臭，心烦，口渴多饮，大便秘结，小便黄赤，舌红，苔黄，脉数。

［3］气逆痰阻证：呃逆，喉中有痰，呼吸不利，脘痞，恶心，纳少，头晕，目眩，舌淡，苔薄腻，脉弦滑。

［4］肝胃不和证：呃逆阵作，焦虑或抑郁，胁肋胀痛，脘痞，胃胀，嗳气，肠鸣，矢气，舌淡，苔薄白，脉弦数。

［5］胃阳虚证：呃逆，呃声低长无力，气不得续，泛吐清水，纳差，脘痞，胃脘喜温喜按，手足不温，神疲，乏力，小便清长，便溏，舌淡胖，苔白，脉沉细。

［6］胃阴虚证：呃逆，呃声短促，口燥，咽干，胃脘隐隐灼痛，嘈杂，食后饱胀，裂纹舌，舌红，苔少，脉细数。

【治疗备要】

呃逆属胃气上逆动膈所致，故治疗以理气和胃、降逆止呃为主。轻者可以自愈，无须治疗，也可以采用深呼吸法、饮温水弯腰法、屏气法、喷嚏法等进行止呃。呃逆重者，难以速愈，可选用针灸、中药治疗，根据疾病的寒热虚实，分别施以祛寒、清热、补虚、泻实之法，对症治疗常常选用丁香、柿蒂、陈皮、竹茹、旋覆花、枇杷叶、赭石等药物。在治疗过程中还须强调饮食调理，保持情绪畅达，才能提高临床疗效。

［1］寒滞胃脘证：丁香散。

［2］胃热炽盛证：竹叶石膏汤。

［3］气逆痰阻证：旋覆代赭汤。

［4］肝胃不和证：四逆散合半夏厚朴汤。

［5］胃阳虚证：理中汤。

［6］胃阴虚证：益胃汤。

7. 嗳气

嗳气又称“噫”“噫气”，俗称“打饱嗝”，是指因邪气犯胃，或胃失濡养所致，以胃中气体上冲咽喉为主要表现的疾病。饱食之后，或喝碳酸饮料之后，偶有嗳气而无其他症状者，一般不属病态。嗳气在多数情况下是相关疾病的伴随症状，临床也可见单纯性嗳气。嗳气与呃逆不同，嗳气是气体从胃中上逆而出，声音沉长；呃逆是喉间呃呃有声，声音急而短促。

嗳气的基本病机为胃失和降，胃气上逆。多见于大病久病之后，或老年脾胃虚弱者，或情志不遂者。病性分虚实，实者以食滞、肝郁为常见，嗳声高亢；虚者以脾胃虚弱为主，嗳声低弱。

本病相当于西医学的胃肠神经症、幽门梗阻、胃炎、胃轻瘫等疾病出现嗳气者。

【疾病诊断】

［1］胃中气体上冲喉间。

［2］排除饱食后、食入碳酸饮料等一过性嗳气。

【证型证候】

［1］食滞胃脘证：嗳气，气味酸腐，声音沉闷，恶心，厌油，胃胀，胃痛，腹胀，肠鸣，矢气臭如败卵，大便酸腐臭秽，舌红，苔厚腻，脉滑。

［2］寒滞胃脘证：嗳气，胃脘冷痛，得温则缓，遇寒加剧，口淡，恶寒，肢冷，舌淡，苔白，脉沉紧。

［3］肝胃不和证：嗳气，声音响亮，情志不畅，胸闷，胁胀，胃胀，肠鸣，矢气，舌淡，苔白，脉弦。

［4］胃气虚证：嗳气，声音低沉，时断时续，胃脘隐痛，纳少，神疲，乏力，少气，懒言，面色淡白，舌淡，苔白，脉细弱。

【治疗备要】

嗳气多因胃气上逆所致，在辨证论治基础上，应适当辅以和胃降逆药物，方能提高疗效。

［1］食滞胃脘证：保和丸。

［2］寒滞胃脘证：丁香散。

［3］肝胃不和证：柴胡疏肝散。

［4］胃气虚证：橘皮竹茹汤。

8. 胃反

胃反是指因脾胃久病虚损，或腹内癥瘕积聚等，痰食气血壅滞于胃，胃气上逆所致，以脘腹痞胀、暮食朝吐、朝食暮吐，甚或食入不久即吐为主要表现的内脏痹病类疾病。“胃反”一词首见于《金匮要略·呕吐哕下利病脉证治》，《太平圣惠方》称为“反胃”。临床上，患者自诉“反胃”多数情况下是指恶心，即胃中紧迫欲吐的症状，与本病朝食暮吐、暮食朝吐，或食后一、二时而吐有一定区别。胃反发病缓慢，既往多有胃病病史。

胃反的基本病机为脾胃虚寒，胃气上逆。脾胃虚寒引起胃腑腐熟功能低下，导致“宿谷不化”是重要内因。气滞、血瘀、痰凝、热积等致胃腑和顺肃降功能低下，是导致胃反“久停上逆”的常见原因。脾胃久虚，伤及肾阳，火不生土，亦可导致胃反。

本病相当于西医学的幽门不完全梗阻、幽门痉挛等疾病。

【疾病诊断】

［1］朝食暮吐，暮食朝吐。

［2］呕吐宿食，呕吐物酸腐，吐后则舒，脘痞。

【证型证候】

［1］脾胃虚寒证：朝食暮吐，暮食朝吐，呕吐宿食或清稀水液，吐后则舒，脘痞，腹胀，食后尤甚，神疲，乏力，少气，懒言，面色无华，畏寒，肢冷，舌淡胖，苔白，脉沉细。

［2］脾肾阳虚证：朝食暮吐，暮食朝吐，吐后则舒，脘痞，腹胀，食后尤甚，腰腹冷痛，四肢不温，畏寒，五更泄，完谷不化，舌淡胖，苔白，脉沉迟无力。

［3］寒饮停胃证：朝食暮吐，暮食朝吐，呕吐痰涎水饮，吐后则舒，胃肠辘辘有声，脘痞，腹胀，食后尤甚，眩晕，心下悸，舌淡胖，苔白滑，脉弦滑。

［4］湿热蕴胃证：朝食暮吐，暮食朝吐，呕吐黏液，吐后则舒，脘痞，腹胀，食后尤甚，口干少饮，舌红，苔黄腻，脉滑数。

［5］胃热气逆证：朝食暮吐，暮食朝吐，呕吐物腐败有酸味，吐后则舒，脘痞，腹胀，唇干，口渴，心烦，小便短赤，大便秘结，舌红，苔黄腻，脉滑数。

［6］食滞胃脘证：朝食暮吐，暮食朝吐，脘痞，胃痛，恶心，厌食，腹胀，腹痛，肠鸣，大便臭秽如败卵，舌红，苔厚腻，脉弦滑。

［7］瘀阻胃络证：朝食暮吐，暮食朝吐，呕吐褐色浊液，脘痞，腹胀，胃脘刺痛，痛有定处，呕血，黑便，舌紫暗，舌面有瘀斑、瘀点，苔腻，脉弦涩。

【治疗备要】

胃反病程较长，日久可导致虚实错杂，痰瘀互结，治疗当佐以开幽通结、涤痰散瘀之法，可酌情配用黄连、蒲公英、赤芍、白芍、桃仁、红花、三棱、莪术、半枝莲等药物。反复呕吐可能导致体液失衡，须及时补充体液，并注意饮食调养。

［1］脾胃虚寒证：理中汤合香砂六君子汤。

［2］脾肾阳虚证：附子理中汤。

［3］寒饮停胃证：苓桂术甘汤合导痰汤。

［4］湿热蕴胃证：蒿芩清胆汤。

［5］胃热气逆证：竹茹汤。

［6］食滞胃脘证：保和丸。

［7］瘀阻胃络证：膈下逐瘀汤合二陈汤。

9. 泛酸

泛酸又称“咽酸”，是指因邪犯胃腑，胃中酸水上泛，上溢口咽所致，以咽中酸涩感、酸灼感为主要表现的疾病。若酸水上泛而随即咽下，称为“吞酸”；若酸水上泛，随即吐出者，称为“吐酸”。泛酸多为疾病伴随症状，也可见单纯性泛酸。

泛酸的基本病机为胃失和降，胃中酸液上泛。常见原因有情志不遂，肝气郁而犯胃；或长期酗酒，饮食过甜、过酸、过辣、过烫，过食红薯、马铃薯等，或滥用伤胃药物，以致邪郁胃脘，胃失和降，胃液反行上泛咽嗌。

本病相当于西医学的胃炎、功能性消化不良等疾病伴有泛酸者。

【疾病诊断】

［1］咽喉酸涩感、酸灼感。

［2］既往有胃病病史。

【证型证候】

［1］肝胃不和证：泛酸，烧心，咽干，口苦，胃脘不适，心烦，易怒，大便秘结，舌红，苔黄，脉弦数。

［2］食滞胃脘证：泛酸，嗳气酸腐，恶心，厌油，纳差，脘痞，胃胀，舌淡，苔腻，脉滑。

［3］胃脘湿热证：泛酸，烧心，口苦，纳差，呕吐，恶心，脘痞，胃胀，便溏，舌红，苔黄腻，脉滑数。

［4］脾胃虚弱证：泛酸，脘痞，腹胀，胃脘隐痛，纳少，神疲，乏力，少气，懒言，面色淡白无华，便溏，舌淡，苔白，脉细弱。

【治疗备要】

《寿世保元·吞酸》认为酸是“肝木之味”，其实证泛酸多属木克土，虚证泛酸多属土虚木乘，可供临证借鉴。泛酸患者须调畅情志，去除焦虑情绪，科学饮食，五味适宜，荤素搭配。

［1］肝胃不和证：加味左金丸。

［2］食滞胃脘证：保和丸。

［3］胃脘湿热证：连朴饮。

［4］脾胃虚弱证：香砂六君子汤。

10. 胃缓

胃缓又称“胃下”，是指因长期饮食失调，或劳倦太过，导致脾虚气陷，固护升举无力，胃体下坠，以脘腹坠胀作痛，食后或站立时尤甚为主要表现的疾病。本病病程较长，轻症患者仅有脘腹坠胀感，重者可见脘腹疼痛，症状呈持续性，餐后尤其明显，进食量越大，症状越严重，并可伴见恶心、呕吐、纳差等症状。

胃缓的基本病机为脾虚气陷，胃体下坠。多由禀赋不足，或饮食不节，或过度劳倦，或情志不遂等所致。

本病相当于西医学的胃下垂、胃无力症等疾病。

【疾病诊断】

［1］脘腹坠胀，食后、站立或劳累加重，平卧或托扶腹部则坠胀减轻。

［2］纳差，脘痞，嗳气，恶心。

［3］检查可见胃下垂，或伴有肝下垂、肾下垂。

【证型证候】

［1］脾虚气陷证：脘腹坠胀，食后、站立或劳累后加重，平卧或向上托扶下腹时坠胀减轻，脘腹隐痛，纳少，便溏，神疲，乏力，面色萎黄，舌淡，苔薄白，脉缓无力。

［2］胃气虚证：脘腹坠胀，食后、站立或劳累后加重，平卧或向上托扶下腹时坠胀减轻，嗳气，胃脘隐痛喜按，纳少，神疲，乏力，少气，懒言，面色淡白，舌淡，苔白，脉细弱。

［3］胃阴虚证：脘腹坠胀，食后、站立或劳累后加重，平卧或向上托扶下腹时坠胀减轻，胃脘灼痛，嘈杂，口燥，咽干，消瘦，舌红，苔黄，脉细数。

［4］寒饮停胃证：脘腹坠胀，食后、站立或劳累后加重，平卧或向上托扶下腹时坠胀减轻，呕泛清水，脘腹冷痛，肠鸣辘辘，稀溏，舌淡胖，苔白滑，脉沉紧。

［5］肝胃不和证：脘腹坠胀，食后、站立或劳累后加重，平卧或向上托扶下腹时坠胀减轻，脘腹胀痛，胁肋胀闷，嗳气，恶心，嘈杂，吞酸，纳差，口干，口苦，舌红，苔薄黄，脉弦。

【治疗备要】

胃缓患者应养成良好的饮食习惯，定时定量进餐，饮食宜清淡细软，进食时细嚼慢咽。平素须防止便秘，并适当进行卧位腹式呼吸吐纳法，或腹肌锻炼，或在脘腹部进行轻柔按摩。治疗胃缓当兼顾益胃升提，方能提高疗效，可以选择艾灸百会、气海、关元、中脘、神阙、胃俞、脾俞、足三里，或在气海、关元、中脘、神阙、胃俞、脾俞等进行穴位敷贴。

［1］脾虚气陷证：补中益气汤。

［2］胃气虚证：橘皮竹茹汤。

［3］胃阴虚证：益胃汤。

［4］寒饮停胃证：苓桂术甘汤合甘遂半夏汤。

［5］肝胃不和证：柴胡疏肝散。

11. 泄泻

泄泻又称“腹泻”，因泻下便质的差异，又有“鹜溏”“飧泻”“注下”“洞泻”“水泻”“濡泻”等称谓，是指因外感风寒湿热疫毒之邪，或饮食所伤，或情志失调，或久病脾肾阳虚，导致肠道传化失司，以大便次数增多、粪质稀薄等为主要表现的疾病。

正常大便呈香蕉状，干湿适中，粪便含水量为 60% ～ 80%。若当粪便含水量超过 80%，且每日大便次数超过 3 次，可视为泄泻。其中，便溏而势缓者称为“泄”，大便质稀如水而势急者称为“泻”。泄泻有暴泻与久泄之分。暴泻以腹痛、腹泻起病急剧，泻势急迫为主要表现；久泄多因泄泻日久，脾肾虚弱，或肝脾不调所致，以腹泻持续或反复，病程超过 2 个月为主要表现。此外，因饮食失调，湿热内蕴等导致大肠气机阻滞，络脉受损，传导失常，以腹泻、腹痛、里急后重、便质夹杂黏液脓血为主要表现者，称为“大瘕泄”。

泄泻的基本病机为肠道传化失司。常见病因有以下几方面：一是外感寒湿、湿热、暑湿等邪气；二是饮食所伤，如误食腐败不洁之物，或暴饮暴食，或恣食肥甘辛辣，或过食生冷；三是情志失调，情志郁怒以致肝木克脾土，或忧思伤脾；四是病后体虚或老年体弱；五是禀赋不足，脾胃虚弱，或肾阳亏虚。

本病相当于西医学的急性肠炎、慢性肠炎、溃疡性结肠炎、非特异性结肠炎、肠易激综合征、肠结核、肠道菌群失调、小肠吸收不良综合征、肠神经症等疾病。

【疾病诊断】

[1] 每日排解大便 3 次及以上。

[2] 粪质清稀，甚或水样便。

[3] 腹胀，腹痛，肠鸣，矢气。

【证型证候】

[1] 中焦寒湿证：急性腹泻，粪质清稀，或如鸭溏便、水样便，剧烈腹痛，肠鸣，脘痞，腹胀，纳差，纳少，恶心，呕吐，舌淡，苔白腻，脉沉迟。

[2] 中焦湿热证：急性腹泻，泻下急迫，暴注下泻，粪质糜烂，粪质黄糜，水样便，气味臭秽，泻下不爽，剧烈腹痛，里急后重，肠鸣，肛门灼热，发热，烦躁，口渴，小便黄赤，舌红，苔黄腻，脉濡数。

[3] 阳明腑实证：热结旁流，泻下稀水，气味恶臭，腹部硬满，腹部疼痛拒按，高热，日晡潮热，大汗，口渴，小便黄赤，舌红，苔黄燥或焦黑，脉洪数。

[4] 食滞胃肠证：急性腹泻，腹痛欲泻，泻后痛减，粪便臭如败卵，大便夹杂食物残渣，脘痞，腹胀，肠鸣，嗳腐酸臭，不思饮食，恶闻食味，舌红，苔厚腻，脉滑数。

[5] 肝脾不调证：慢性腹泻，腹痛欲泻，泻后痛减，腹部攻窜作痛，胸胁胀闷，肠鸣，矢气，嗳气，喜太息，舌淡，苔腻，脉弦。

[6] 脾胃气虚证：慢性腹泻，大便时溏时泻，迁延反复，进食油腻则腹泻加重，纳少，脘痞，腹部隐痛，面色萎黄，倦怠，乏力，少气，懒言，舌淡，苔白，脉细弱。

[7] 脾肾阳虚证：慢性腹泻，泄下清稀，完谷不化，五更泄，腰膝冷痛，下腹冷痛，形寒肢冷，面色㿠白，小便不利，舌淡，苔白，脉沉细无力。

[8] 气津两虚证：慢性腹泻，皮肤干燥，目眶凹陷，尿少，神疲，倦怠乏力，舌红，苔黄燥，脉细数。

【治疗备要】

治疗泄泻须重视津液急剧耗损，有伤津征象或呕吐不能进食者应及时输液，并预防相关并发症。患者饮食需清淡，易消化，有营养，以流质或半流质为宜，避免牛乳等乳制品、刺激性食物。除阳明腑实证泄泻须采用“通因通用”反治之法以外，其余诸证可参考《医宗必读》治泄九法，即淡渗、升提、清凉、疏利、甘缓、酸收、燥脾、温肾、固涩，初期宜分理中焦而渗湿利下，久泄则当用药涩之。

［1］中焦寒湿证：藿香正气散。

［2］中焦湿热证：葛根芩连汤。

［3］阳明腑实证：大承气汤。

［4］食滞胃肠证：保和丸。

［5］肝脾不调证：柴芍六君子汤合痛泻要方。

［6］脾胃气虚证：参苓白术散。

［7］脾肾阳虚证：附子理中汤合四神丸。

［8］气津两虚证：生脉饮合葛根芩连汤。

12. 便秘

便秘又称“大便不通”“大便难”“秘结”，是指因胃肠积热，或阳虚寒凝，或气血阴津亏损，或腹内癥块阻结，导致肠道传化失司，以大便秘结不通、排便周期延长，或欲大便而坚涩不畅等为主要表现的疾病。便秘通常包括以下情形：一是粪质干结，导致排便困难，甚者需借助外力方能排便；二是粪质不干结，但排便费力，或排便无力，或排便艰涩不畅；三是每次排便不尽，以致宿便留滞肠道；四是排便周期延长，排便间隔时间超过自身习惯 1 天，或两次排便间隔时间超过 3 天。诊断便秘不仅要重视上述变化，还须分析是否存在宿便留滞肠道而引起腹胀、腹痛、口臭、纳差等伴随症状。

便秘的基本病机为肠道传化失司。病性分虚实：实证便秘总属邪滞胃肠，壅塞不通所致，常见有热秘、气秘、冷秘；虚证便秘总属肠失润养，推动无力所致，常见有气虚秘、血虚秘、阴虚秘、阳虚秘。病因主要包括以下方面：一是饮食不节，或过食辛辣肥甘，或恣食生冷；二是气机失调，或因思虑过度，或因所欲不遂，或因久坐少动；三是身体虚弱，或气虚传导无力，或血虚失养，或津亏失濡；四是外邪干犯，或外感热邪耗伤胃肠津液，或外感寒邪而阴寒凝滞；五是腹部疾病影响，如肛门病变、腹内癥块阻结、腹部手术等。

本病相当于西医学的功能性便秘、结肠黑变病等疾病。

【疾病诊断】

［1］粪质干结，排便困难。

［2］粪质不干结，但排便无力，或排便艰涩不畅，或排便不尽。

［3］排便间隔周期延长，排便间隔时间超过自身习惯 1 天，或两次排便间隔时间超过 3 天。

［4］伴有腹胀、腹痛等症状。

【证型证候】

［1］肠热腑实证：大便干结成块，排便困难，腹胀，腹痛拒按，日晡潮热，汗出，面赤，口干渴，口臭，小便短赤，舌红，苔黄燥，脉数。

［2］肠道气滞证：排便周期延长，大便干结成块，排便费力，排便不畅，腹胀，腹痛，肠

鸣，矢气，嗳气，舌淡，苔白，脉弦。

[3] 肠道寒滞证：大便秘结，排便艰难，腹胀拒按，腹部冷痛，遇寒加重，手足不温，舌淡，苔白，脉沉紧。

[4] 肠道气虚证：粪块燥结粗大，排便周期延长，排便无力，努挣排便则汗出气短，便后虚乏感，面色淡白无华，神疲，乏力，肛门脱垂，腰部坠重，舌淡，苔薄白，脉细弱。

[5] 肠道虚寒证：大便干结，排便困难，腹部冷痛，腰膝冷痛，畏寒，肢冷，得温痛减，面色淡白，小便清长，舌淡，苔白，脉沉迟。

[6] 血虚肠燥证：大便干结，粪燥如栗，排便周期延长，头晕，心悸，面色萎黄，唇甲色淡，舌淡，苔白，脉细。

[7] 肠燥津亏证：羊屎便，排便困难，排便间隔周期延长，五心烦热，消瘦，潮热，盗汗，口燥，咽干，舌红，薄瘦舌，苔少，脉细数。

【治疗备要】

便秘患者须建立定时排便习惯，忌长时间临厕努挣排便，更不宜排便时阅读书籍。可适量增加富含纤维蔬菜与多渣食品，多食香蕉等润肠水果，增加饮水量，少食辛辣干涩食物，加强体育锻炼。严重便秘并伴随腹胀、腹痛、口臭、纳差等症状者，应急则治其标，采用肥皂水或开塞露灌肠通便之后，再予辨证论治。

[1] 肠热腑实证：大承气汤。

[2] 肠道气滞证：六磨汤合四逆散。

[3] 肠道寒滞证：大黄附子汤。

[4] 肠道气虚证：黄芪汤合枳术丸。

[5] 肠道虚寒证：济川煎。

[6] 血虚肠燥证：润肠丸合五仁丸。

[7] 肠燥津亏证：增液汤。

13. 痢疾

痢疾又称“肠澼”“下利”，是指因疫毒壅滞肠间，阻遏气机，损伤肠络，以腹痛、腹泻、里急后重、大便夹杂赤白脓血为主要表现的疫病类疾病。痢疾属于传染性疾病，主要通过消化道传播，好发于夏秋季，人群普遍易感，学龄前儿童和青少年尤为易感。临床常见类型有暴痢、疫毒痢、休息痢、噤口痢和奇恒痢。暴痢以骤起发热、腹痛腹泻、里急后重、大便下脓血为主要表现；疫毒痢以高热、腹痛、大便脓血，甚或神昏抽搐、肢厥面青为主要表现；休息痢以长期或反复发作腹部隐痛、里急后重、粪质稀烂，或大便夹血为主要表现；噤口痢以下痢频繁、呕恶不食、肌肉瘦削为主要表现；奇恒痢以腹痛、腹泻暗红色果酱样粪便为主要表现。

痢疾与泄泻均有腹痛、便次增多，但泄泻通常无里急后重，无脓血便。

痢疾的基本病机为邪蕴肠道，传导失司，气血壅滞，脂络受损。病因主要包括外感疫毒、湿热、寒湿等时邪疫毒，以及误食馊腐不洁食物或恣食生冷食品。临证须辨以下三个方面：一是辨虚实，实者发病急，病程短，腹痛拒按，痛则窘迫欲便，便后痛减。虚实夹杂者病程长，腹泻时轻时重，腹痛绵绵，痛而喜按。二是辨寒热，热者大便多夹脓血，血色鲜红或紫黑，腹痛、里急后重明显。寒者大便多夹赤白之物，白多赤少，腹痛喜按，里急后重不明显。三是辨气血，邪伤气分者白多赤少，邪伤血分者赤多白少。

本病相当于西医学的细菌性痢疾、阿米巴痢疾、急性中毒性痢疾等疾病。

【疾病诊断】

［1］腹痛，里急后重，便次增多，泻下赤白脓血黏液便。

［2］有痢疾患者接触史，或饮食不洁史。

【证型证候】

［1］肠道湿热证：剧烈腹痛，里急后重，肠鸣增多，痢下赤白脓血，或稠如胶冻，大便腥臭，便次增多，口渴，小便黄赤，肛门灼热，发热，烦躁，舌红，苔黄腻，脉滑数。

［2］疫毒蕴肠证：剧烈腹痛，痢下鲜血或鲜紫脓血，气味腐臭，高热，烦躁，腹胀如鼓，气喘，神昏，谵语，四肢抽搐，舌绛，苔黄燥，脉数。

［3］肠道寒湿证：腹痛，里急后重，痢下黏白冻，白多赤少，气味腥臭，脘痞，纳少，口黏腻，口淡乏味，身体困重，舌淡，苔白腻，脉濡缓。

［4］脾虚湿热证：痢下时发时止，发时腹痛，里急后重，痢下赤白，纳少，神疲，乏力，舌淡，苔白，脉缓。

［5］阴虚湿热证：久痢不愈，痢下赤白黏冻，量少难出，腹痛绵绵，腹中似饥，心烦，口干，形瘦，乏力，手足心热，午后低热，夜热早凉，舌红，苔少，脉细数。

［6］阳虚寒湿证：腹中冷痛，里急后重，痢下白多赤少，大便黏白冻，久痢不已，时轻时重，畏寒，肢冷，脱肛，舌淡，苔白滑，脉弱。

［7］正虚邪恋证：腹泻时发时止，发时痢下赤白黏冻，腹痛，里急后重，乏力，纳少，腹胀，腹部隐痛，面色萎黄，消瘦，舌淡，苔薄白，脉细。

【治疗备要】

痢疾应做好水源和粪便的管理，以控制痢疾传播和流行。患者要加强饮食管理，须适当禁食，病情稳定后仍当持续一段时间的清淡饮食，忌食油腻荤腥之品。治疗痢疾，初痢宜通，久痢宜涩，热痢宜清，寒痢宜温，寒热交错者宜清温并用，虚实夹杂者宜攻补兼施。治疗过程中，调和气血之法适用于各个证型，痢下白多者重用气药，痢下赤多者重用血药，须始终固护胃气，忌过早固涩，忌峻下攻伐，忌分利小便。若疫毒内陷，应及时开展综合急救。

［1］肠道湿热证：芍药汤合葛根芩连汤。

［2］疫毒蕴肠证：白头翁汤。

［3］肠道寒湿证：胃苓汤。

［4］脾虚湿热证：健脾丸。

［5］阴虚湿热证：黄连阿胶汤合驻车丸。

［6］阳虚寒湿证：真人养脏汤合桃花汤。

［7］正虚邪恋证：连理汤。

14. 类霍乱

类霍乱俗称“绞肠痧”，是指因误食邪毒食物，或寒湿暑热等邪内侵，导致胃肠气机紊乱，运化失常，以突发腹痛、呕吐、腹泻为主要表现的胃肠疾病。类霍乱起病急骤，多有饮食不洁史，通常在餐后 1 ～ 2 小时后出现恶心、呕吐、脘痞、胃胀、腹胀、腹痛、肠鸣、矢气、腹泻（甚则水样泻）、发热等症状，轻者可在数小时后症状缓解，重者可见持续呕吐，脘腹剧痛，泻下不止，若治疗不及时，可出现黑便、冷汗淋漓、昏仆等危象。本病发作时腹中挥霍缭乱不安，脘腹绞痛与呕吐、腹泻症状同时发生或交替出现，与单纯呕吐或单纯腹泻有所不同。类霍乱与

“时疫霍乱”也有明显区别，时疫霍乱是因饮食不洁，感受疫疠之邪，损伤胃肠，升降失司，清浊相干，以骤起剧烈吐泻米泔水样物、目眶凹陷、小腿转筋、津气严重耗损，甚则厥脱为特点的烈性疫病类疾病。

类霍乱的基本病机为胃肠气机紊乱。多由误食邪毒食物，或寒湿暑热等邪内侵胃肠所致。

本病相当于西医学的细菌性食物中毒、急性胃肠炎等疾病。

【疾病诊断】

剧烈腹痛、呕吐、腹泻，或同时发生，或交替出现。

【证型证候】

［1］食滞胃肠证：上吐下泻，呕吐物酸腐，泻下物酸臭，腹胀，腹痛，肠鸣，泻后痛减，稍后又痛，嗳气，呃逆，纳呆，厌食，恶食，舌红，苔厚腻，脉滑。

［2］中焦寒湿证：上吐下泻，呕物清稀，泻下清稀物或清水，粪便不臭，腹痛，腹胀满，脘痞，恶心，纳少，肠鸣，口淡不渴，形寒，肢冷，舌淡，苔白腻，脉沉细。

［3］中焦湿热证：剧烈吐泻，喷射样呕吐，呕物酸腐，泻下黏液便或黄水便，腹部绞痛，胸闷，脘痞，恶心，纳呆，发热，心烦，口渴，口腻，小便黄赤，舌红，苔黄腻，脉滑数。

［4］气津两虚证：上吐下泻，口渴欲饮，神疲肢倦，皮肤干瘪，眼球凹陷，舌红，苔少，脉细数。

［5］亡阳证：剧烈吐泻，大便失禁，冷汗淋漓，面色苍白，四肢厥冷，神识恍惚，呼吸微弱，语声低微，舌淡，苔白，脉微欲绝。

【治疗备要】

类霍乱病情急重，呕吐、腹泻、脘腹绞痛常同时发生或交替出现，急性发作时应予禁食，绝对卧床休息，通常须输液治疗，急治其标。病情稳定后，亦须静卧休养，适量饮用淡盐水，或服米粥汁以养胃气，或进清淡流质饮食。

［1］食滞胃肠证：保和丸合香连导滞丸。

［2］中焦寒湿证：藿香正气散合胃苓汤。

［3］中焦湿热证：蚕矢汤合燃照汤。

［4］气津两虚证：生脉饮。

［5］亡阳证：人参附子龙骨牡蛎汤合回阳救急汤。

15. 厌食

厌食又称“食郁”，是指因脾胃虚弱，或情志不畅，或惧怕肥胖而节食，病积日久而成，以长期纳差，甚则厌恶饮食，消瘦、疲乏等为主要表现的郁病类疾病。本病起病缓慢，病程较长，脾胃虚弱之象明显，可见形体消瘦、疲乏、面色萎黄、面色无华、恶心、脘痞、腹胀、便秘等症状。小儿厌食通过科学的饮食调理，成人厌食通过心理疏导和认知干预，通常都能得到完全缓解，预后较好。若厌食长期持续，则可能引起焦虑、抑郁，以及严重并发症，预后不良。

厌食的基本病机为脾胃虚弱，纳运失常。小儿厌食常与喂养不当有关，成人厌食常与过度节食、素食、清食或情志失调有关。

本病相当于西医学的神经性厌食等疾病。

【疾病诊断】

［1］纳差，厌恶饮食，恶闻食臭，纳少，拒食。

[2] 消瘦。

[3] 有进食不规律，过食生冷肥甘，过食零食，偏食，节食，情志失调等病史。

【证型证候】

[1] 脾胃气虚证：厌食，拒食，纳少，恶心呕吐，消瘦，肌肉松软，神疲，乏力，面色萎黄，便溏，舌淡，苔薄白，脉细弱。

[2] 胃阴虚证：厌食，拒食，纳少，嘈杂，睡中磨牙，消瘦，面色萎黄，口干，烦热不安，大便干结，小便黄赤，舌红，苔少，花剥苔，脉细数。

[3] 肝郁脾虚证：厌食，拒食，纳少，恶心欲呕，情志抑郁，喜太息，胸胁胀闷，便溏，舌淡，苔薄白，脉细弦。

[4] 脾虚食积证：厌食，拒食，纳少，脘痞，腹胀，恶心，嗳腐，便溏，大便腐臭，舌淡，苔腻，脉弦紧。

【治疗备要】

小儿厌食多有喂养不当病史，平素宜规律进食、均衡饮食，治疗以健运脾胃为核心。因厌食影响情绪者，治疗应进行心理疏导。厌食在饮食调养方面，可予适量山楂肉、粉葛、莱菔子、麦芽等煮水饮汁，或与米同煮为粥调服。

[1] 脾胃气虚证：参苓白术散。

[2] 胃阴虚证：益胃汤。

[3] 肝郁脾虚证：柴胡疏肝散合参苓白术散。

[4] 脾虚食积证：健脾丸。

16. 积滞

积滞是指因乳食内积，停聚胃脘，久积不化，气滞不行所致，以小儿腹泻或便秘、呕吐、腹胀、腹痛为主要表现的肠胃疾病。本病多见于小儿，1 岁以内小儿伤乳所致者，又称“乳积”；1 岁以上儿童因伤食所致者，又称“食积”。乳食停积中焦不化，患儿可时常出现呕吐酸腐、大便臭如败卵、脘腹胀痛症状，其中，乳积者呕吐物中可见乳凝块，食积者呕吐物中常见食物残渣。本病通常预后良好，但若迁延失治，食积日久，损伤脾胃，脾胃虚弱，运纳失常，可导致纳差，形体消瘦，发育不良，进一步演变为疳证。

积滞的基本病机为乳食停聚胃脘不化，中焦气机升降失常。乳积者多因食乳过量、乳液变质、乳哺不节所致；食积者多因饮食偏食，或饱食无度，或过食肥甘厚腻，或过多杂食，或生冷不节，或过食不易消化之物等所致。积滞的病势演变既可以“因积致虚”，也可以“因虚致积”。前者多因积滞日久，损伤脾胃，脾胃虚弱，纳运失常；后者多因脾胃虚弱，纳运失常而致乳食滞积。疾病后期，常见脾虚夹积、虚中夹实之候。

本病相当于西医学的消化功能紊乱、功能性消化不良等疾病。

【疾病诊断】

[1] 腹胀，腹痛，呕吐酸腐，大便臭秽。

[2] 有饮食不节、恣食肥甘生冷等病史。

【证型证候】

[1] 乳食内积证：呕吐酸馊乳食，腹胀，腹痛，纳差，便溏，大便臭如败卵，小便黄赤，烦躁，低热，多啼哭，夜寐不安，面黄少华，舌红，苔腻，指纹紫滞。

[2] 脾虚食积证：呕吐酸馊乳食，腹胀，腹痛，纳差，大便稀糊，臭如败卵，面色萎黄，消瘦，倦怠无力，夜寐不安，唇舌色淡，苔白腻，指纹淡滞。

【治疗备要】

积滞缘由小儿乳食无节，病性多为虚中夹实，或实中夹虚，故须结合患儿体质和病情，先消后补，或先补后消，或消补兼施。积滞患儿须按时定量哺乳，或纠正偏食，不过饥过饱，不过食生冷肥甘，少食甜食零食，不乱服滋补品。轻度积滞者，可采用捏脊治疗。

[1] 乳食内积证：保和丸。

[2] 脾虚食积证：健脾丸。

17. 疳病

疳病是指因小儿喂养不当，损伤脾胃，津气耗伤，影响生长发育，以全身虚弱羸瘦为主要表现的营养缺乏性疾病。本病多见于小儿，病程较长。疳病初期，形体消瘦、面色无华、纳差者，称为“疳气”；疳病中期，体瘦显著、面色萎黄、腹胀青筋、精神不振者，称为“疳积”；疳病后期，皮肤干瘪、骨瘦如柴者，称为“干疳”。

疳病的基本病机为脾胃津气亏虚。多由厌食或积滞发展而成，初起多由饮食不节，饥饱失当，或恣食肥甘，形成积滞，损伤脾胃。脾胃纳运失职，反过来又可导致谷食久聚而加重积滞，日久转化为疳。脾胃虚弱则气血化源不足，无以营养肌肉四肢，故见身体羸瘦、腹大青筋、食少纳差、四肢乏力等症状。

本病相当于西医学的小儿营养不良。

【疾病诊断】

[1] 面黄肌瘦，头大颈细，头发枯黄如穗，腹部膨隆或腹凹如舟。

[2] 有喂养不当、过早缺乳或断乳、饮食不节等病史。

【证型证候】

[1] 脾胃气虚证：形体消瘦，面色萎黄无华，头发枯黄如穗，厌食，腹部胀满膨隆，舌淡，苔薄白，脉弱缓。

[2] 脾虚食积证：形体消瘦，面色萎黄无华，头发枯黄如穗，多食易饥，嗜食异物，腹部胀满膨隆，舌淡，苔白腻，脉濡。

[3] 气血两虚证：形体消瘦，皮肤干瘪，大肉陷下，舟状腹，骨瘦如柴，面容呈老人貌，面色萎黄无华，精神萎靡，啼哭无力，舌淡，苔少，脉细弱。

【治疗备要】

疳病的病机是脾胃津气损伤，以致运化功能迟滞，气血生化乏源，机体失于荣养，故治疗须健运脾胃，这是治疳的关键。合理喂养也是治疳的重要环节，应根据病情调整饮食结构，加强体育锻炼，增加户外活动。疳病后期，病情严重者，应予支持疗法。

[1] 脾胃气虚证：健脾丸。

[2] 脾虚食积证：肥儿丸。

[3] 气血两虚证：八珍汤。

18. 蛊虫病

蛊虫病是指因蛊毒由皮毛侵入肺部，下涉肠道，瘀积肝络，阻碍气血水液运行，以皮肤瘙痒、咳嗽、腹痛、腹泻、胁下痞块、消瘦、腹水、大便检查见蛊虫卵等为主要表现的寄生虫病。蛊虫感染初期，患者多见皮肤粟粒样或黄豆大小红疹，皮肤瘙痒，3～5天后红疹消失，随即出现恶寒发热或高热、恶心呕吐、腹痛、腹泻、干咳、痰中带血，重者可见谵语、神昏、黄疸、腹水；慢性蛊虫病的病程迁延超过6个月，轻者仅见神疲乏力，重者可见慢性腹痛、腹泻、纳少、形体消瘦、贫血、胁下痞块、腹水；蛊虫病晚期患者可见形体消瘦、疲乏无力、纳差、腹水、腹胀如鼓、下肢浮肿、胁下痞块、腹壁青筋显露、胸腹见红色蜘蛛痣、手掌见红丝血络等症状。

蛊虫病的基本病机为蛊毒入络，气血水液运行失常。

本病相当于西医学的血吸虫病。

【疾病诊断】

[1] 皮肤急性红疹，皮肤瘙痒。

[2] 恶寒发热或高热。

[3] 干咳少痰，痰中带血。

[4] 恶心，呕吐，腹痛，腹胀，腹水，腹泻。

[5] 胁下痞块，腹壁青筋，蜘蛛痣，手掌见红丝血络。

[6] 有蛊虫病流行病区旅居史，或蛊虫疫水接触史。

【证型证候】

[1] 虫毒蚀肺证：皮肤红疹，皮肤瘙痒，恶寒发热，头痛，干咳少痰，痰中带血，舌红，苔黄，脉浮数。

[2] 肠道湿热证：高热，汗出热退而复作，口渴，烦躁，恶心欲吐，肠鸣，腹痛，腹泻，便下脓血，里急后重，舌红，苔黄腻，脉滑数。

[3] 肝胆湿热证：发热，身目发黄，黄色鲜明，右胁胀痛，胁下痞块，腹胀如鼓，腹水，舌红，苔黄腻，脉弦数。

[4] 热入营血证：高热，口渴，头痛，呕吐，烦躁，神昏，谵语，四肢抽搐，舌红绛，苔黄糙，脉细数。

[5] 肝郁脾虚证：胁肋胀痛，腹胀，纳差，精神不振，疲乏，便溏或先干后溏，或大便赤白黏冻，舌淡，苔白，脉细弦。

[6] 肝郁血瘀证：胁肋胀痛，胁肋刺痛，胁下痞块，脘腹闷胀，纳少，嗳气，面黑，唇紫，舌紫暗，舌面有瘀点、瘀斑，苔白，脉弦涩。

[7] 瘀滞脉络证：胁下痞块，腹大如鼓，腹壁青筋，胸腹红痣，面色蜡黄，面色暗晦，乏力，消瘦，唇舌紫暗，舌面有瘀点、瘀斑，脉弦涩。

[8] 肝肾阴虚证：腹胀，胁痛，心烦，失眠，口干，尿少，齿衄，面色晦滞，消瘦，手足心热，舌红，苔少，脉细数。

[9] 脾肾阳虚证：腹胀，腹部膨隆，神疲，乏力，脘痞，纳呆，畏寒，肢冷，腰膝酸软，面色㿠白，下肢浮肿，便溏，尿少，舌淡，苔白，脉沉细。

【治疗备要】

本病须预防再度感染及病情恶化，重视驱虫治疗和对症治疗。患者宜适当休息，避免劳累，补充体液，进易消化食物，忌饮酒。

[1] 虫毒蚀肺证：麻杏石甘汤。

［2］肠道湿热证：葛根芩连汤。

［3］肝胆湿热证：甘露消毒丹或茵陈四苓散。

［4］热入营血证：清瘟败毒饮。

［5］肝郁脾虚证：逍遥散。

［6］肝郁血瘀证：柴胡疏肝散合桃红四物汤。

［7］瘀滞脉络证：活络效灵丹。

［8］肝肾阴虚证：一贯煎。

［9］脾肾阳虚证：实脾饮。

19. 绦虫病

绦虫病又称“寸白虫病”，是指因饮食不洁，误食绦虫幼虫或虫卵，虫体寄生于小肠，耗吸营养，阻滞脾气运化，以腹痛、腹泻、善食而瘦、大便检查有绦虫卵等为主要表现的寄生虫病。

绦虫病的基本病机为虫寄肠道，吸噬营养。

本病与西医学绦虫病同名。

【疾病诊断】

［1］腹部隐痛，腹胀，腹泻。

［2］肛门作痒，大便或内裤上时有白色节片。

［3］有进食未熟的猪肉、牛肉等饮食不洁病史。

【证型证候】

［1］虫积肠道证：脘腹隐痛，腹胀，腹泻，肛门作痒，大便混杂白色节片，内裤上时有白色节片，苔白腻，舌淡，脉弦细。

［2］脾胃气虚证：脘腹隐痛，腹胀，纳差，便溏，消瘦，头晕，肢体倦怠，舌淡，苔薄白，脉细弱。

【治疗备要】

纠正食生肉的习惯，进食肉类须煮熟烧透，菜刀与菜板应生熟分离。

［1］虫积肠道证：化虫丸。

［2］脾胃气虚证：参苓白术散加味。

20. 钩虫病

钩虫病又名“黄胖病”“黄肿病”，是指因钩虫侵入皮肤，寄生于小肠，湿热虫毒内蕴，脾虚失运，气血亏虚所致，以多食易饥、疲乏、皮肤萎黄、浮肿、大便检查有钩虫卵为主要表现的寄生虫病。

钩虫病的基本病机为虫体犯肤侵肠，脾虚失运。

本病与西医学钩虫病同名。

【疾病诊断】

［1］足趾、足缘、手指、臀部等出现丘疱疹，色红，奇痒，抓破渗水，病发 3 ～ 4 日消退。

［2］多食，食后腹胀，胃脘隐痛，嗜食异物，便秘与腹泻交替出现。

［3］有接触粪便或污染泥土，或进食污染食品，或饮用疫水病史。

【证型证候】

［1］虫毒蕴肤证：足趾、足缘、足底、手指皮肤丘疱疹，色红，皮肤奇痒，抓破渗水，咽痒，咳嗽，舌淡红，苔白腻，脉濡。

［2］脾虚湿困证：多食，食后腹胀，嗜食异物，脘腹疼痛，大便不畅，疲乏，舌淡，苔薄白，脉濡缓。

［3］气血两虚证：面色萎黄，下肢或全身浮肿，乏力，头晕，耳鸣，心悸，纳少，舌淡，胖大舌，齿痕舌，苔薄白，脉弱。

【治疗备要】

［1］虫毒蕴肤证：萆薢渗湿汤加味。

［2］脾虚湿困证：平胃散加味。

［3］气血两虚证：圣愈汤加味。

21. 丝虫病

丝虫病是指因蚊虫叮咬，丝虫幼虫入侵人体，结于肢体脉络，湿热瘀滞，内伤脾肾，脂液失摄，以发热、下肢皮肤红肿灼痛、睾丸肿痛、小便混浊、阴囊肿大，检查发现丝虫虫体为主要表现的寄生虫病。

丝虫病的基本病机为虫毒入络，脂液失摄。

本病与西医学丝虫病同名。

【疾病诊断】

［1］下肢及腹股沟臖核肿大胀痛，臖核附近皮肤出现红丝、红线，灼热疼痛。

［2］恶寒发热，咳嗽，喘息，肢体关节酸痛呈周期性发作。

［3］膝关节以下肿大，皮肤肥厚变硬，干燥无汗（象皮腿）。

［4］小便白如脂膏（乳糜尿）。

［5］有丝虫病流行病区蚊虫叮咬病史。

【证型证候】

［1］热毒窜络证：下肢或腹股沟肿胀疼痛，臖核肿大，局部有自上而下逆行红线，沿红线皮肤有灼热、压痛，或大片红肿，恶寒，寒战，发热，骨节酸痛，小便黄赤，舌红，苔薄黄，脉数。

［2］湿热下注证：少腹有条状压痛，附睾、精索或睾丸肿痛，阴囊红肿灼热，恶寒发热，舌红，苔黄腻，脉弦数。

［3］虫毒壅络证：腹股沟臖核肿大，下肢肿胀，按之随手而起，局部皮肤粗糙增厚，干燥无汗，下肢溃疡难敛，苔黄腻，舌红，脉细滑。

［4］膀胱湿热证：小便混浊，血尿，尿道热涩，尿痛，尿液点滴难出，小腹胀痛，舌红，苔黄腻，脉滑数。

［5］肾气不固证：小便白如膏脂，腰膝酸软，头晕，目眩，舌淡，苔白，脉沉细。

【治疗备要】

［1］热毒窜络证：仙方活命饮。

［2］湿热下注证：龙胆泻肝汤。

［3］虫毒壅络证：四妙丸合活络效灵丹。

［4］膀胱湿热证：八正散。

［5］肾气不固证：桑螵蛸散。

22. 蛔虫病

蛔虫病是指因误食蛔虫卵污染的不洁食物，蛔虫寄居肠道，耗吸营养，扰动气机，以纳差、脐周疼痛，甚或体瘦腹大、大便排虫，或检查有蛔虫卵为主要表现的寄生虫病。

蛔虫病的基本病机为虫寄肠道，气机不畅，营气耗伤。

本病与西医学蛔虫病同名。

【疾病诊断】

［1］阵发性脐周疼痛，痛无定处，反复发作。

［2］巩膜蓝斑，面部白色虫斑，唇内侧白色粟粒状小点，指甲花斑。

［3］脐腹部触及条索状蛔虫团，时聚时散。

［4］睡中磨牙，睡中流涎，鼻痒，面黄，消瘦，腹大。

［5］有饮食不洁、吐蛔、排蛔病史。

【证型证候】

［1］虫积肠道证：脐周疼痛，时作时止，发无定时，嘈杂，多食易饥，恶心欲呕，时流清涎，睡中磨牙，鼻中作痒，巩膜蓝斑，面部白色虫斑，呕蛔，便蛔，舌淡，苔薄黄，脉沉弦。

［2］虫积脾虚证：面色萎黄，消瘦，饥不欲食，腹部胀大，腹中时痛，精神不振，烦躁，吐蛔，便蛔，舌淡，苔白，脉细弱。

【治疗备要】

［1］虫积肠道证：化虫丸。

［2］虫积脾虚证：布袋丸。

23. 蛲虫病

蛲虫病是指因饮食不洁，误食蛲虫卵污染物，蛲虫寄生于肠道下端，袭扰大肠、肛门，以肛门奇痒、夜卧不安、肛周或大便中可见蛲虫或蛲虫卵为主要表现的寄生虫病。

蛲虫病的基本病机为虫袭魄门。

本病与西医学蛲虫病同名。

【疾病诊断】

［1］肛门或外阴瘙痒，夜间尤甚，睡眠不安，肛门周围见白色线头样成虫。

［2］纳差，腹痛，腹泻，消瘦。

【证型证候】

［1］虫扰魄门证：肛门瘙痒难忍，夜间尤甚，夜寐不安，神疲，肢体倦怠，舌淡，苔薄白，脉细。

［2］虫积脾虚证：肛门时痒，夜难成寐，纳差，腹胀，便溏，消瘦，舌淡，苔薄，脉细弱。

【治疗备要】

［1］虫扰魄门证：万应丸加味。

［2］虫积脾虚证：参苓白术散加味。

24. 胃癌

胃癌是指因生活环境、饮食因素、胃腑慢性病变刺激，导致痰浊、邪毒、瘀血结聚胃脘，日久恶变成癌块，以进行性胃脘痛、纳少、消瘦、便血等为常见症状的癌病类疾病。本病好发于 40 岁以上人群，男性多见，多数患者早期无明显症状，少数患者可有恶心、嗳气、呕吐、纳差、脘痞、进食后饱胀等症状，进展期的常见症状为胃痛、恶心、呕吐、呕血、黑便、体重减轻，胃癌后期可见胃痛向腰背放射、黄疸、腹泻、腹水、骨痛、咳嗽等癌肿转移症状。

胃癌的基本病机为胃脘气血津液失常，邪毒蕴结成块。病因与六淫邪毒，七情失和，饮食失调，久病伤正，年老体衰等密切相关，多由正气内虚，脏腑功能失调，气血津液运行失常，从而引起气滞、血瘀、痰凝、湿阻、热毒蕴结胃脘，日久积渐而成肿块。疾病初期以气滞、血瘀、痰凝、湿阻、热毒等邪实为主。中晚期癌瘤耗伤气血津液，可见气血亏虚、阴阳两虚等病机转变，出现虚实夹杂之证。晚期则多以气血津液亏耗为主，或见虚中夹实之证。因此，胃癌辨证须辨病性虚实，辨脏腑气血阴阳，辨病程阶段。

本病相当于西医学的原发性胃癌等病变。

【疾病诊断】

［1］胃脘持续疼痛，部位固定，餐后加重，疼痛向腰背放射。

［2］胃脘触及肿块，质地坚硬，呈结节状，压痛明显。

［3］消瘦，恶心，呕吐，呕血，黑便。

【证型证候】

［1］肝胃不和证：胃脘胀满，胃痛，痛引两胁，胃脘触及肿块，情绪抑郁，嗳气，呃逆，呕吐，口苦，反酸，舌淡，苔黄，脉弦。

［2］瘀痰互结证：胃脘胀痛，固定不移，胃脘触及肿块，呕吐黄浊黏痰或褐色秽物，黑便，肌肤甲错，舌紫暗，舌面有瘀点、瘀斑，苔白腻，脉沉涩。

［3］胃气虚证：胃脘隐痛，喜温喜按，纳差，脘痞，嗳气，呃逆，呕吐，面色淡白，舌淡，苔白，脉细弱。

［4］胃阴虚证：胃脘灼痛，嘈杂，心烦，口渴，便秘，小便黄赤，舌红绛，苔少，镜面舌，脉细数。

［5］胃阳虚证：胃脘隐痛，喜温喜按，朝食暮吐或食入即吐，面色淡白，畏寒肢冷，舌淡，胖大舌，齿痕舌，苔白滑，脉沉。

【治疗备要】

早期发现、早期诊断、早期治疗对于胃癌预后具有积极意义。既病之后，患者宜调畅情志，树立战胜疾病的信心，积极配合治疗，注意休息，加强饮食调理，尤其要改变不良饮食习惯，避免暴饮暴食，避免进食过快、过烫、过硬，避免高盐和腌熏食品，避免烈酒及辛辣食品。胃癌确诊者一般采用肿瘤根治性胃次全切除术或全胃切除术。

胃癌属于正虚邪实疾病，中医药治疗的基本原则是扶正祛邪，攻补兼施，治实勿忘补虚，补虚当顾治实。通常情况下，初期以攻伐为主，中期攻补兼施，后期以补虚为要，但具体治法仍需以辨证为基本依据，治疗有形包块通常采用活血化瘀、化痰散结、理气行气之法。

［1］肝胃不和证：柴胡疏肝散。

［2］瘀痰互结证：膈下逐瘀汤。

［3］胃气虚证：四君橘皮竹茹汤。

［4］胃阴虚证：益胃汤。

［5］胃阳虚证：黄芪建中汤。

25. 胰癌

胰癌是指因长期过嗜烟酒，进食霉变食物，过食肥甘油腻等导致，以脘腹痛、纳呆、消瘦、黄疸等为主要表现的癌病类疾病。本病好发于40岁以上人群，男性多发。胰癌起病隐匿，多数患者早期症状不典型，部分患者可见上腹不适、脘痞、纳差、腰背疼痛、慢性腹泻等症状。疾病中后期则病情进展迅速，上腹不适和腹痛通常是本病首发症状，上腹疼痛多为隐痛、钝痛、胀痛，疼痛呈进行性加重，位置较深，并向腰背放射，平卧可诱发或加重疼痛，坐位或髋关节屈曲时疼痛缓解，中晚期可见剧烈腹痛。此外，还可伴见恶心、呕吐、纳差、脘痞、腹胀、腹泻或便秘、黄疸、皮肤瘙痒、极度消瘦、焦虑、抑郁等症状。

胰癌的基本病机为邪毒蕴结胰腺，积渐成块，影响脾运胃纳。病因与外感邪毒，七情失和，长期吸烟，长期进食肥甘醇酒，体重过胖等因素密切相关。病性多属本虚标实，常见虚实夹杂之证。

本病相当于西医学的胰腺癌。

【疾病诊断】

［1］上腹部持续疼痛。

［2］黄疸，呈进行性加深，小便深黄，大便如陶土样。

［3］进行性消瘦，恶心，呕吐，纳差，腹泻，呕血，黑便，腹水，顽固性皮肤瘙痒。

［4］有胰瘅、胰胀、消渴等病史。

【证型证候】

［1］寒湿困脾证：上腹疼痛，疼痛向腰背放射，恶心，呕吐，纳差，神疲，乏力，身目发黄，小便色黄，便溏，舌淡，苔白腻，脉濡缓。

［2］肝胆湿热证：上腹胀痛，痛连胁肋，脘痞，腹胀，恶心，呕吐，口干，口苦，发热，渴不多饮，身目发黄，尿色如浓茶，便溏，舌红，苔黄腻，脉滑数。

［3］瘀血内阻证：上腹刺痛，固定不移，痛处拒按，上腹触及包块，恶心，呕吐，纳少，消瘦，身目发黄，色泽晦暗如烟熏，呕血，便血，舌紫暗，舌面有瘀斑、瘀点，苔腻，脉弦涩。

［4］正虚邪恋证：上腹胀痛，上腹触及包块，身目发黄，恶心，呕吐，纳少，便溏，腹水，肢体浮肿，神疲，乏力，消瘦，自汗，盗汗，五心烦热，舌淡，苔白腻，脉细涩。

【治疗备要】

胰癌病情重，进展快，预后差，生存时间短。手术治疗为主要手段，放疗适用于晚期患者，化疗效果较差，剧烈腹痛者可予镇静剂。治疗过程中应注意患者情绪，提高患者配合治疗的信心，平素起居应有规律，进食易消化、富营养、少刺激、低脂肪食品，忌暴饮暴食，忌辛辣刺激食物。

［1］寒湿困脾证：茵陈术附汤。

［2］肝胆湿热证：茵陈蒿汤合黄连解毒汤。

［3］瘀血内阻证：膈下逐瘀汤。

［4］正虚邪恋证：圣愈汤合鳖甲煎丸。

26. 胰瘅

胰瘅是指因酗酒或暴食，湿热邪毒壅积于胰所致，或胆石、蛔厥等疾病诱发，以急起上腹剧痛，伴恶心、呕吐、发热、血液及尿液淀粉酶增高为主要表现的内脏瘅病类疾病。胰瘅以青壮年发病居多，女性略多于男性，多有慢性胆病史，常在暴食或酗酒后突然发病，轻者可见上腹部钝痛，重者可见上腹部剧烈绞痛，部分患者可向腰背部呈带状放射，腹痛时可伴有腹肌紧张、肠鸣音稀少、腹胀、恶心、呕吐，甚至可呕出胆汁或咖啡样液体，多有中度以上发热，病情严重者可满腹剧痛，高热持续不退，并见烦躁不安、面色苍白、大汗淋漓、四肢厥冷、脉微欲绝，甚至猝然死亡等危象。胰瘅轻症通常在1周后可以痊愈，若久病不愈，反复发作，以脘腹胀痛、消瘦、腹泻等为主要表现者，称为“胰胀”。

胰瘅的基本病机为邪毒壅积胰腺，脾胃气机不畅，升降失常。本病多与暴饮暴食，或酗酒过度，或胆石蛔虫阻道，或胆腑疾病引发有关。

胰瘅相当于西医学的急性胰腺炎，胰胀相当于西医学的慢性胰腺炎。

【疾病诊断】

[1] 上腹部突然出现剧烈疼痛，脘腹部压痛，持续不解。

[2] 腹胀，恶心，呕吐胆汁或酱色液体。

[3] 中度以上发热。

[4] 有暴饮暴食、酗酒等诱因。

[5] 有慢性胆病、高脂血症等病史。

【证型证候】

[1] 食滞胃脘证：脘腹胀痛，恶心，嗳气，呕吐酸腐，泻下臭秽，发热，口渴，舌红，苔厚腻，脉滑数。

[2] 湿热中阻证：上腹胀痛，疼痛拒按，脘痞，恶心，呕吐胆汁或酱色液体，口苦，发热，大便干结，小便短赤，舌红，苔黄腻，脉滑数。

[3] 胃肠积热证：上腹胀痛，疼痛拒按，恶心，呕吐，发热，口渴，大便秘结，小便短赤，舌红，苔黄燥，脉洪数。

[4] 肝胆湿热证：上腹疼痛，牵引两胁疼痛，时痛时止，腹胀，恶心，呕吐，嗳气，纳呆，舌红，苔黄腻，脉滑数。

[5] 脾虚湿困证：上腹胀痛，胸闷，脘痞，纳少，厌油，恶心，呕吐，口淡，口黏腻，便溏，舌淡，苔白腻，脉濡缓。

[6] 正虚邪恋证：上腹疼痛，拒按，恶心，呕吐，发热，烦躁，肢凉，面色苍白，唇色青紫，大便秘结，尿少，舌淡红，苔黄腻，脉微细。

【治疗备要】

胰瘅发病迅速，诊治不及时可能演变为胰痈、胰胀，甚则导致猝死。胰瘅患者须禁食，无腹痛、腹胀、呕吐等症状后方可适量饮用温水，逐步过渡到流质饮食。后期调养宜饮食清淡，注意补充营养，酗酒者须戒酒，腹泻者忌高脂食物。

[1] 食滞胃脘证：清胰汤。

[2] 湿热中阻证：枳实导滞丸。

[3] 胃肠积热证：大柴胡汤。

［4］肝胆湿热证：柴胡达原饮。

［5］脾虚湿困证：六君子汤合胃苓汤。

［6］正虚邪恋证：参芪益气汤。

27. 肥气

肥气是指因感染疟疾、蛊虫病等，导致瘀血内积，以左胁下肿块、腹胀膨隆、出血为主要表现的积聚类疾病。肥气是中医学古病名，属“五积病”之“肝积”，如《难经·五十六难》云：“肝之积，名曰肥气，在左胁下，如覆杯，有头足。”本病起病较缓，病程较长，症状特征主要有三个方面：一是左胁下触及肿大包块，肿块可达脐或脐下，初期质地较软，后期质地坚硬，表面光滑；二是大量腹水，患者腹部胀满膨隆，顽固难愈；三是出血，如呕血、黑便、齿衄、鼻衄、紫斑等。此外，部分患者还可伴见疲乏、蜘蛛痣、腹壁青筋显露、手掌赤痕、黄疸、性欲减退、男性乳房发育、女子月经失调、闭经等症状。

肥气的基本病机为邪滞肝脾，肝脾功能失常。病因多与感染疟疾或蛊虫病、长期酗酒、慢性营养不良、肝胆疾病、长期服用特殊药物等密切相关。

本病相当于西医学的巨脾症、门静脉高压症等疾病。

【疾病诊断】

［1］左胁下肿大包块，表面光滑，左胁下疼痛。

［2］腹胀，腹部膨隆。

［3］有呕血、黑便、齿衄、鼻衄、紫斑等出血症状。

［4］有感染疟疾或蛊虫病，长期酗酒等病史。

【证型证候】

［1］肝脾瘀滞证：左胁下包块，固定不移，左肋胁胀痛，腹部青筋暴露，腹胀，纳差，便溏，齿衄，鼻衄，紫斑，呕血，便血，肢体倦怠，女子月经不调，舌质紫暗，舌面有瘀斑、瘀点，苔腻，脉弦涩。

［2］血虚夹瘀证：左胁下包块，固定不移，左胁下压痛，蜘蛛痣，手掌赤痕，面色黧黑晦暗，颈静脉怒张，腹大坚满，腹壁青筋显露，纳差，面色萎黄，唇甲无华，消瘦，舌淡紫，舌面有瘀斑、瘀点，苔腻，脉细涩。

［3］寒湿困脾证：左胁下包块，固定不移，左胁疼痛，脘痞，腹胀，下肢浮肿，手足不温，便溏，舌淡，苔厚腻，脉沉迟。

［4］气血两虚证：左胁下包块，固定不移，左胁隐痛，腹大坚满，纳少，面色萎黄，心悸，神疲，乏力，舌淡，苔薄白，脉细缓。

【治疗备要】

肥气的基本治疗原则为化瘀消积，健脾利水。内科治疗无效时可考虑手术切除脾脏。患者平素应注意饮食结构平衡，蛋白质、碳水化合物、脂肪、维生素、矿物质等要保持恰当比例，严格控制食盐摄入量，忌烟酒，忌辛辣食品。

［1］肝脾瘀滞证：鳖甲煎丸合膈下逐瘀汤。

［2］血虚夹瘀证：人参养营汤合化积丸。

［3］寒湿困脾证：实脾饮。

［4］气血两虚证：八珍汤。

28. 肠痈

肠痈是指因热毒内聚，瘀结肠中，生痈成脓，以发热、右少腹疼痛拘急，或触及包块为主要表现的内脏痈病类疾病。本病男女老幼均可发病，多数患者起病较急，通常情况下均有不同程度的腹痛，初期可见上腹、脐周或全腹疼痛，随后转移至右少腹疼痛，疼痛持续发作并可能阵性加剧，伸直或牵拉右下肢伸则疼痛加重，股骨内旋可引起右少腹疼痛，在右少腹可见局部压痛、反跳痛，或可触及包块。此外，患者还可出现恶寒发热（发热以低热或中度发热为主），以及纳差、恶心或呕吐、腹胀、便秘或腹泻等症状。若迁延失治，痈肿成脓穿孔，可见腹痛加剧、腹肌紧张、高热不退、神昏谵语等危象。

肠痈的基本病机为邪滞肠道，生痈成脓。病因多与饮食失宜有关，如暴饮暴食，或过食油腻，或过食生冷不洁食物，或饮食后急剧奔走，导致气滞、血瘀、湿阻、热毒等壅滞肠道，肠络受损，血腐肉败而成痈肿。

本病相当于西医学的急性阑尾炎、阑尾脓肿等疾病。

【疾病诊断】

[1] 右少腹疼痛，局部压痛、反跳痛，痛处固定。

[2] 腹肌紧张，右少腹触及包块。

[3] 低热或中度发热，恶心，呕吐，便秘或腹泻。

【证型证候】

[1] 热毒蕴肠证：右少腹剧烈疼痛，疼痛遍及全腹，腹部弥漫性压痛、反跳痛，腹肌紧张，右少腹可触及包块，界线不清，高热，口渴，大便秘结，小便黄赤，舌红，苔黄腻，脉滑数。

[2] 肠道瘀滞证：右少腹跳痛、刺痛、压痛、反跳痛，固定不移，右少腹可触及包块，腹胀，发热，恶心，大便秘结，舌紫暗，舌面有瘀斑、瘀点，苔黄腻，脉弦涩。

[3] 热盛酿脓证：剧烈腹痛，腹部弥漫性压痛、反跳痛，腹肌紧张，寒战高热，烦渴欲饮，腹胀，恶心，呕吐，大便秘结，小便黄赤，舌红绛，苔黄厚腻，脉弦数。

【治疗备要】

肠痈初期及酿脓期可酌情给予流质或半流质饮食，肠痈溃脓期应禁食并卧床休息。若出现高热不退、神昏谵语等危象，应及时予以手术治疗。

[1] 热毒蕴肠证：阑尾清化汤。

[2] 肠道瘀滞证：大黄牡丹汤。

[3] 热盛酿脓证：阑尾清解汤。

29. 肠痹

肠痹是指因腹部手术，或肠道病变，或腹部疾病，或全身疾病，或中风瘫痪等影响，导致肠体失蠕，肠道气机不通，以腹胀如鼓、腹痛、呕吐、便秘、肠鸣音及矢气消失为主要表现的内脏痹病类疾病。本病具有“胀、痛、呕、闭”四大特点。“胀”是指腹胀明显，后期可因严重腹胀而引起持续性胀痛或钝痛；“痛”是指腹中走窜胀痛，腹内有气体走窜受阻则疼痛加剧，若能矢气则痛减；“呕”是指频繁呕吐，初起呕吐胃内容物，重者可呕吐肠内容物；“闭”是指肛门停止排便与排气。肠痹预后与原发病变的严重程度有关，及时治疗多能缓解。

若因肠道痹结不通，气机阻塞，以腹痛、呕吐、腹胀、便秘为主要表现者，称为“肠结”。肠结患者的腹部呈阵发性绞痛，局部可有较明显压痛、反跳痛，腹部可扪及条索状包块或肠型，频繁呕吐，腹胀则发生较晚，腹部可呈不对称性膨胀。

肠痹的基本病机是肠体失蠕，气机不通。多因腹部手术，或肠道病变，或腹部疾病，或全身疾病，或中风瘫痪等影响，导致肠体蠕动失常，气机不通。

本病相当于西医学的麻痹性肠梗阻、功能性肠梗阻等疾病，肠结相当于西医学的机械性肠梗阻。

【疾病诊断】

［1］腹胀如鼓，叩之鼓音。

［2］腹部续性胀痛或钝痛。

［3］频繁呕吐。

［4］肠鸣音减弱或消失，无矢气。

［5］有腹部手术、肠道损伤、肠道疾病、瘫痪等病史。

【证型证候】

［1］肠道气滞证：腹胀如鼓，叩之鼓音，腹痛，恶心，呕吐，肠鸣音减弱或消失，大便不通，无矢气，舌红，苔黄，脉弦。

［2］肠道寒滞证：腹部胀痛，恶心，呕吐，肠鸣音减弱或消失，大便不通，无矢气，畏寒肢冷，面色青白，舌淡，苔白，脉沉弦。

［3］肠道瘀滞证：腹部胀痛或刺痛，痛处固定，肠鸣音减弱或消失，恶心，呕吐，大便不通，无矢气，舌紫暗，舌面有瘀斑、瘀点，苔腻，脉弦涩。

［4］痰饮中阻证：腹部胀满膨隆，腹痛，呕吐清水，肠鸣音减弱或消失，大便不通，无矢气，舌淡，苔白滑，脉沉弦。

［5］脾虚气滞证：脘腹痞满，腹胀，呕吐，肠鸣音减弱或消失，大便不通，无矢气，纳差，神疲，乏力，面色无华，舌淡，苔白，脉弦。

【治疗备要】

肠痹首先应明确致病原因，针对病因进行治疗，对症治疗首先是进行胃肠减压。

［1］肠道气滞证：厚朴三物汤和六磨汤。

［2］肠道寒滞证：正气天香散。

［3］肠道瘀滞证：代抵当汤合少腹逐瘀汤。

［4］痰饮中阻证：甘遂半夏汤合己椒苈黄丸。

［5］脾虚气滞证：香砂六君子汤合厚朴三物汤。

30. 肠郁

肠郁是指因情志不舒，气机郁滞，肠道运化失常所致，以腹痛、腹泻或便秘等为主要表现的郁病类疾病。本病多见于青壮年，起病缓慢，间歇发作，有缓解期，易反复发作，症状轻重不一，与情绪关系密切，常因饮食、寒温、劳累等诱发。本病腹痛的特点常表现为腹痛欲泻，泻后痛减，疼痛程度不等，疼痛部位不定，下腹和左下腹可有轻度压痛，或可扪及条索状肠管，一般不在睡眠中发作。其腹胀常伴随有排便不尽感、排便不畅感，以及排便习惯改变，便秘与腹泻交替出现。患者可伴有失眠、焦虑、抑郁、头昏、头痛等症状。

肠郁的基本病机为胃肠传导功能失常，多因情志不遂，肝失疏泄，横逆犯脾胃；或饮食不节，或外邪侵犯，邪气壅滞胃肠，以致胃肠传导功能失常。

本病相当于西医学的肠功能紊乱、肠神经症、肠易激综合征等疾病。

【疾病诊断】

［1］腹痛，腹痛欲泻，泻后痛减。

［2］腹胀，排便不尽感，排便不畅感。

［3］腹泻，或便秘与腹泻交替出现。

【证型证候】

［1］肝郁脾虚证：腹痛，腹胀，便秘与腹泻交替出现，烦躁易怒，抑郁，嗳气，纳差，舌淡，苔薄白，脉弦。

［2］寒热错杂证：腹痛，腹胀，肠鸣，腹泻，排便不爽，或便秘与腹泻交替出现，烦闷不欲食，脘痞，口干，舌红，苔黄腻，脉弦滑。

［3］瘀滞胃肠证：腹痛固定，腹部可扪及包块，腹胀，嗳气，肠鸣，便秘与腹泻交替出现，纳差，舌紫暗，舌面有瘀斑、瘀点，苔腻，脉弦涩。

［4］胃肠寒湿证：腹痛，腹胀，肠鸣，腹泻，泻下白色黏液便，排便不爽，里急后重，脘痞，纳差，头身重困，舌淡紫，苔白，脉沉细。

［5］脾胃气虚证：大便稀溏，水谷不化，纳差，脘腹闷痛，进油腻或刺激性食物则大便次数增多，面色萎黄，神疲，肢体倦怠，舌淡，苔白，脉弱缓。

【治疗备要】

肠郁存在个体异质性，应遵循个体化治疗原则，积极寻找致病诱因，针对病因采取心理、饮食、药物等综合性疗法。本病通常短期疗效较好，但容易反复发作，临床应预防复发，并尽量避免诱发因素。患者要调摄情志，保持良好情绪，忌食生冷、油腻、辛辣刺激之品，生活起居要有规律，应加强体育锻炼。

［1］肝郁脾虚证：痛泻要方。

［2］寒热错杂证：乌梅丸。

［3］瘀滞胃肠证：少腹逐瘀汤。

［4］胃肠寒湿证：胃苓汤。

［5］脾胃气虚证：参苓白术散。

31. 肠痨

肠痨是指因痨虫侵及肠道，肠道络脉受损，瘀浊壅滞，营气耗伤，以腹痛、腹泻或便秘与腹泻交替出现、低热、盗汗为主要表现的痨病类疾病。本病多见于青壮年，多有肺痨或其他痨病史，起病缓慢，早期可无明显症状，中后期的腹部症状与肠痨发生部位、范围和程度有关，最典型的症状是腹痛、腹泻。腹痛多位于右下腹，也可在脐周、上腹甚至全腹，疼痛性质多为钝痛，进食可诱发或加重疼痛，呕吐或排便则疼痛缓解。腹泻主要表现为大便溏薄，甚或水样便、黏液便、脓血便，排便量多，粪便恶臭，五更泻，日解便次不等，亦可表现为腹泻与便秘交替出现。此外，肠痨患者还可伴有纳差、形体消瘦、午后潮热、盗汗、神疲、乏力等症状。

肠痨的基本病机为痨虫侵蚀肠道，营气耗伤，传化失常。外因是痨虫感染侵蚀肠道，内因是正气亏虚，出现气阴两虚，或阴虚火旺之象。

本病相当于西医学的肠结核。

【疾病诊断】

［1］持续性腹痛。

［2］便溏，黏液便、脓血便、水样便，粪便恶臭，五更泻。

［3］低热，盗汗，消瘦。

［4］有肺痨或其他痨病史。

【证型证候】

［1］瘀滞肠道证：腹部刺痛或胀痛，腹部包块，固定不移，五更泻，大便脓血，低热，消瘦，纳差，舌质紫暗，舌面有瘀斑、瘀点，苔腻，脉弦涩。

［2］脾肾阳虚证：腹痛，腹胀，纳差，五更泻，大便稀溏，小便清长，头晕，耳鸣，腰膝酸软，畏寒，肢冷，舌淡，苔白滑，脉沉细无力。

［3］阴虚火旺证：腹痛，腹胀，腹泻与便秘交替出现，潮热，盗汗，两颧红赤，五心烦热，口干，咽燥，手足心热，舌红，苔少，脉细数。

［4］气阴两虚证：腹部胀痛，腹泻与便秘交替出现，消瘦，纳差，口燥，咽干，渴不欲饮，盗汗，自汗，神疲，乏力，舌红，苔薄黄，脉细数。

【治疗备要】

治疗肠痨应遵循“早期、联合、规律、全程、适量”的抗结核药物治疗原则，并应采取有效措施预防肠穿孔、肠扭曲、肠梗阻等。患者饮食宜清淡、易消化、富营养，忌食辛辣肥甘厚味之品。

［1］瘀滞肠道证：少腹逐瘀汤。

［2］脾肾阳虚证：附子理中丸合四神丸。

［3］阴虚火旺证：清肠饮。

［4］气阴两虚证：五味异功散合秦艽鳖甲散。

32. 肠癌

肠癌是指因过食肥甘或霉变食物，或大肠慢性病变长期刺激，日久恶变所致，以大便变形、便夹脓血、下腹痛、下腹触及包块为主要表现的肠道癌病类疾病。本病以 40 岁以上男性多见，起病隐匿，发展缓慢，早期无症状或症状不明显，部分患者可有腹部不适、腹胀、大便隐血等症状。后期主要表现为排便次数增多，大便形状细扁，血便、黏液便、脓血便，便秘与腹泻交替出现、里急后重等大便性状和排便规律改变，以及恶心呕吐、纳差、腹胀、肠鸣、腹痛、腹部肿块等症状，晚期可见进行性消瘦、持续低热、腹水、黄疸、大便失禁等症状。

肠癌须与“肠瘤”相鉴别，肠瘤是以胃肠黏膜上有结节状隆起为主要表现的积聚类疾病，以腹部不适、腹痛、腹胀、肠鸣、矢气、排便异常等为主要表现，相当于西医学的肠道息肉。

肠癌的基本病机为邪毒蕴结肠道，久郁成块，肠道传化失常。病因与六淫邪毒，饮食失调，化学致癌物质侵犯，肠道疾病恶变，吸烟过度，寄生虫感染，年老体衰等密切相关，是环境因素、饮食习惯、遗传因素等多因素协同作用的结果。基本内因是正气内虚，脏腑功能失调，气血津液运行失常，从而引起气滞、血瘀、痰凝、湿阻、热毒蕴结，日久积渐成肿块。初期以邪实为主，中晚期多为虚实夹杂，晚期多以气血津液亏耗为主，或见虚中夹实之证。

本病相当于西医学的直肠癌、结肠癌等疾病。

【疾病诊断】

［1］排便次数增多，大便形状细扁，稀便、黏液便、脓血便、血便。

［2］腹痛，腹胀，肠鸣，矢气。

［3］腹部触及包块。

［4］进行性消瘦。

【证型证候】

［1］肠道湿热证：腹部胀痛，腹部肿块，排便次数增多，大便形状细扁，稀便、黏液便、脓血便、血便，里急后重，肛门灼热，恶心，呕吐，舌红，苔黄腻，脉滑数。

［2］肠道瘀滞证：腹部胀痛，腹部肿块，固定不移，排便次数增多，大便形状细扁，脓血便、血便，里急后重，舌紫暗，舌面有瘀斑、瘀点，苔腻，脉弦涩。

［3］气血两虚证：腹部胀痛，腹部肿块，大便形状细扁，稀便、黏液便、脓血便、血便，肛门坠胀，脱肛，面色萎黄，唇甲无华，神疲，乏力，少气，懒言，舌淡，苔薄白，脉沉细。

［4］肝肾阴虚证：腹部胀痛，腹部肿块，大便形状细扁，黏液便、脓血便、血便，消瘦，五心烦热，盗汗，头晕，耳鸣，腰膝酸软，舌红，苔少，脉细数。

［5］脾肾阳虚证：腹部胀痛，腹部肿块，大便形状细扁，稀便、黏液便、脓血便、血便，畏寒，肢冷，面色淡白，少气，乏力，纳少，纳差，腰膝酸软，小便清长，舌淡，胖大舌，苔白滑，脉沉细。

【治疗备要】

早期发现、早期诊断、早期治疗对于肠癌预后具有积极意义，手术治疗是目前最重要的手段。患者宜调畅情志，树立战胜疾病的信心，积极配合治疗，注意休息，戒除烟酒，保持大便通畅，尤其要调整饮食习惯，少食多餐，营养均衡，宜进清淡易消化食物，忌高脂饮食，忌辛辣食品。

［1］肠道湿热证：清肠饮。

［2］肠道瘀滞证：膈下逐瘀汤。

［3］气血两虚证：八珍汤。

［4］肝肾阴虚证：知柏地黄丸合清肠饮。

［5］脾肾阳虚证：附子理中汤合四神丸。

第五章　肝　胆　病

1. 胁痛

胁痛是指以一侧或两侧胁肋疼痛为主要表现的病证。胁痛属于广义胸痛范畴，肝癌、肝痈、肝热病、肝著、臌胀、胆瘅、胆胀、悬饮、肥气等病均可导致胁痛，因而临床强调辨病与辨证相结合，若不能确定导致胁痛的原发病，可以根据胁痛主症进行辨证论治。

胁痛的基本病机为肝络失和。病因多与情志、饮食、外感、体虚、跌仆损伤等有关。病性分虚实两方面。虚者多属肝气虚弱、肝血亏虚、肝阴不足，以致经脉失养，不荣则痛；实者多属气机郁滞，脉络失和，疏泄不利，不通则痛。

本病相当于西医学的肝炎、胆囊炎、肋间神经炎、肋软骨炎、胸椎退变、胸肋挫伤、胸膜炎等疾病有胁痛症状者。

【疾病诊断】

［1］一侧或两侧胁肋疼痛，疼痛性质可见胀痛、刺痛、灼痛、隐痛、钝痛等。

［2］有饮食不节、情志内伤、外感邪气、跌仆损伤等病史。

【证型证候】

［1］肝阴虚证：胁肋隐隐灼痛，绵绵不休，两目干涩，视物模糊，口燥，咽干，五心烦热，潮热，盗汗，舌红，苔少，脉细数。

［2］少阳证：胁肋疼痛，寒热往来，口苦，咽干，目眩，胸肋苦满，默默不欲饮食，心烦欲呕，舌红，苔黄，脉弦。

［3］肝郁气滞证：胁肋、脘腹、乳房胀痛，走窜不定，情志不舒，喜太息，易怒，纳差，脘痞，腹胀，舌淡，苔白，脉弦。

［4］肝火炽盛证：胁肋灼痛，头目胀痛，眩晕，面红，目赤，烦躁，易怒，口干，口苦，舌红，苔黄，脉弦数。

［5］肝胆湿热证：胁肋胀痛，口苦，厌油，恶心，呕吐，纳差，腹胀，身目发黄，便溏，舌红，苔黄腻，脉弦滑。

［6］气滞血瘀证：胁肋刺痛，痛有定处，疼痛拒按，上半身转侧不利，转侧则胁痛加剧，舌紫暗，舌面有瘀点、瘀斑，苔腻，脉涩。

［7］饮停胸胁证：胸胁胀闷或疼痛，胸廓饱满，肋间隙饱满，呼吸不利，咳嗽，气喘，舌淡，苔白，脉滑。

【治疗备要】

能明确原发病者，须按原发病辨证论治。不能确定原发病者，可按胁痛主症辨证论治，基本治疗原则为疏肝、和络、止痛，宜疏肝与柔肝并举，和络与止痛同施。

［1］肝阴虚证：一贯煎。

［2］少阳证：小柴胡汤。

［3］肝郁气滞证：柴胡疏肝散。

［4］肝火炽盛证：左金丸。

［5］肝胆湿热证：龙胆泻肝汤。

［6］气滞血瘀证：复元活血汤。

［7］饮停胸胁证：十枣汤合控涎丹。

2. 黄疸

黄疸是指因外感湿邪，或饮食不节，湿邪困遏脾胃，壅塞肝胆所致，以白睛黄染、皮肤发黄、小便发黄为主要表现的疾病。黄疸通常分为阳黄、阴黄、急黄。“阳黄”以身目俱黄、黄色鲜明、身热、口干、口苦为主要表现，发病急骤，多由湿热交蒸，热重于湿所致；“阴黄”以黄色晦暗、纳差、乏力为主要表现，病程长，病势缓，多由寒湿瘀滞，湿邪困阻所致；“急黄”以猝然发黄、神昏、谵语、痉厥、发斑为主要表现，多由热毒炽盛，热入营血，内陷心包所致。阳黄、急黄、阴黄在一定条件下可以相互转化，阳黄病程短，消退较易，但热重于湿者易演变为急黄，湿重于热者易演变为阴黄。黄疸若久病不愈，气血瘀滞，有酿成癥积、臌胀之可能。

目睛黄染、皮肤黄染是黄疸的重要特征，部分重症患者甚至可见尿液、痰液、泪液、汗液黄染，但唾液一般不变色。部分患者可见陶土样灰白大便。黄疸通常还伴有纳差、厌油、恶心、呕吐、腹胀、腹痛、腹泻或便秘、皮肤瘙痒、乏力、精神萎靡等症状。需要明确的是，临床所见“萎黄”，也可出现面色淡黄憔悴症状，但萎黄患者的目睛及小便无黄染表现，其面色淡黄多由脾胃虚弱，气血虚衰，肌肤失养所致。

黄疸的基本病机为湿邪困遏脾胃，壅塞肝胆，疏泄失常，胆汁泛溢。病位主要在肝胆脾胃，病因与湿邪、热邪、寒邪、疫毒、气滞、血瘀等有关。黄疸可以是多种疾病的共同体征，可发生于多种内科疾病或外科疾病中。

本病相当于西医学的肝细胞性黄疸、胆汁淤积性黄疸、溶血性黄疸、先天性非溶血性黄疸等疾病。

【疾病诊断】

［1］目睛黄染，皮肤色黄，小便黄赤。

［2］右胁疼痛、压痛、叩击痛。

［3］纳差，厌油，脘痞，腹胀，恶心，欲呕，症状持续并排除其他疾病原因。

［4］有肝瘅患者、化学药品等接触史，或输液、注射、食用疫毒污染食品等病史。

【证型证候】

［1］肝胆湿热证：目睛黄染，皮肤色黄，黄色鲜明如橘，小便深黄或如茶色，倦怠，乏力，厌油，恶心欲呕，纳差，纳少，口苦，脘痞，腹胀，胁肋不适或疼痛，发热，舌红，苔黄腻，脉弦数。

［2］寒湿困脾证：目睛黄染，皮肤色黄，黄如烟熏色，厌油，恶心欲呕，口淡，纳差，纳少，胁肋隐痛，脘痞，腹胀，便溏，尿少，身体困重，肢倦，舌淡，苔白腻，脉濡。

［3］湿热蕴脾证：目睛黄染，皮肤色黄，黄色鲜明如橘，小便黄赤，口苦，口黏腻，脘腹胀闷，纳少，恶心欲呕，身热不扬，肢体困重，皮肤瘙痒，舌红，苔黄腻，脉濡。

［4］湿热毒蕴证：目睛黄染，皮肤色黄，黄色鲜明如橘，尿色深黄或如浓茶，高热，右胁胀满或疼痛，腹部膨隆，头目昏沉，极度疲乏，恶心，呕吐，大便秘结，舌红，苔黄腻，脉滑数。

［5］毒入营血证：目睛黄染，皮肤色黄，尿如浓茶色，高热，身热夜甚，神昏，谵语，狂躁，手足颤抖，腹胀如鼓，呕血，衄血，皮下见紫斑、紫点，舌红绛，苔黄燥，脉弦数。

［6］瘀滞肝络证：目睛黄染，皮肤色黄，右胁刺痛，右胁下肿块，按之痛甚，腹大坚满，腹壁青筋显露，胸臂血痣，手掌赤痕，唇色紫褐，大便色黑，舌暗紫，舌面有瘀斑、瘀点，苔腻，脉细涩。

［7］脾胃气虚证：面色萎黄，纳差，纳少，腹胀，便溏，倦怠，乏力，少气，懒言，舌淡，苔白，脉细弱。

［8］气血两虚证：面色萎黄，胞睑、牙龈、口舌、爪甲颜色淡白，头晕，目眩，心悸，肌肤麻木，舌淡，苔白，脉细弱。

【治疗备要】

黄疸的基本治疗原则为化湿邪，利小便。阳黄重在清化湿热，阴黄重在温化寒湿，急黄则宜清热解毒，凉营开窍。患者不宜过食肥甘辛辣，宜进食富于营养而易消化的食物，注意餐具及相关物品消毒，戒酒，调摄情志，起居有常，适度运动。

［1］肝胆湿热证：茵陈蒿汤。

［2］寒湿困脾证：茵陈术附汤。

［3］湿热蕴脾证：茵陈五苓散。

［4］湿热毒蕴证：甘露消毒丹。

［5］毒入营血证：犀角地黄汤。

［6］瘀滞肝络证：膈下逐瘀汤。

［7］脾胃气虚证：黄芪建中汤。

［8］气血两虚证：小建中汤。

3. 臌胀

臌胀是指因肝病或蛊虫病日久，或长期饮酒过度，或腹内癥积、痨、癌等病变，阻碍气血津液运行，水积腹中，以腹胀如鼓、肤色苍黄、腹皮青筋显露为主要表现的积聚类疾病。本病起病多缓慢，病程较长，初起常见脘腹作胀、腹部逐渐胀大、食后尤甚等症状。继则腹部胀满膨隆，按之如囊裹水，腹部叩诊呈鼓音或移动性浊音。病甚者腹部膨隆坚满，腹皮绷急如鼓，脐孔突起，皮色苍黄，腹部青筋暴露，颈胸部可见赤丝血缕（蜘蛛痣），手掌赤痕显露（肝掌），四肢消瘦，或肢体浮肿。臌胀病情易于反复，预后较差，治疗较棘手。若服药不当，或劳倦太过，或正虚邪盛，或饮食不节，常可导致病情恶化，出现呕血、便血、神昏、痉厥等危象。

本病以气臌、水臌、血臌最为常见。气臌以气滞为主，特征是腹部胀满膨隆，按压即陷，随手而起，如按气囊，叩之如鼓；水臌以水停为主，特征是腹部胀大膨隆，状如蛙腹，按之如囊裹水，腹部皮肤绷急，叩之浊音，可有下肢浮肿；血臌以血瘀为主，特征是腹部胀大膨隆，腹内有积块疼痛，腹壁青筋暴露，颈胸部赤丝血缕。

臌胀须与“水肿”“腹中痞块”相鉴别，臌胀的特征是水积腹中，早期多无四肢浮肿，晚期可伴见肢体浮肿、颈胸部赤丝血缕、胁下癥积等症状。水肿是由水湿泛溢肌肤所致，常以头面或下肢先肿，继而累及全身水肿，可有腹水，但腹壁通常无青筋暴露。腹中痞块是指腹内结块或胀，或痛。

臌胀的基本病机为肝、脾、肾功能失调，气滞、血瘀、水饮停于腹中。臌胀病因较复杂，或由嗜酒过度、恣食肥甘厚味等饮食所伤；或因忧思郁怒，情志所伤；或由黄疸、积聚等疾病续发；或由蛊虫病感染所致。

本病相当于西医学的肝硬化腹水等疾病。

【疾病诊断】

［1］腹部胀大，脐孔突起，腹部皮肤绷急如鼓，颜色苍黄，青筋显露。

［2］腹部叩诊呈鼓音，或移动性浊音。

［3］面色萎黄，黄疸，肝掌，蜘蛛痣。

【证型证候】

［1］气滞湿阻证：腹部胀大，绷急如鼓，食后胀甚，嗳气、矢气后缓减，腹皮苍黄，纳少，尿少，舌淡，苔白，脉滑。

［2］水湿困脾证：腹部胀大，腹部膨满，按之如囊裹水，叩之音浊，得温则减，颜面浮肿，纳差，纳少，脘痞，便溏，畏寒，肢冷，舌淡，苔白腻，脉沉。

［3］湿热蕴结证：腹部胀大，腹部膨满，腹皮绷急，口苦，渴不欲饮，目睛黄染，身黄，小便黄赤，舌红，苔黄腻，脉滑数。

［4］肝脾血瘀证：腹部胀大，腹部坚满，腹壁青筋暴露，颈胸部赤丝血缕，手掌赤痕，胁肋痞块刺痛，颈静脉怒张，面色黧黑，舌紫暗，舌面有瘀斑、瘀点，苔腻，脉涩。

［5］脾肾阳虚证：腹部胀大，腹部膨满，形似蛙腹，朝宽暮急，面色黄黑，面色无华，脘痞，纳呆，畏寒，肢冷，下肢浮肿，尿少，小便不利，舌淡紫，苔白，脉沉细。

［6］肝肾阴虚证：腹部胀大，腹部膨满，腹壁青筋暴露，面色晦暗，形体消瘦，口干，舌燥，心烦失眠，尿少，舌红，苔少，脉细数。

【治疗备要】

臌胀的病位主要在肝脾，久则及肾，病性多属本虚标实，治疗宜谨据病机，攻补兼施，补虚不离泻实，泻实不离补虚。实证为主者，应根据气滞、血瘀、水停的偏盛，分别采用行气、化瘀、祛湿利水，攻逐之时辅以补虚；虚证为主者，可采用健脾温肾、滋养肝肾等法，扶正补虚之时兼以祛邪。臌胀患者平素应注意休息，饮食须控制水、食盐摄入量，忌酒。

［1］气滞湿阻证：柴胡疏肝散合胃苓汤。

［2］水湿困脾证：实脾饮。

［3］湿热蕴结证：中满分消丸合茵陈蒿汤。

［4］肝脾血瘀证：鳖甲煎丸。

［5］脾肾阳虚证：济生肾气丸。

［6］肝肾阴虚证：麦味地黄丸。

4. 肝痈

肝痈是指因邪热虫毒等郁积于肝，气血腐败，酿成痈脓所致，以急起发热、右胁痛、右胁下肿块等为主要表现的内脏痈病类疾病。本病好发于中年男性，起病多急，无明显季节性，预后较差。通常是突然出现寒战发热，或不规则发热，右胁部位钝痛，疼痛向右肩部放射，深呼吸及体位改变时可加重疼痛，右胁下可触及痞块，触痛明显，常伴有恶心、呕吐、纳呆、腹胀、腹泻、黄疸等症状。

肝痈的基本病机为邪毒郁肝，热壅血瘀，蕴酿成痈。多由情志郁怒，肝火内生；或外感邪毒，邪入肝络；或嗜食肥甘，湿热蕴肝；或闪挫跌仆，络伤血瘀等所致。肝痈初期多属邪毒蕴结肝络，气滞血瘀之实证。成痈期邪正剧争，毒盛肉腐。痈疡内消或穿刺排脓后，邪毒渐去，病情逐渐好转，或脓毒流连，气血亏虚，病程迁延而成虚实夹杂之证。

本病相当于西医学的肝脓肿等疾病。

【疾病诊断】

[1] 寒战发热，或不规则发热。

[2] 右胁钝痛、触痛，右胁下触及痞块。

[3] 恶心，呕吐，纳呆，腹胀，腹泻。

【证型证候】

[1] 肝胆湿热证：发热，右胁胀痛，右胁下痞块，目黄，身黄，口渴，口苦，恶心欲呕，便秘，小便黄赤，舌红，苔黄腻，脉弦数。

[2] 热毒蕴肝证：寒战高热，右胁肋胀痛、压痛，右胁下痞块，皮色微红，呼吸不利，口苦，咽干，头晕，目眩，舌红，苔黄，脉弦数。

[3] 热毒酿脓证：高热，右胁剧痛，右上腹包块，包块触痛，包块质软，口渴，大汗，便秘，小便黄赤，舌红，苔黄燥，脉弦数。

[4] 正虚邪恋证：右胁下肿痛，日久不愈，消瘦，纳少，神疲，四肢倦怠，口渴欲饮，五心烦热，小便黄赤，舌红，苔少，脉细数。

[5] 气阴两虚证：右胁微痛，低热，五心烦热，心烦，口渴，神疲，乏力，自汗，盗汗，舌红，苔少，脉细数。

【治疗备要】

肝痈患者须卧床休息，进食营养丰富的半流质或流质食物，严禁饮酒或进食辛辣肥甘食物。肝痈未溃前以消法、清法、下法为主，常用疏肝理气、通腑泻火、清热解毒、活血化瘀等法；脓溃后重在补气托毒，益气养阴。有成脓指征者须及时穿刺引流或手术引流。

[1] 肝胆湿热证：龙胆泻肝汤。

[2] 热毒蕴肝证：柴胡清肝汤合五味消毒饮。

[3] 热毒酿脓证：大黄牡丹汤。

[4] 正虚邪恋证：托里消毒散。

[5] 气阴两虚证：五阴煎。

5. 肝癌

肝癌是指继发于肝积、肝著等病之后，或因过食霉变食物，或其他有害毒物损伤等所致，以右胁疼痛、肝脏肿大坚硬、呕恶、腹胀、黄疸等为主要表现的癌病类疾病。肝癌好发于中年男性，起病隐匿，进展迅速，早期多无症状或症状不典型，待症状明显时可能已至中晚期，治疗效果差，死亡率高。中晚期症状常见右胁或剑突下持续性隐痛、胀痛、刺痛，夜间或劳累后加重，痛势逐步加剧，可出现进行性肝脏肿大或上腹部包块，并伴有纳差、纳差、脘痞、腹胀、乏力、进行性消瘦等症状。后期可出现低热、黄疸、腹水、下肢水肿、腹壁青筋显露、颈胸部赤丝血缕（蜘蛛痣）、手掌赤痕显露（肝掌）等症状，甚则出现呕血、昏厥等危象。

肝癌的基本病机为邪毒蕴结肝脏，壅积成块，肝失疏泄。病因与长期过度饮酒，过食霉变食品，七情失和，肝病损伤，家族遗传病等密切相关。肝癌病位在肝，与胆、脾胃、肾密切相关。早期以气滞、血瘀、湿热等邪实为主，日久则兼见气血亏虚，阴阳两虚，从而出现本虚标实或虚实夹杂之证。

本病相当于西医学的原发性肝癌等疾病。

【疾病诊断】

［1］右胁或剑突下持续性隐痛、胀痛、刺痛，逐渐加重。

［2］肝脏呈进行性肿大，质地坚硬，表现凹凸不平，边缘不规则。

［3］纳差，脘痞，腹胀，腹水，乏力，黄疸，进行性消瘦。

【证型证候】

［1］热毒瘀肝证：右胁疼痛，阵发性刺痛，肝区压痛，肝肿大坚硬，腹部膨大，腹壁青筋显露，面色暗黄，发热，口苦，咽干，头晕，目眩，舌红，苔黄腻，脉弦数。

［2］热毒伤阴证：肝区隐痛，右胁痞块，五心烦热，口干，口苦，头晕，耳鸣，小便色黄，倦怠，乏力，舌红，苔黄，脉细数。

［3］瘀滞肝络证：右胁刺痛，肝肿大坚硬，肝区压痛，腹部膨大，腹壁脉络怒张，唇色青紫，大便色黑，舌紫暗，舌面有瘀斑、瘀点，苔腻，脉细涩。

［4］气血两虚证：右胁疼痛，肝肿大坚硬，腹部膨大，面色萎黄，视物昏花，心悸，纳少，腹胀，便溏，神疲，乏力，舌淡，苔白，脉细弱。

【治疗备要】

肝癌对化疗和放疗不敏感，早诊断、早手术是治疗关键。中医药辨证治疗对于改善症状，减轻放化疗不良反应，提高生活质量，具有重要意义。治疗过程中应重视心理疏导，引导患者建立战胜疾病的信心，积极配合治疗。患者要注意饮食调养，充分休息。

［1］热毒瘀肝证：茵陈蒿汤。

［2］热毒伤阴证：滋水清肝饮。

［3］瘀滞肝络证：鳖甲煎丸。

［4］气血两虚证：人参养营汤。

6. 胆石症

胆石症是指因嗜食肥甘，或湿浊、热邪等蕴聚于胆，胆汁淤积凝结而成砂石，以右上腹胀闷或疼痛，检查可见胆道结石为主要表现的结石类疾病。本病好发于40岁以上女性，部分胆石症患者可无明显症状，或仅有脘腹、右胁胀闷不适，饱餐或过食油腻后明显。若饱餐或过食油腻、过度劳累、腹部受到异常震动、左侧卧位等因素诱发结石梗阻胆道，则可出现右上腹持续性胀痛，甚或绞痛。绞痛发作时，疼痛可向右肩或背部放射，右上腹或剑突下可有压痛和反跳痛，或可触及肿大的胆囊，可伴随恶心、呕吐、轻度发热、黄疸等症状。

胆石症的基本病机为胆石阻滞，不通则痛。病因与体形肥胖、喜静少动、不进食早餐、饮食不节等因素密切相关，暴饮暴食、过食油腻是本病最常见的诱因。

本病相当于西医学的胆囊结石、胆总管结石、肝胆管结石等疾病。

【疾病诊断】

［1］右上腹胀闷、疼痛、压痛、反跳痛，疼痛向右肩背放射。

［2］腹胀，嗳气，恶心，呕吐。

【证型证候】

［1］肝胆气滞证：右上腹胀痛、绞痛，痛引肩背，恶心，呕吐，口苦，厌油，舌红，苔薄黄，脉弦。

［2］肝胆湿热证：右上腹剧痛，痛引肩背，恶心，呕吐，口干，口苦，寒热往来，身目发黄，小便黄赤，大便干结，舌红，苔黄腻，脉弦数。

［3］热毒瘀肝证：右上腹绞痛，痛引肩背，寒战高热，身目发黄，恶心，呕吐，腹胀，小便黄赤，大便秘结，心烦，易怒，神昏，谵语，舌红绛，苔黄，脉弦数。

［4］肝郁脾虚证：右上腹胀痛，痛引肩背，恶心，呕吐，嗳气，纳呆，脘痞，腹胀，便溏，舌红，苔白，脉弦细。

［5］肝胆瘀滞证：右上腹刺痛，痛有定处，痛引肩背，舌紫暗，舌面有瘀点、瘀斑，苔腻，脉弦涩。

【治疗备要】

胆石症易在某些诱因作用下突发剧烈疼痛，急性发作时应禁食并予对症治疗。疼痛休止期无明显症状患者，需要定期复查，并通过改善生活方式来预防发病，饮食结构须遵循“清淡、低脂肪”原则，三餐定时定量，忌暴饮暴食，忌肥甘厚味，要加强体育锻炼，严格控制体重。

［1］肝胆气滞证：大柴胡汤。

［2］肝胆湿热证：龙胆泻肝汤。

［3］热毒瘀肝证：茵陈蒿汤合黄连解毒汤。

［4］肝郁脾虚证：柴芍六君子汤。

［5］肝胆瘀滞证：膈下逐瘀汤。

7. 胆瘅

胆瘅是指因湿热邪毒壅积胆腑，胆汁及气血瘀滞化热所致，以右上腹痛、呕吐、发热等为主要表现的内脏瘅病类疾病。本病好发于 30 ～ 50 岁人群，女性略多于男性，过食油腻、暴饮暴食、快速饱餐是常见诱发因素。胆瘅常表现为突然出现右上腹疼痛，可向右肩背部放射，阵发性加剧，右上腹或剑突下有明显压痛、反跳痛，墨菲征阳性，常伴有恶心、呕吐、纳少、腹胀、恶寒发热等症状，甚者可出现黄疸、高热、神昏等危象。若疾病迁延日久，可演变为“胆胀”，出现右上腹部隐痛，右胁痞闷、纳差、恶心、腹胀等症状。

胆瘅的基本病机为邪壅胆腑，胆汁疏泄失常，不通则痛。多因外感湿热，或过食肥甘厚味，或情志郁怒等刺激，肝胆气郁，胆汁疏泄失调所致。气郁所致者多胀痛而游走无定；瘀滞所致者多刺痛且固定不移；湿热所致者多胀痛而有恶心口苦。

本病相当于西医学的胆囊炎等疾病。

【疾病诊断】

［1］右上腹持续性疼痛，阵发性加剧，向右肩或背部放射。

［2］右上腹压痛、反跳痛，腹肌紧张。

［3］恶心，呕吐，腹胀，纳少，恶寒发热。

［4］有过食油腻、暴饮暴食、快速饱餐等诱因。

【证型证候】

［1］肝胆气滞证：右上腹胀痛，阵发性加剧，痛引两胁，或向右肩背部放射，口苦，恶心，厌油，呕吐，低热，舌淡红，苔薄白，脉弦。

［2］肝胆湿热证：右上腹胀痛，阵发性加剧，痛引两胁，或向右肩背部放射，口苦，恶心，厌油，呕吐，恶寒发热，小便黄赤，舌红，苔黄腻，脉滑数。

［3］肝胆瘀滞证：右上腹剧痛，状如针刺或刀割，痛不可忍，按之痛甚，恶心，呕吐，腹胀，纳呆，舌紫暗，舌面有瘀斑、瘀点，苔腻，脉弦涩。

［4］热毒炽盛证：右上腹剧痛，痛处拒按，右胁扪及包块，寒战高热，身目发黄，恶心，呕吐，大便秘结，小便黄赤，烦躁，神昏，谵语，舌红绛，苔黄燥，脉数。

［5］胆胃不和证：右上腹胀痛，胃胀，胃痛，嘈杂，烧心，反酸，口苦，咽干，舌红，苔黄燥，脉弦数。

【治疗备要】

胆瘅的基本治疗原则为理气活血，清热燥湿，通腑攻下。若突然出现暴发性黄疸、高热、神昏等危象，须及时抢救治疗。患者饮食宜清淡，忌暴饮暴食，忌肥甘厚味，戒除烟酒。

［1］肝胆气滞证：小柴胡汤。

［2］肝胆湿热证：龙胆泻肝汤合大柴胡汤。

［3］肝胆瘀滞证：复元活血汤。

［4］热毒炽盛证：黄连解毒汤合犀角地黄汤。

［5］胆胃不和证：左金丸合蒿芩清胆汤。

8. 胆癌

胆癌是指因饮食不当，情志刺激，胆腑慢性病变等导致胆囊癌变，以右上腹疼痛、黄疸、胆囊肿硬等为主要表现的癌病类疾病。本病好发于中老年人群，临床可见胆囊肿大如拳，质地较硬，触及结节，或肝脏肿大，右上腹痛呈进行性加重等症状。胆癌通常可伴见持续进行性梗阻性黄疸，患者身目发黄，尿如茶色，粪便灰白，晚期多有呕血、黑便、消瘦等症状。

胆癌的基本病机为邪毒蕴结胆腑，壅积成块，胆汁疏泄失常。病因与长期饮食不节或不洁，七情失和，胆腑慢性病，药物毒素侵害，家族遗传等密切相关。早期以热毒、气滞、血瘀等邪实为主，日久则兼见气血亏虚而成为本虚标实或虚实夹杂之证。

本病相当于西医学的胆囊癌、胆总管癌、胆囊肉瘤等疾病。

【疾病诊断】

［1］触及胆囊肿大，质地坚硬，有结节感。

［2］右上腹疼痛、压痛、反跳痛，进行性加重。

［3］身目发黄，尿如茶色，粪便灰白。

［4］纳差，腹胀，腹泻，乏力，消瘦。

【证型证候】

［1］热毒蕴结证：右上腹绞痛，身目发黄，恶心，呕吐苦水，腹胀，高热，大便秘结，小便黄赤，心烦，易怒，舌红绛，苔黄，脉弦数。

［2］湿热蕴结证：右上腹胀痛，身目发黄，寒热往来，肢体困重，纳差，厌油，便溏，小便黄赤，舌红，苔黄腻，脉濡数。

［3］肝郁气滞证：右上腹隐痛，身目发黄，厌食，恶油，乏力，消瘦，焦虑或抑郁，便溏，小便黄赤，舌淡，苔薄，脉沉。

［4］肝胆瘀滞证：右上腹刺痛，痛有定处，身目发黄，尿如茶色，粪便灰白，舌紫暗，舌面有瘀斑、瘀点，苔腻，脉弦涩。

［5］热毒伤阴证：右上腹隐痛，身目发黄，小便黄赤，五心烦热，口干，口苦，头晕，耳

鸣，倦怠，乏力，舌红，苔黄燥，脉弦数。

【治疗备要】

胆癌宜早诊断、早治疗，预后较差，增强患者的治疗信心具有积极意义。

［1］热毒蕴结证：茵陈蒿汤。

［2］湿热蕴结证：龙胆泻肝汤。

［3］肝郁气滞证：柴胡疏肝散。

［4］肝胆瘀滞证：鳖甲煎丸。

［5］热毒伤阴证：滋水清肝饮。

9. 疟疾

疟疾是指因感受疟邪，疟邪入血，卫气与疟邪交争为病，以寒热往来、休作有时、头痛、汗出而解、日久胁下有痞块等为主要表现的疫病类疾病。疟疾患者的“寒热往来”，包括发冷、发热、缓解三期。发冷期的特点是寒战，初起四肢末端发凉，随即背部和全身发冷，皮肤起鸡皮疙瘩，颜面唇甲青白，寒战不止，添加衣被不能缓解，持续数分钟后寒战逐渐停止；发热期冷感消失，体温快速上升，可达40℃以上，可持续数小时，可见面赤、气促、头痛、心悸、口渴、呕吐、烦躁、全身大汗淋漓等症状，甚者可见谵妄、抽搐、不省人事；缓解期汗出渐止，体温逐渐降低，肢体倦怠，疲乏欲睡。

根据寒热轻重及正邪虚实程度，分为正疟、温疟、寒疟、劳疟、疫疟（瘴疟）等类型。正疟即典型的疟疾；温疟者热多寒少或但热不寒；寒疟者寒多热少或但寒不热；劳疟者为正虚久病之疟；疫疟（瘴疟）可见高热不退，头痛，甚至惊厥、抽搐、颈项强直等症，为邪入心肝的危重症。

疟疾的基本病机为正邪交争于半表半里之间。病因主要是感受“疟邪”，疟邪与营卫相搏，邪正交争则疟病发作，疟邪伏藏则疟病休止。

本病与西医学疟疾同名。

【疾病诊断】

［1］寒热往来，休作有时。

［2］有疟区旅居史、既往疟疾发病史、不洁输血史。

【证型证候】

［1］邪入少阳证：先恶寒战栗，肢体酸楚，寒罢继见高热，烦躁，口渴，欲冷饮，而后大汗出，汗出热退，身凉，休作有时，伴头痛，面赤，恶心，呕吐，口苦，舌红，苔黄腻，脉弦。

［2］邪热内郁证：寒热往来，发作时热多寒少，或但热不寒，汗出不畅，头痛，骨节酸痛，口渴欲饮，舌红，苔黄，脉弦数。

［3］寒湿内盛证：寒热往来，发作时寒重热轻，头痛，肢体疼痛，口不渴，胸闷，脘痞，神疲，乏力，舌淡，苔白腻，脉弦迟。

［4］疫毒炽盛证：寒热往来，发作时热甚寒微，高热，头痛，面赤，烦躁，口渴，饮冷，神昏，谵语，肢体抽搐，舌红绛，苔灰黑，脉洪数。

［5］寒毒内闭证：寒热往来，或但寒不热，寒战，胸闷，呕吐，嗜睡，神昏，面色苍白，四肢厥冷，舌淡，苔白厚，脉沉。

［6］正虚邪恋证：寒热往来，遇劳即发，反复发作，神倦，乏力，面色萎黄，形体消瘦，

少气懒言，自汗，心悸，舌淡，苔白，脉细弱。

【治疗备要】

预防疟疾应加强灭蚊、防蚊措施，发作时应卧床休息，出现寒战症状时应加衣被以保暖，高热汗出时应减去衣被，大汗之后应及时更换湿衣并避免吹风。疟疾以祛邪截疟为基本治疗原则，温疟兼清热，寒疟兼温化，瘴疟兼解毒除瘴，劳疟则当扶正兼截疟。

［1］邪入少阳证：柴胡截疟饮。

［2］邪热内郁证：白虎加桂枝汤。

［3］寒湿内盛证：柴胡桂枝干姜汤合截疟七宝饮。

［4］疫毒炽盛证：清瘴汤。

［5］寒毒内闭证：加味金不换正气散。

［6］正虚邪恋证：何人饮。

10. 脏躁

脏躁是指因情志不舒，郁火内扰，或天癸将绝，阴血亏虚，阴阳失调，以致气机紊乱，心神不宁，以悲伤欲哭、神情抑郁等为主要表现的疾病。本病多见于女性，发生于妊娠期者又称“孕悲”，发生于产后者又称“产后脏躁”。基本特征是情绪不稳定，但神志清楚，智力无障碍，具有自知自控能力，可伴有乍寒乍热、面部阵发性潮红、多汗、手颤、肢麻、失眠、头痛、晕眩、胸闷、心悸、纳差等症状。

脏躁的基本病机为精血不足，五脏失养。临证当辨病位、病性。心血不足者常见神疲恍惚、喜怒无常；肝肾阴虚者常见神志恍惚、无故悲伤欲哭；阴虚火旺者常见时悲时笑、坐卧不定；痰火上扰者常见烦乱狂怒、殴扯物件等症状。

本病相当于西医学的更年期综合征、更年期抑郁症、癔病等疾病。

【疾病诊断】

［1］情绪不稳，喜怒无常，易激惹，烦躁，紧张，焦虑，多疑，悲伤欲哭。

［2］性格内向，忧郁，感情脆弱。

［3］有情志刺激等诱因。

【证型证候】

［1］痰气郁结证：精神抑郁，烦躁，时时悲伤欲哭，神疲，乏力，胸胁满闷，痰多，经期紊乱，舌淡，苔白腻，脉弦滑。

［2］气郁化火证：精神抑郁，烦躁，神疲，乏力，心悸，胸胁胀满，口苦，口干，经期紊乱，小便黄赤，舌红，苔薄黄，脉弦数。

［3］心肝阴虚证：精神抑郁，时时悲伤欲哭，情绪不稳，胸胁隐痛，五心烦热，低热，舌红，苔薄黄，脉弦数。

［4］阴虚火旺证：烦躁，易怒，心烦不易入睡，神疲，颧红，口燥，咽干，小便短黄，大便干结，舌红，苔少，脉细数。

【治疗备要】

本病须重视心理干预，语言开导、心理暗示、安慰治疗在消除患者紧张心理、负面情绪等方面具有积极意义。本病为内伤虚证，虽有火邪却不宜过用苦寒，虽有痰气亦不宜过度温化，当以甘润滋养为要。

［1］痰气郁结证：顺气导痰汤。

［2］气郁化火证：丹栀逍遥散。

［3］心肝阴虚证：甘麦大枣汤。

［4］阴虚火旺证：黄连阿胶汤合百合地黄汤。

11. 梅核气

梅核气是指因情志不遂，肝气郁滞，气不行津，痰气互结于咽喉，以咽中如有梅核噎塞、咽之不下、咯之不出为主要表现的郁病类疾病。本病多见于女性，好发于情绪欠稳定、重病后多思多虑患者。症状特征是咽喉部位感觉异常，如异物感、哽阻感、黏痰感、蚁行感、灼热感等，情志不畅时异物感更加明显，在睡眠、紧张或专心做事时可减轻或消失，虽吞咽不下、咯之不出，但不影响吞咽或进食，咽喉无疼痛。

梅核气须与“噎膈”“异物哽喉”相鉴别。“噎膈”是由于气痰瘀交结阻隔食管，食管狭窄，以吞咽食物哽噎不顺、饮食难下，或纳而复出为主要表现；“异物哽喉”是因异物卡刺于咽喉或食管，以咽喉或胸前有异物感、刺痛、呛咳、咯血、吞咽不利为主要表现。

梅核气的基本病机为痰气搏结咽喉。多因情志不畅，肝气郁结，津液不得输布，凝结成痰，痰气循经上逆，搏结咽喉所致。

本病相当于西医学的咽异感症、咽部神经症等疾病。

【疾病诊断】

［1］咽喉异物感，咽中如有梅核噎塞，咽之不下，咯之不出。

［2］吞咽食物不受影响。

［3］排除颈椎、咽喉、食管等器质性病变。

【证型证候】

［1］肝郁气滞证：咽中如有梅核噎塞，咽之不下，咯之不出，神情抑郁，多疑善虑，嗳气，呃逆，胁胀，舌淡，苔白，脉弦。

［2］痰气互结证：咽中如有梅核噎塞，咽之不下，咯之不出，嗳气，呃逆，恶心，胸闷，脘痞，舌淡，苔白腻，脉弦滑。

［3］脾虚痰滞证：咽中如有梅核噎塞，咽之不下，咯之不出，时时悲伤欲哭，夜寐不酣，纳差，口淡无味，面色淡白无华，神疲，少气，懒言，小便清长，便溏，舌淡，苔白，脉弱。

【治疗备要】

梅核气患者应少食油腻肥甘之品。长期咽中如有异物感患者，易怀疑罹患癌症风险，以致情绪欠稳定，导致病情迁延难愈，治疗过程中须辅以必要的心理开导，解除患者思想顾虑，可酌情施行暗示疗法。

［1］肝郁气滞证：柴胡疏肝散。

［2］痰气互结证：半夏厚朴汤。

［3］脾虚痰滞证：香砂六君子汤。

12. 奔豚气

奔豚气是指因七情过激，冲脉经气上逆所致，以气从小腹或少腹上冲心胸或咽喉，冲气回复则如常人为主要表现的疾病。本病气逆上冲具有阵发性特点，或由小腹向上冲逆，或从少腹向上冲逆，或冲至心胸，或冲至咽喉，行冲之气如豚奔突，闷胀难受，可伴有胸闷、气急、心悸、腹痛等症状，但冲气回复后一如常人。

奔豚气的基本病机为冲气上逆。《金匮要略》认为发病原因主要有三个方面：一是七情过激导致气机逆乱；二是过汗伤阳复兼外感寒邪；三是素体阳虚水停，少阴虚寒，寒水气逆。

本病相当于西医学的神经症等有类似症状者。

【疾病诊断】

［1］自觉气从小腹、少腹上冲心胸或咽喉。

［2］阵性发作，气逆上冲时痛苦至极，冲气回复则如常人。

［3］有惊恐等情志损伤病史。

【证型证候】

［1］肝肾气逆证：气从少腹上冲心胸或咽喉，恶闻人声，惊悸不宁，腹痛，喘逆，呕吐，心烦，口渴，乍寒乍热，舌红，苔白，脉弦数。

［2］寒水上逆证：气从小腹上冲心胸或咽喉，脐下悸动，心悸，腹冷痛，畏寒，肢冷，舌淡白，苔白腻，脉弦紧。

【治疗备要】

奔豚气主要是由于七情内伤，或寒水上逆所致，基本治疗原则为理气降逆，临证须辨“气逆”与“水逆”，气逆当降气止逆，水逆宜散寒逐饮。

［1］肝肾气逆证：奔豚汤。

［2］寒水上逆证：桂枝加桂汤或茯苓桂枝甘草大枣汤。

第六章 肾 系 病

1. 水肿

水肿是指因体内水液潴留，泛溢肌肤，以头面、胞睑、四肢、背腹甚至全身浮肿为主要表现的疾病。水肿有阳水与阴水之分：阳水属实，多由外感风邪、疮毒、湿热、水湿侵袭所致，起病迅速，病程较短，水肿多从头面胞睑开始，自上而下漫及全身，并以上半身肿势较甚，常兼有外感表证；阴水多属虚证或虚实夹杂证，常由饮食劳倦、久病体虚、禀赋不足所致，起病缓慢，病程相对较长，水肿多从下肢足踝或腹部开始，自下而上漫及全身，并以下半身肿势较甚。

水肿的基本病机为水液输布失常，泛溢肌肤。多由风水犯表，疮毒内犯，水湿浸渍，湿热内盛，饮食不节，久病耗伤，禀赋不足等因素引起肺失通调，脾失转输，肾失开阖，三焦气化不利，肝失疏泄，从而导致水液的输布失常，水液潴留，泛溢肌肤。

本病相当于西医学的肾性水肿、心性水肿、肝性水肿、营养不良性水肿、内分泌失调性水肿、功能性水肿等疾病。

【疾病诊断】

［1］肌肤水肿，按之凹陷不起，短时难以恢复，皮色不变。

［2］有严重外感、乳蛾、疮毒、紫癜、心悸、久病体虚等病史。

【证型证候】

［1］风水搏肺证：胞睑水肿，继则四肢及全身水肿，上身肿甚，水肿皮肤绷急光亮，发病迅速，恶寒发热，汗出，咽喉红肿疼痛，咳嗽，舌红，苔黄，脉浮数；或恶寒发热，项背强急，肢节酸痛，小便不利，舌淡，苔薄白，脉浮数。

［2］湿毒侵淫证：胞睑水肿，继则全身水肿，上身肿甚，水肿皮肤绷急光亮，发病迅速，尿少，小便黄赤，疮疡频发，舌红，苔黄，脉滑数。

［3］湿热壅盛证：全身水肿，皮肤绷急光亮，烦热，口干，脘痞，胸闷，尿少，小便黄赤，大便干结，舌红，苔黄，脉滑数。

［4］水湿浸渍证：全身水肿，肿处按之没指，凹陷恢复缓慢，下身尤甚，尿少，身体困重，恶心，呕吐，纳少，胸闷，腹胀，舌淡，苔白腻，脉濡缓。

［5］脾阳虚证：全身水肿，按之凹陷不易恢复，下肢肿甚，晨起肿甚，脘痞，腹胀，纳差，纳差，面色㿠白，四肢倦怠，肢冷，尿少，便溏，舌淡，苔白腻，脉滑。

［6］肾虚水泛证：全身水肿，按之没指，凹陷不易恢复，下肢肿甚，腰膝酸冷，四肢厥冷，畏寒，面色㿠白，面色黧黑，尿少，性欲冷淡，男子阳痿、滑精、早泄，女子白带清稀量多，舌淡，胖大舌，齿痕舌，苔白，脉沉。

【治疗备要】

阳水以祛邪为主，多用发汗、利水、攻逐之法；阴水以扶正为主，多用健脾、温肾之法。一般而言，阳水易消，阴水难愈。水肿患者应严格控制食盐摄入量，肿势重者应予无盐饮食，肿势轻者应予低盐饮食，浮肿消退亦应控制摄盐量。此外，还需每天记录水液出入量，保持皮肤清洁，避免抓破皮肤。

［1］风水搏肺证：越婢加术汤。

［2］湿毒侵淫证：麻黄连翘赤小豆汤合五味消毒饮。

［3］湿热壅盛证：疏凿饮子。

［4］水湿浸渍证：五皮饮合胃苓汤。

［5］脾阳虚证：实脾饮。

［6］肾虚水泛证：真武汤合济生肾气丸。

2. 淋证

淋证是指因染受湿热等邪气，湿热蕴结下焦所致，以小便频数、淋沥涩痛、小腹拘急引痛为主要表现的疾病。根据淋证的病因和症状特点，临床通常分为热淋、气淋、石淋、血淋、膏淋、劳淋六类。热淋又称“急淋”，以尿频、尿痛、尿急、尿血为主要表现，多由湿热侵袭膀胱，膀胱气化不利所致；气淋以小便涩痛、淋漓不尽、少腹胀痛为主要表现，多由气机郁滞，膀胱气化不利所致；石淋又称“砂淋”，以突然出现腰腹绞痛、尿血、尿出砂石，检查发现肾或膀胱结石为主要表现，其疼痛可向前阴放射，疼痛时间或长或短，或排尿终末性疼痛，或排尿突然中断而剧痛，疼痛发作时可伴见面色苍白，冷汗淋漓等症状，多由湿热蕴结膀胱，煎熬尿浊，结为砂石，停阻肾系所致；血淋以小便涩滞疼痛、尿血为主要表现，多由热灼膀胱血络，血溢脉外所致；膏淋以小便浑浊、尿如米泔水为主要表现，多由湿热久蕴、脂液流溢所致；劳淋以经常腰痛、小便频急、淋漓隐痛为主要表现，多由淋证迁延日久或反复发作，正虚邪恋所致。

淋证的基本病机为湿热蕴结下焦，肾与膀胱气化不利。病位在肾与膀胱，常见病因为外感湿热，邪传膀胱；或过食肥甘辛辣醇酒，湿积化热，下注膀胱；或情志不遂，气郁化火，气火郁滞膀胱；或房劳过度、多妊多产、久淋不愈，脾肾气虚，复兼膀胱邪滞。疾病初起多属实证，淋证日久不愈则伤正，常常由实转虚，或成虚实夹杂之证。

本病相当于西医学的尿路感染、前列腺炎、急性肾盂肾炎、急性膀胱炎、急性尿道炎、泌尿道结核、尿路结石、尿道综合征等疾病。

【疾病诊断】

［1］尿频，尿急，尿痛。

［2］有房事不洁、卫生习惯不良、外感邪毒等诱因。

【证型证候】

［1］膀胱湿热证：小便频数，尿道灼热，排尿刺痛，小便黄赤，尿液浑浊，小腹拘急；或见腰腹绞痛，剧痛放射至前阴，排尿终末性刺痛，排尿时突然中断，小便频数，血尿，尿液浑浊，尿中夹砂石，恶寒发热，舌红，苔黄腻，脉滑数。

［2］膀胱血热证：小便涩痛，淋沥不畅，尿道灼热，小腹胀满，小腹拘急疼痛，尿色深红，心烦，舌红，苔黄，脉数。

［3］湿热下注证：小便频数，小便短涩，排尿不畅，尿液混浊，少腹拘急疼痛，口苦，恶心，呕吐，大便干结，舌红，苔黄腻，脉弦数。

［4］下焦瘀滞证：腰部作胀，腰部疼痛，少腹刺痛，排尿终末性刺痛，剧痛放射至前阴，排尿时突然中断，血尿，尿中夹砂石，排尿不畅，舌紫暗，舌面有瘀斑、瘀点，苔腻，脉细涩。

［5］脾气虚证：尿频，排尿涩痛，淋沥不畅，余沥不尽，排尿不适感，遇劳则发，少腹坠胀，面色淡白，少气，懒言，精神倦怠，纳少，便溏，舌淡，苔白，脉细无力。

［6］脾不统血证：小便涩痛，淋沥不畅，小腹拘急疼痛，小腹坠胀，尿色淡红或深红，余沥不尽，面色萎黄，纳差，便溏，神疲，乏力，舌淡，苔白，脉虚细无力。

［7］肾气虚证：尿频，排尿不适，排尿涩痛，淋沥不畅，余沥不尽，遇劳则发，神倦，乏力，颜面虚浮，腰膝酸软，少腹坠胀，头晕，耳鸣，舌淡，苔白，脉细弱。

［8］肾阴虚证：尿频，排尿不适，排尿涩痛，淋沥不畅，余沥不尽，尿道灼热，遇劳则发，腰膝酸软，少腹坠胀，头晕，耳鸣，五心烦热，心烦失眠，舌红，苔少，脉细数。

【治疗备要】

淋证的基本治疗原则为通淋。热淋宜清热利湿通淋；气淋宜理气开郁通淋；石淋宜利尿排石通淋；血淋宜凉血止血通淋；膏淋宜分清泄浊；劳淋宜健脾益肾通淋。急则治标，缓则治本，虚实夹杂者又当攻补兼施，审其主次缓急，兼顾治疗。淋证患者应多饮水以增加尿量，每天饮水量应在 3000ml 以上，尿量在 2000ml 以上。饮食宜清淡，忌辛辣厚味之品。

［1］膀胱湿热证：八正散或石韦散。

［2］膀胱血热证：小蓟饮子。

［3］湿热下注证：龙胆泻肝汤。

［4］下焦瘀滞证：少腹逐瘀汤。

［5］脾气虚证：补中益气汤。

［6］脾不统血证：归脾汤。

［7］肾气虚证：济生肾气丸或无比山药丸。

［8］肾阴虚证：左归丸或知柏地黄丸。

3. 尿浊

尿浊又称“溺浊”，是指因湿热下注，或脾肾亏虚所致，以尿液混浊不清、白如泔浆、排尿时无尿道涩痛，无排尿不利感为主要表现的病证。尿浊可见于蛊虫病、肾痛、精浊、肾系癌瘤等多种疾病，因而临床强调辨病与辨证相结合，若不能确定导致尿浊的原发病，可以根据尿浊主症进行辨证论治。

尿浊的基本病机为脾失升清，肾失固摄，精微并注膀胱。病因多为外感湿热，或过食肥甘辛辣醇酒，湿热内蕴中焦，脾失升清，清浊不分，精微下注膀胱；或劳倦太过，脾虚气陷，清浊不分，精微下注膀胱；或久病伤肾，或房劳过度，肾气亏虚，固摄无权，封藏失职，脂液下漏膀胱。疾病初起多属实证，以湿热为多见，久病则常见脾肾亏虚，或成虚实夹杂之证。

本病相当于西医学的乳糜尿，可见于丝虫病、肾痨、肾癌、肾瘤等疾病。

【疾病诊断】

［1］尿液混浊不清，状如米泔水。

［2］无尿道涩痛，无排尿不利感。

［3］排除尿液中夹血、尿液中夹精液而见混浊者。

【证型证候】

［1］下焦湿热证：小便混浊，尿液静置可见滑腻物、絮状凝块、液面浮油，口甜，口腻，脘痞，纳差，纳少，腹胀，便溏，肢体困重，身热不扬，舌红，苔黄腻，脉濡数。

［2］脾虚气陷证：小便混浊，尿液呈乳白色，尿液静置可见絮状凝块，小腹坠胀，神疲，乏力，气短，懒言，面色淡白无华，余沥不尽，舌淡，苔白，脉细弱。

［3］肾气虚证：小便混浊，尿色乳白，尿如脂膏，小便量多，余沥不尽，腰膝酸软，神疲，乏力，头晕，耳鸣，舌淡，苔白，脉弱。

［4］肾阴虚证：小便混浊，尿色乳白如凝脂，精神萎靡，消瘦，头晕，耳鸣，腰酸膝软，烦热，口干，舌红，苔少，脉细数。

［5］肾阳虚证：小便混浊，尿色呈乳白色，余溺不尽，夜尿，面色皖白，形寒肢冷，面目浮肿，足踝水肿，舌淡，苔白，胖大舌，脉沉细。

【治疗备要】

尿浊须积极查找原发病，不能确定原发病时可按尿浊主症辨证论治。严重尿浊患者，发作期应卧床休息，多饮水，忌油腻肥甘食物，忌剧烈活动。

［1］下焦湿热证：程氏萆薢分清饮。

［2］脾虚气陷证：补中益气汤。

［3］肾气虚证：菟丝子丸。

［4］肾阴虚证：知柏地黄丸合二至丸。

［5］肾阳虚证：右归丸。

4. 遗尿

遗尿是指因禀赋不足，肾气不固，或湿热瘀血内蕴，膀胱失约，以睡眠中尿液不自主地流出为主要表现的肾系疾病。遗尿多见于儿童，亦见于年老体衰者、多产妇女、大病久病虚衰者。患者通常睡眠较深，不易唤醒，轻者数日一发，重者一夜尿床数次，预后一般良好。

遗尿的基本病机为膀胱失约。病位在膀胱，但与肺、脾、肾、肝功能失调，以及三焦气化失司密切相关。其中，肾气不固是遗尿的主要病因，多因先天禀赋不足，或久病伤肾，以致下元虚冷，膀胱气化失调，闭藏失职，不能制约尿液而为遗尿。此外，脾肺气虚、肝经湿热、三焦气化失司，皆可引起膀胱失约，津液不藏而为遗尿。

本病相当于西医学的习惯性遗尿等疾病。

【疾病诊断】

睡眠中小便不受控制地流出。

【证型证候】

［1］肾气不固证：睡中遗尿，小便清长，小便频数，余沥不尽，男子滑精早泄，女子白带清稀量多，面色淡白，精神不振，腰膝酸软，舌淡，苔白，脉弱。

［2］肾阳虚证：睡中遗尿，小便清长，腰膝酸软，腰膝冷痛，畏寒肢冷，下肢尤甚，性欲冷淡，男子阳痿滑精，女子白带清稀量多，舌淡，苔白，脉沉细。

［3］脾虚气陷证：睡中遗尿，小便清长，倦怠乏力，少气，懒言，嗜卧，纳差，腹胀，便溏，面色淡白无华，舌淡，苔白，脉弱。

［4］心肾不交证：梦中遗尿，心烦，夜寐不安，精神不振，头晕，耳鸣，消瘦，小便黄赤，舌红，苔黄，脉细数。

［5］肝经湿热证：睡中遗尿，白天尿频尿急，性情急躁，易怒，胸胁胀闷，舌红，苔黄腻，脉弦滑。

【治疗备要】

遗尿患者白天不宜过度疲劳，夜间及睡前要减少喝水，晚餐不宜进流质饮食，并应尽可能消除害羞、焦虑、恐惧等情绪，减轻心理负担。小儿遗尿多属脾肾精气未充，若无其他明显不适症状者，应自小培养其按时排尿习惯，夜间可以用闹钟唤醒患儿起床排尿，白天应避免过度兴奋或剧烈运动，以防夜间睡眠过深。

[1] 肾气不固证：菟丝子丸。

[2] 肾阳虚证：金匮肾气丸。

[3] 脾虚气陷证：补中益气汤。

[4] 心肾不交证：桑螵蛸散。

[5] 肝经湿热证：龙胆泻肝汤。

5. 小便失禁

小便失禁是指因肾气亏虚，下元不固，或因尿路损伤所致，以清醒状态下小便不能控制而自行流出为主要表现的肾系疾病。小便失禁的病情与年龄有相关性，年龄越大发病率越高，症状越重，预后越差。本病女性多于男性，多数轻症患者仅在咳嗽、打喷嚏、跑跳等情况下遗数滴尿液。本病须与“尿后余沥”相鉴别，尿后余沥是指排尿能够控制，但小便之后仍有余沥，点滴不净的症状。

小便失禁的基本病机为膀胱失约。在神识清醒状态下，小便失禁多因命门火衰，肾气不固，气化无权，膀胱制约失职；或湿热下注膀胱，膀胱约束不利所致。神识昏迷状态也可以出现小便失禁，多由神不驭气，膀胱失约所致，不在本节讨论范围。

本病相当于西医学的尿失禁。

【疾病诊断】

[1] 清醒状态下小便失控，自行遗出。

[2] 有咳嗽、打喷嚏、跑跳、用力、激动、大笑等诱因。

[3] 排除一过性惊吓、恐惧者，以及癫、痫、昏厥等疾病导致小便失禁者。

【证型证候】

[1] 肾气不固证：小便失禁，尿色清白，小便频数，余沥不尽，腰膝酸软，足软无力，舌淡，苔白，脉细弱。

[2] 肺脾气虚证：小便失禁，尿意频急，面色淡白，气短，咳则滴尿，小腹坠胀，舌淡，苔白，脉细弱。

[3] 湿热下注证：小便失禁，小便频数，尿道灼热，小便黄赤，舌红，苔黄腻，脉滑数。

[4] 下焦瘀滞证：小便失禁，小腹胀满，小腹隐痛，舌紫暗，舌面有瘀点、瘀斑，苔薄白，脉涩。

【治疗备要】

本病治疗当分虚实，虚者宜固肾、健脾、补肺，实者宜清热、利湿、祛瘀。小便失禁患者宜加强盆底肌肉锻炼，增强体质，控制饮水量。

[1] 肾气不固证：菟丝子丸。

[2] 肺脾气虚证：补中益气汤。

[3] 湿热下注证：八正散。

[4] 下焦瘀滞证：代抵当汤。

6. 癃闭

癃闭是指因败精阻塞、阴部手术等导致膀胱气化失司，水道不利，以小便量少、点滴而出，甚至闭塞不通为主要表现的内脏痹病类疾病。其中，小便不畅、点滴量少，病势较缓者为“癃”；小便不通、点滴不出，病势较急者为“闭”。癃闭多见于老年男性、产后妇女、腹部手术后患者，也常见于水肿、淋证、消渴等疾病迁延不愈者，可以突然发病，也可缓慢发病而逐步加重。癃闭严重者，小便长时间闭而不通，可出现腹胀、喘促、呕吐、烦躁、心悸、神昏等危象。

癃闭的基本病机为膀胱气化失司，水道不利。病位在膀胱，但与肺、脾、肾、肝、三焦皆有密切关系。常见病因有三个方面：一是感受外邪，如下阴不洁，湿热侵犯膀胱，导致膀胱气化不利；二是瘀浊内阻，如瘀血败精内阻，或膀胱结石阻塞尿道；三是体虚久病，如老年肾阳虚衰，或久病气虚，膀胱气化不利。

本病相当于西医学中各种原因引起的尿潴留、无尿症。

【疾病诊断】

［1］排尿无力，排尿不畅，排尿困难。

［2］尿线变细，排尿滴沥，尿不成线。

［3］小便不通，点滴不出。

［4］有老年衰弱、久病重病、阴部手术损伤等病史。

【证型证候】

［1］膀胱湿热证：小便量少，排尿不畅，排尿困难，尿液黄浊，尿急，尿痛，小腹胀满，舌红，苔黄腻，脉滑数。

［2］瘀浊内阻证：小便点滴而下，尿细如线，排尿困难，小便不通，小腹胀满，小腹疼痛，舌紫暗，舌面有瘀斑、瘀点，苔腻，脉涩。

［3］砂石内阻证：小便不利，排尿中断，小便时通时闭，小腹胀满，小腹疼痛，痛引腰脊，尿夹砂石，血尿，舌暗红，苔黄，脉涩。

［4］肝郁气滞证：小便不通，排尿不畅，情志不舒，喜太息，胁痛，口苦，舌淡，苔白，脉弦。

［5］肾气虚证：小便不利，滴沥不爽，排尿无力，小腹坠胀，腰膝酸软，面色淡白无华，畏寒，肢冷，下肢尤甚，舌淡，苔白，脉沉细。

【治疗备要】

持续癃闭可能导致病情迅速转化为危重症，治疗当以通利为原则，急则治其标，缓则治其本。实证宜清邪热，调气机，散瘀滞；虚证宜补脾肾，助气化。对于尿潴留需要导尿患者，应严格按照操作规范导尿，避免感染。

［1］膀胱湿热证：八正散。

［2］瘀浊内阻证：代抵当汤。

［3］砂石内阻证：石韦散。

［4］肝郁气滞证：沉香散。

［5］肾气虚证：济生肾气丸。

7. 阳痿

阳痿又称“阴痿”“筋痿”，是指因命门火衰，肝肾亏虚，或因惊恐、抑郁等所致，以阴茎痿软，或举而不坚，或虽勃起但不坚挺，或勃起不能持久，以致不能进行或完成正常性交过程为主要表现的痿病类疾病。已到性欲衰退期的老年男性出现性功能减退，为正常生理现象，不属病态。

阳痿的基本病机为宗筋弛纵不收。多由情志不畅，或劳倦过度，或大病久病失于调养，或猝受惊恐，或恣欲过度所致。

本病相当于西医学的性功能障碍等疾病。

【疾病诊断】

[1] 阴茎痿软，或举而不坚，不能正常插入阴道。

[2] 举而不久，不能完成性交过程。

[3] 有房事过度，手淫过度病史。

[4] 排除发育未成熟或年老性功能减退者。

【证型证候】

[1] 肝郁气滞证：阴茎痿软，举而不坚，举而不久，性欲冷淡，心情抑郁，烦躁，易怒，胸胁胀满，喜太息，舌淡，苔白，脉弦。

[2] 湿热下注证：阴茎痿软，举而不坚，举而不久，阴囊潮湿，瘙痒腥臭，睾丸坠胀，阴部胀痛，尿道灼痛，小便黄赤，口苦，舌红，苔黄腻，脉滑数。

[3] 心脾两虚证：阴茎痿软，举而不坚，举而不久，心悸，失眠，神疲，乏力，气短，懒言，面色无华，纳少，腹胀，便溏，肢体倦怠，舌淡，苔白，脉细弱。

[4] 肾阳虚证：阴茎痿软，举而不坚，举而不久，精薄清冷，头晕，目眩，耳鸣，腰膝冷痛，畏寒，肢冷，尿频，小便清长，舌淡，苔白，脉沉细。

【治疗备要】

阳痿以下焦元阳亏虚为多见，治疗通常以填精、补肾、温阳为主，疗效非一日之功，缓缓调理，方能取效。患者平素宜节制房事，调摄情志，增强锻炼，起居有常，食饮有节，不妄作劳。

[1] 肝郁气滞证：逍遥散。

[2] 湿热下注证：龙胆泻肝汤。

[3] 心脾两虚证：归脾汤。

[4] 肾阳虚证：右归丸。

8. 遗精

遗精是指因肾失封藏，以不因性交而精液自行遗泄为主要表现的疾病。其中，伴有性梦欣快感而遗精者，称为“梦遗”；不伴性梦而精液自遗，甚至清醒时精液自遗者，称为“滑精”。健康男性每个月遗精 1 ～ 2 次属于正常生理现象，频繁遗精（每周 2 次及以上）并出现全身症状者方为病态。

遗精属于“虚劳”范畴，基本病机为肾不藏精，精关不固。临证须辨有梦或无梦，有梦者多责之君相火旺，无梦者多属肾虚不固。

本病与西医学遗精同名。

【疾病诊断】

［1］男子不因性生活而有精液泄溢，每周 2 次及以上。

［2］头晕，腰腿酸软，精神不振。

［3］有恣情纵欲，情志内伤等病史。

【证型证候】

［1］君相火旺证：睡眠不酣，多梦，梦中遗精，阳事易举，心烦，头晕，目眩，耳鸣，面赤，口苦，口干，小便黄赤，舌红，苔黄，脉细数。

［2］湿热下注证：睡眠不酣，多梦，梦中遗精，遗精频作，阴部潮湿瘙痒，小便黄赤，排尿涩滞，尿后有精液溢流，口苦，口腻，舌红，苔黄腻，脉滑数。

［3］心脾两虚证：劳则遗精，失眠，健忘，头晕，心悸，面色淡白或萎黄，神疲，乏力，肢体倦怠，纳少，便溏，舌淡，苔白，脉细弱。

［4］肾气不固证：无梦而遗，滑精，精薄清冷，头晕，目眩，耳鸣，健忘，形寒肢冷，腰膝酸软，尿频，夜尿，阳痿，早泄，舌淡，苔白，脉沉细。

［5］肝火炽盛证：梦遗频作，阳事易举，烦躁，易怒，胸胁胀闷，失眠，面红，目赤，口苦，咽干，小便黄赤，舌红，苔黄，脉细数。

［6］心肾不交证：梦遗频作，心烦，心悸，头晕，耳鸣，咽干，腰膝酸软，潮热，盗汗，舌红，苔薄黄，脉细数。

【治疗备要】

有梦而遗精者多属君相火旺，治疗宜清心肝之火；无梦而遗精者多属肾虚不固，治疗宜补涩固脱。遗精患者平素宜调摄情志，增强锻炼，起居有常，食饮有节，不妄作劳，节制房事，戒除手淫，避免观看低俗书刊影视。

［1］君相火旺证：黄连清心饮合三才封髓丹。

［2］湿热下注证：萆薢分清饮。

［3］心脾两虚证：妙香散。

［4］肾气不固证：金锁固精丸。

［5］肝火炽盛证：龙胆泻肝汤。

［6］心肾不交证：三才封髓丹。

9. 早泄

早泄是指因情志不畅，或肾气不固所致，以阴茎插入阴道不足 1 分钟即射精，不能完成正常性交过程为主要表现的肾气不固类疾病。

早泄的基本病机为肾失封藏，精关不固。多由情志不畅，纵欲过度，或久病肾虚等所致。情绪焦虑或抑郁，配偶双方感情不融，害怕性交失败，恐惧性行为损害健康，长期性压抑等心理因素容易导致本病发生。

本病与西医学早泄同名。

【疾病诊断】

［1］性交初始即射精，阴茎随即痿软。

［2］短暂性交即射精，不能进行正常性生活。

【证型证候】

［1］肾气不固证：早泄，泄后疲乏，性欲减退，性欲冷淡，腰膝酸软，尿频，舌淡，苔白，脉细弱。

［2］阴虚阳强证：早泄，遗精，阳事易举，腰膝酸软，五心烦热，潮热，盗汗，舌红，苔少，脉细数。

［3］心肾不交证：早泄，遗精，心烦难以入睡，腰膝酸软，头晕，耳鸣，咽干，口燥，潮热，盗汗，舌红，苔少，脉细数。

［4］心脾两虚证：早泄，面色淡白无华，心悸，气短，肢体倦怠，失眠，多梦，舌淡，苔少，脉细弱。

［5］肝经湿热证：早泄，阳事易举，阴部潮湿，少腹胀痛，小便黄赤，口苦，舌红，苔黄腻，脉弦数。

［6］肝郁气滞证：早泄，精神抑郁，喜太息，焦躁不安，少腹胀痛，痛引睾丸，胸闷，失眠，多梦，舌红，苔薄白，脉弦。

【治疗备要】

因惊恐、情志不舒等因素导致早泄者，宜调摄心情，安神定志，疏肝解郁。补虚为治疗早泄之大法，或补肝肾，或补心脾。

［1］肾气不固证：金锁固精丸。

［2］阴虚阳强证：知柏地黄丸。

［3］心肾不交证：天王补心丹。

［4］心脾两虚证：归脾汤。

［5］肝经湿热证：龙胆泻肝汤。

［6］肝郁气滞证：逍遥散。

10. 精少

精少是指因肾气不足，房事不节，劳心过度，气血亏虚等所致，以精液量少（不足 2 ml），或精子数量少，影响生育为主要表现的肾系疾病。若精液稀薄而量多（大于 8 ml）者称为“精薄”；若自觉射精时精液清冷者称为“精冷”。精少包括精液量少和精子数量少两个方面，精子数量减少是男性不育的主要原因之一，中医药治疗精少效果较满意。

精少的基本病机为肾精亏虚。多由先天不足或房室不节所致，也可见于睾丸外伤，或邪扰精室，或全身营养障碍，或放射线损伤等。

本病相当于西医学的精子稀少症。

【疾病诊断】

［1］3 ～ 5 天内未行房事而射精量少于 2ml。

［2］精子计数低于 2000 万 /ml。

［3］排除性交频繁、遗精、滑精、射精不全者。

【证型证候】

［1］肾精不足证：精少，精液清稀，神疲，乏力，耳鸣，腰膝酸软，健忘，舌淡，苔白，脉细弱。

［2］气血两虚证：精少，精液清稀，面色淡白无华，心悸，气短，消瘦，舌淡，苔白，脉沉细。

［3］阴虚火旺证：精少，精液黄稠，五心烦热，失眠，多梦，口燥，咽干，形体消瘦，舌红，苔少，脉细数。

［4］精室瘀滞证：精少，精液黄稠，精液夹块，少腹隐痛，舌紫暗，舌面有瘀斑、瘀点，苔少，脉弦涩。

【治疗备要】

精少的基本治疗原则为补肾填精益髓。患者应戒除烟酒，避免房事过频，可适度增加山药、豆腐、肉类等填精补益食品。

［1］肾精不足证：十补丸。

［2］气血两虚证：八珍汤。

［3］阴虚火旺证：大补阴丸。

［4］精室瘀滞证：桃红四物汤。

11. 肾痈

肾痈是指因热毒壅滞于肾，血败肉腐，形成痈脓，以高热、腰痛为主要表现的内脏痈病类疾病。本病可由肾瘅、肾著、肾痨、石淋等疾病再感热毒发展而成，可缓慢发展为肾痈，也可突然加剧发作，表现为持续性肉眼脓尿，或间歇性脓尿，以及腰部疼痛、肾区叩击痛、腰肌紧张等。急性发作时还可见寒战高热、呕吐、尿频、尿急、尿痛等症状，慢性发病可见低热、乏力、盗汗、贫血、消瘦等症状。

肾痈的基本病机为热毒壅肾，血败肉腐成痈脓。多因过食肥甘厚味，酿湿化热，内蕴于肾；或寒温不适，或下阴不洁，邪毒犯肾；肾病迁延失治，热毒壅肾等所致。

本病相当于西医学的肾积脓、肾周化脓性炎症等疾病。

【疾病诊断】

［1］脓尿。

［2］腰痛，肾区叩击痛，腰肌紧张。

［3］寒战高热。

［4］有慢性肾病、肾结石等病史。

【证型证候】

［1］湿热蕴肾证：寒战高热，腰痛，肾区叩击痛，腰肌紧张，口苦，口黏，胸闷，脘痞，恶心，呕吐，脓尿，尿频，尿急，尿痛，舌红，苔黄腻，脉滑数。

［2］脓毒蕴肾证：寒战高热，腰痛拒按，肾区叩击痛，腰肌紧张，烦躁，口干，面红，目赤，脓尿，尿频，尿急，尿痛，大便秘结，舌红，苔黄燥，脉洪数。

［3］正虚邪恋证：腰部隐痛，尿液黄浊，低热，夜热早凉，五心烦热，纳少，神疲，形体消瘦，自汗，盗汗，舌红，苔少，脉细数。

【治疗备要】

急性期应卧床休息，多饮水，每天应维持尿量在1500ml以上，食物宜清淡，忌辛辣厚味。腰痛者可在局部进行热敷理疗，脓尿量多者应行手术引流。

［1］湿热蕴肾证：仙方活命饮合八正散。

［2］脓毒蕴肾证：大黄牡丹汤。

［3］正虚邪恋证：托里消毒散。

12. 肾垂

肾垂是指因素体虚弱，或劳倦内伤，气虚下陷，无力系肾，直立时肾脏下降至下腹部或盆腔内，以腰部下坠感、腰痛，或反复尿血为主要表现的劳病类疾病。本病好发于形体高瘦女性，以及久行、久坐、久立等工作性质的人群，发病缓慢，部分患者可无症状，大多数患者有腰部酸痛、腰部下坠感或牵拉感，平卧则缓解或消失，以及肾区叩击痛、纳少、腹胀、头晕、乏力等症状。

肾垂的基本病机为气虚下陷，肾体下垂。多由禀赋不足，或过度劳倦，或久病耗气，或肾病迁延等导致气虚下陷，无力系肾，肾脏下降至下腹或盆腔。

本病相当于西医学的肾下垂。

【疾病诊断】

［1］腰部坠胀，腰部酸痛，平卧则缓解或消失。

［2］有久行、久立、久坐、过劳等病史。

【证型证候】

［1］脾虚气陷证：腰部坠胀，腰部酸痛，平卧则缓解或消失，劳则加重，头晕，目眩，神疲，乏力，气短，纳少，面色萎黄，尿浊，舌淡，苔白，脉弱缓。

［2］阴虚湿热证：腰部坠胀，腰部酸软，腰痛，平卧则缓解或消失，头晕，耳鸣，口干，尿痛，小便黄赤，舌红，苔少，脉细数。

［3］阳虚湿困证：腰部坠胀，腰部酸软，腰痛，平卧则缓解或消失，畏寒，肢冷，口淡，夜尿增多，小便清长，余沥不尽，面色皖白，脘痞，腹胀，纳少，肢体倦怠，舌淡，胖大舌，苔白腻，脉沉。

【治疗备要】

肾垂的基本治疗原则为升阳举陷，脾虚气陷者宜补中提气，肾虚气陷者宜补肾固摄。患者应加强腹肌锻炼，避免久立、远行或久坐，轻度肾垂可在腰部用布带或肾托支撑。

［1］脾虚气陷证：补中益气汤。

［2］阴虚湿热证：知柏地黄丸。

［3］阳虚湿困证：金匮肾气丸。

13. 肾瘅

肾瘅是指因湿热温毒等邪气侵犯肾脏，以发热、腰痛、排尿异常等为主要表现的内脏瘅病类疾病。本病好发于老年人、育龄妇女及体质虚弱者，起病急，病程短，最突出的症状是寒战高热、尿频、尿急、尿痛、腰痛及肾区叩击痛等，治疗及时，常可痊愈。若迁延日久，反复发作，正虚邪恋，可演变为“肾著”，表现为腰痛、腰酸、排尿异常、面部或下肢浮肿、低热、乏力、头晕、消瘦等慢性疾病症状。

肾瘅的基本病机为湿热毒瘀蕴结下焦，肾与膀胱气化失司。多由尿道不洁，外感湿热、湿毒、邪毒，入侵结于膀胱，传注肾脏所致。

本病相当于西医学的急性肾盂肾炎等疾病。

【疾病诊断】

［1］尿频，尿急，尿痛，尿浊，脓尿，血尿。

［2］腰痛，肾区叩击痛。

［3］寒战高热，头痛，恶心，呕吐。

【证型证候】

［1］湿热下注证：尿频，尿急，尿痛，尿浊，脓尿，血尿，腰部酸胀、重着、疼痛，身热不扬，渴不欲饮，舌红，苔黄腻，脉滑数。

［2］下焦瘀滞证：尿频，尿急，尿痛，尿浊，脓尿，血尿，小腹或腰部胀痛、刺痛，疼痛拒按，舌紫暗，舌面有瘀斑、瘀点，苔腻，脉涩。

［3］气虚湿困证：尿频，尿急，尿痛，尿浊，少腹坠胀，腰膝酸软，面色淡白，肢体浮肿，神疲，乏力，舌淡，苔薄白，脉沉细。

【治疗备要】

肾瘴患者应卧床休息，多饮水，勤排尿，清淡饮食，注意个人卫生，避免受寒，有高热者应采用物理或药物降温。

［1］湿热下注证：除湿清肾汤合八正散。

［2］下焦瘀滞证：小蓟饮子。

［3］气虚湿困证：无比山药丸。

14. 肾癌

肾癌是指因外邪侵袭，或毒物长久刺激，损伤肾络，伤阴耗气，逐渐恶变而成，以尿血、腰痛、上腹或腰部肿块为主要表现的癌病类疾病。本病好发于 50 ～ 70 岁人群，男性多见，多数患者早期无明显症状，常常在体检时发现。肾癌的主要症状为间歇性、无痛性肉眼全程血尿、腰痛、腹部肿块，以及体重减轻或消瘦、低热、乏力、纳差、头晕等症状。

肾癌的基本病机为邪毒蕴结肾脏，积渐成块。多由恣食肥甘辛辣，或过度肥胖，湿热内盛，蕴结于肾；或房劳过度，或年老体弱，或久病及肾，肾虚气化失司，水湿内停，酿湿生痰，痰湿郁结肾脏；或情志不遂，肝失疏泄，气滞血瘀，瘀阻肾脏；或吸烟过度、药物滥用，邪毒入留肾脏等所致。

本病与西医学肾癌同名。

【疾病诊断】

［1］无痛性血尿。

［2］腰痛，肾区叩击痛。

［3］上腹肿块。

［4］低热，乏力，消瘦。

【证型证候】

［1］气滞血瘀证：无痛性血尿，上腹肿块，固定不移，腰痛固定、拒按，舌紫暗，舌面有瘀斑、瘀点，苔少，脉弦涩。

［2］热蕴脉络证：无痛性血尿，上腹肿块，固定不移，腰痛，发热，口渴，心烦，舌红，苔黄，脉数。

［3］阴虚火旺证：无痛性血尿，上腹肿块，固定不移，腰痛，口燥，咽干，心烦失眠，盗汗，两颧潮红，遗精，舌红，苔少，脉细数。

［4］气阴两虚证：无痛性血尿，上腹肿块，腰痛，神疲，乏力，少气，懒言，口燥，咽干，纳少，面色淡白无华，颧红，舌红，瘦薄舌，裂纹舌，苔少，脉细数。

【治疗备要】

本病的首选治疗方案是外科手术。肾癌属正虚邪实疾病，治疗当扶正祛邪，攻补兼施，初期以攻伐为主，中期攻补兼施，后期以补虚为主。患者宜调畅情志，树立战胜疾病的信心，积极配合治疗，注意休息，加强饮食调理。

［1］气滞血瘀证：桃红四物汤。

［2］热蕴脉络证：导赤散合小蓟饮子。

［3］阴虚火旺证：大补阴丸。

［4］气阴两虚证：参芪麦味地黄丸。

15. 膀胱癌

膀胱癌是指因长期结石刺激，或长期接触有毒物质等所致，以无痛性血尿为早期临床表现的癌病类疾病。本病好发于 50 ～ 70 岁人群，男性多见，预后一般较差，死亡率高。大多数患者的最初症状是间歇性肉眼全程血尿，但发生肉眼血尿时大多已属晚期。部分患者还可见尿频、尿急、尿痛和排尿困难症状，肿瘤阻塞者可见肾积水征象。

膀胱癌的基本病机为邪毒蕴结膀胱，积渐成块，气化失司。多由湿热下注，或尿道热毒，或药物滥用等所致。

本病与西医学膀胱癌同名。

【疾病诊断】

［1］间隙性血尿。

［2］尿频，尿急，尿痛，排尿困难。

【证型证候】

［1］膀胱湿热证：血尿，小便频数，排尿灼热涩痛，小腹胀痛，腰痛，发热，口渴，舌红，苔黄腻，脉滑数。

［2］阴虚湿热证：血尿，小便频数，排尿灼热涩痛，尿浊，口苦，口黏腻，形体消瘦，低热，盗汗，颧红，五心烦热，舌红，苔黄腻，脉数。

［3］气虚血瘀证：血尿，尿如茶色，尿夹血块，小便频数，小腹刺痛，小腹胀痛，神疲，乏力，少气，懒言，舌紫暗，舌面有瘀斑、瘀点，苔少，脉细涩。

［4］脾肾气虚证：血尿，尿色淡红，尿意频繁，余沥不尽，形体消瘦，神疲，乏力，纳少，腹胀，便溏，腰膝酸软，舌淡，苔白，脉弱。

［5］气阴两虚证：血尿，尿意频繁，尿少，神疲，乏力，少气，懒言，口燥，咽干，颧红，舌红，裂纹舌，苔少，脉细数。

【治疗备要】

膀胱癌的首选治疗方案是外科手术。患者宜调畅情志，起居有常，饮食清淡，多饮水，多排尿。

［1］膀胱湿热证：小蓟饮子。

［2］阴虚湿热证：知柏地黄丸。

［3］气虚血瘀证：补阳还五汤。

［4］脾肾气虚证：补中益气汤合水陆二仙丹。

［5］气阴两虚证：五阴煎。

16. 五迟五软

五迟五软是指因先天不足或后天调养失当所致，以小儿发育迟缓、骨软变形等为主要表现的劳病类疾病。五迟包括立迟、行迟、发迟、齿迟、语迟，五软包括头项软、口软、手软、足软、肉软。其中，2～3岁尚不能站立、行走者，称为“立迟”“行迟”；初生无头发或少发，年龄增长仍稀疏难长者，称为“发迟”；12个月尚未出牙，牙齿萌出过慢者，称为“齿迟”；1～2岁仍不会说话者，称为“语迟”；周岁小儿仍然头项软弱下垂者，称为“头项软”；咀嚼无力，时流清涎者，称为“口软”；手臂握举无力者，称为“手软”；2～3岁尚不能站立、行走者，称为“足软”；肌肉松软无力者，称为“肉软”。五迟与五软可以单独出现，也可以同时存在。症状较轻者，若能及时治疗，调养得当，常可康复。症状重者，治疗不及时，或调养失当，可演变成痼疾，预后不良。

五迟五软的基本病机包括正虚和邪实两方面：正虚多为五脏虚弱，气血不足，精髓不充；邪实多为痰瘀阻络，心脑神明失主。基本病因也包括两方面：一是先天胎禀不足，如父母精血虚损，或妊娠期调摄失宜，或妊娠期药治不慎，以致胎元不充，髓脑未满，脏气虚弱，筋骨肌肉失于充养；二是后天损耗精血，如难产、产伤导致颅内出血，或产中窒息，或产中感染高热，或新生儿外感温病，或乳食不足，或哺育失调等。通常情况下，立迟、行迟、发迟、齿迟、头项软、手软、足软，多责之肝脾肾亏虚；语迟、口软、肉软，多责之心脾两虚；智力低下或瘫痪者，多责之痰瘀阻络。

本病相当于西医学的佝偻病、脑发育不全、脑性瘫痪、智力低下等疾病。

【疾病诊断】

［1］生长发育不良，立迟，行迟，发迟，齿迟，语迟，头项软，口软，手软，足软，肉软。

［2］枕秃，囟门迟闭，方颅，肋骨串珠，鸡胸，漏斗胸，“O”或“X”形腿，脊柱畸形。

【证型证候】

［1］肝肾亏虚证：生长发育不良，立迟，行迟，发迟，齿迟，语迟，头项软，口软，手软，足软，肉软，枕秃，囟门迟闭，方颅，肋骨串珠，鸡胸，漏斗胸，“O”或“X”形腿，脊柱畸形，手足震颤，步态不稳，智力低下，神识痴呆，舌淡，苔白，指纹虚淡。

［2］心脾两虚证：智力低下，语言迟钝，四肢痿软，肌肉松弛，咀嚼无力，头发稀疏枯槁，嗜卧少动，步态不稳，口角流涎，面色萎黄，消瘦，舌淡，苔白，指纹虚淡。

［3］痰瘀阻络证：失聪，失语，反应迟钝，口角流涎，肌肉软弱，动作不能自主，时发抽搐，喉间痰鸣，舌淡，胖大舌，舌紫暗，舌面有瘀点、瘀斑，苔腻，指纹淡紫。

【治疗备要】

五迟五软多见于虚证，填精补益为基本治疗原则。可将有效方剂制作为丸剂、膏剂、散剂，长期坚持服药，并配合针灸、推拿、教育、功能训练，才能取得一定效果。预防五迟五软，重在优生优育，禁止近亲结婚，重视妊娠期健康检查，妊娠期不得乱服药物，婴儿须科学喂养。

［1］肝肾亏虚证：六味地黄丸。

［2］心脾两虚证：调元散。

［3］痰瘀阻络证：通窍活血汤合二陈汤。

第七章　气血津液病

1. 干燥病

干燥病是指因素体阴虚，或感染邪毒，津液化生不足，清窍关节等失其濡养所致，以口干、咽干、鼻干、眼干、皮肤干燥等为主要表现的虚损性疾病。本病好发于中年以上女性，起病隐匿，病程较长，有一定家族遗传倾向。疾病的特征是同时出现多部位、多器官、多系统的干燥失养症状。例如，口腔干燥症状可见口干、舌干、咽干、红绛舌、镜面舌、裂纹舌、唾液减少、口腔疼痛等；眼睛干燥症状可见眼泪缺乏、目赤痒痛，眼内异物感、烧灼感、视物疲劳等；鼻腔干燥症状可见鼻腔干燥、无涕、鼻衄等；皮肤干燥可伴见皮肤瘙痒、皮肤感觉减退等症状；肌肉关节干燥可伴见关节疼痛、关节活动不适；肾脏损害可伴见小便异常；肺损害可伴见干咳、气短等症状；胃肠受损可伴见胃痛、脘痞、纳差、腹胀等症状。在上述症状中，口腔干燥症状尤为突出，患者常需大量饮水以解其渴。

需要明确的是，外感燥淫证的临床表现与本病轻症相似，但外感燥淫证的干燥程度相对较轻，通常不会导致脏腑、器官功能的严重损伤。兹将外感燥淫证的证候表现与证治附列于此，供临证参阅：燥淫证是指外感燥邪，燥气伤津，津液滋养不足，以口鼻、咽喉、皮肤干燥等为主要表现的病证。燥淫证多由气候干燥，或居处环境干燥所致，好发于秋季，有温燥和凉燥之分。温燥证多发于初秋，气候尚热，暑气未消，燥热相合，证候表现为发热重恶寒轻，头痛，微汗，干咳，痰少而黏，胸胁疼痛，皮肤干燥，鼻咽干燥，口渴，心烦，舌边尖红，苔黄燥，脉浮数，治以桑杏汤；凉燥证多发于深秋，气寒而燥，燥寒相合，证候表现为发热轻恶寒重，头痛，无汗，鼻咽干燥，唇燥，皮肤干燥，咽痒咳嗽，痰少，舌淡红，苔薄白，脉浮，治以杏苏散。

干燥病的基本病机为邪毒侵犯脏腑，津液生成障碍，机体失于濡养。多由外感燥邪，或感染邪毒，或素体阴津亏虚所致。

本病相当于西医学的干燥综合征。

【疾病诊断】

［1］口干，舌干，咽干，眼干，鼻干，皮肤干燥，关节干涩，阴道干涩等。

［2］频频饮水，饮水量多。

【证型证候】

［1］燥邪犯窍证：口干，舌干，咽干，目干，鼻干，皮肤干燥，少泪，频频饮水，饮水量多，干咳，少痰，头身疼痛，颈项臀核肿大，大便干燥，舌红少津，苔薄黄，脉浮缓。

［2］津液亏虚证：口干，舌干，咽干，目干，鼻干，皮肤干燥，少泪，关节干涩，活动不利，关节疼痛，频频饮水，饮水量多，尿少，大便干结，舌红少津，无苔，脉细数。

［3］阴虚内热证：口干，舌干，咽干，目干，鼻干，皮肤干燥，少泪，频频饮水，饮水量多，尿少，大便干结，潮热，盗汗，两颧潮红，舌红，无苔，脉细数。

［4］气阴两虚证：口干，舌干，咽干，目干，鼻干，皮肤干燥，少泪，频频饮水，饮水量多，神疲，乏力，少气，懒言，两颧潮红，舌红，瘦薄舌，裂纹舌，无苔，脉细数。

【治疗备要】

干燥病的本质是津液滋养濡润失常，治疗以滋补肝肾、养阴润燥为主。患者饮食宜清淡，多饮汤水流汁，尤其要多喝水，每天补水量应达到2000～2400ml，可选用百合、麦冬、玉竹、石斛、芦根等煎水频服，忌食辛辣刺激之品。可针对眼干、鼻干、皮肤干燥、阴道干涩等具体部位，局部补液以缓解症状。眼干者可用人工泪液、眼药膏等对症处理；鼻干者可用棉签汲水滋润鼻腔；皮肤干燥者可涂抹润肤露。

［1］燥邪犯窍证：增液汤。

［2］津液亏虚证：沙参麦冬汤。

［3］阴虚内热证：知柏地黄丸。

［4］气阴两虚证：生脉饮合五阴煎。

2. 咳血

咳血又称“嗽血”，是指因外伤损害，或外邪犯肺、肝火犯肺、阴虚火旺，或气不摄血等，导致肺络受损，血溢脉外，以血液随咳嗽而出为主要表现的病证。若痰少而血多，或大量出血者，称为“咯血”。咳血之前多有喉痒、胸闷等先兆症状，通常血色鲜红，或夹泡沫，或痰血相兼，或痰中带血。

咳血的基本病机为热入肺络，迫血妄行，或气不摄血，血溢脉外。病因分为外感和内伤两类。外感多由风热、火热、燥热所致，起病急，病程短；内伤多由阴虚火旺、肝火犯肺等引起，起病缓，病程长。咳血可以是一个独立疾病，也可以是多种疾病的伴随症状，如肺痹、肺癌、肺胀、血溢病、疫斑热、稻瘟病等，皆可引起咳血，若不能确定原发病时，可以按咳血主症辨证论治。

本病相当于西医学的肺结核、肺癌、肺炎、肺脓肿等疾病。

【疾病诊断】

［1］血随咳嗽而出，血色鲜红，痰血相兼，或痰带血丝。

［2］有咳嗽、胸闷、喉痒等先兆症状。

【证型证候】

［1］燥邪犯肺证：咳血，血色鲜红，痰中带血，咳嗽，喉痒，鼻燥，咽干，口干欲饮，舌红，苔少，脉浮数。

［2］肺热炽盛证：咳血，血色鲜红，出血量多，咳嗽，咳痰黄稠，咽喉疼痛，胸痛，喘息，发热，汗出，口渴，舌红，苔黄，脉数。

［3］痰热壅肺证：咳血，咳吐脓血腥臭痰，胸闷，气喘，喉中痰鸣，发热，口渴，舌红，苔黄腻，脉滑数。

［4］肝火犯肺证：咳血，痰中带血，阵发性咳嗽，咳势剧烈，胸胁胀痛，烦躁，易怒，口苦，面赤，舌红，苔黄，脉弦数。

［5］阴虚火旺证：咳血，血色鲜红，痰带血丝，干咳，痰少而黏，口燥，咽干，潮热，盗汗，舌红，苔少，脉细数。

【治疗备要】

咯血患者须保持侧卧位，头低脚高，适当拍背，及时清除口腔、咽喉、鼻腔中的瘀积血块，以防窒息，定时测量血压、脉搏、呼吸等。中医药治疗咳血须尊崇“血证”的“治火、治气、治血”基本治疗原则。

［1］燥邪犯肺证：桑杏汤。

［2］肺热炽盛证：黄芩清肺汤。

［3］痰热壅肺证：清金化痰汤。

［4］肝火犯肺证：黛蛤散合泻白散。

［5］阴虚火旺证：百合固金汤。

3. 呕血

呕血又称“吐血”，是指因肝胃积热、脾气虚弱、瘀血阻滞等导致胃络受损，胃失和降，以血液随呕吐而出为主要表现的病证。呕血是临床常见急症之一，呕血之前多有恶心、胃脘不适等先兆症状，呕出之血通常为暗紫色，也可为鲜红色，粪便色黑如漆。大量吐血可导致血脱，出现面色苍白、心悸、头晕、冷汗淋漓、昏厥等危象。许多疾病都可引起上消化道出血，以消化性溃疡出血、胃癌出血及肝硬化所致食管-胃底静脉曲张破裂出血较为多见。若不能确定原发病时，可以按呕血主症辨证论治。

呕血的基本病机为热入胃络，迫血妄行，或气不摄血，血溢脉外。多由饮酒过度，或过食辛辣，以致湿热蕴结胃络，迫血妄行，溢出脉外；或素体脾胃虚弱，或大病耗伤脾胃之气，气不摄血，血溢脉外。

本病相当于西医学的上消化道出血。

【疾病诊断】

［1］血随呕吐而出，血色暗红或鲜红。

［2］呕吐物夹杂食物残渣或胃内容物。

［3］有恶心、胃脘不适等先兆症状。

【证型证候】

［1］胃热炽盛证：呕血量多，血色鲜红或紫暗，夹杂食物残渣，脘痞，胃脘嘈杂，口气臭秽，便秘，大便色黑，小便黄赤，舌红，苔黄，脉数。

［2］肝火犯胃证：呕血量多，血色鲜红或紫暗，夹杂食物残渣，胃脘胀痛，胁肋胀痛，烦躁，易怒，口苦，嘈杂，泛酸，舌红，苔黄，脉弦数。

［3］瘀阻胃络证：呕血，血色紫黑，胃脘刺痛，痛有定处，面色黧黑，肌肤甲错，渴不欲饮，但欲漱口不欲咽，舌紫暗，舌面有瘀斑、瘀点，苔腻，脉涩。

［4］气不摄血证：呕血，血色紫暗，时轻时重，时发时止，胃脘隐痛，喜温喜按，面色淡白无华，神疲，乏力，少气，懒言，头晕，心悸，舌淡，苔白，脉细弱。

【治疗备要】

呕血时须保持呼吸道通畅，防止血液进入气管而发生窒息，还要密切观察患者是否出现头晕、心慌、烦渴、冷汗、晕厥等消化道大出血危象。治疗呕血应尊崇“血证”的“治火、治气、治血”基本治疗原则。

［1］胃热炽盛证：泻心汤合十灰散。

［2］肝火犯胃证：龙胆泻肝汤。

［3］瘀阻胃络证：失笑散。

［4］气不摄血证：黄土汤。

4. 鼻衄

鼻衄是指因鼻部疾病或外伤，或火热上扰，或气不摄血所致，以鼻腔出血为主要表现的病证。鼻衄不止者称为“鼻洪”；妇人经期鼻衄，呈规律性发作者，称为“倒经”“逆经”。鼻衄可以是独立病证，也可由他病伴发，若不能确定原发病时，可以按鼻衄主症辨证论治。

鼻衄的基本病机为热入鼻络，迫血妄行，或气不摄血，血溢脉外。鼻衄的内科常见病因有三方面：一是气候干燥炎热，或饮酒过度，或嗜食辛辣，或情志过激，导致热入鼻部血络，迫血妄行，以肺热、胃热、肝火上扰最为常见；二是气不摄血或脾不统血而导致血溢脉外；三是其他疾病伴发，如麻疹、丹毒、烂喉丹痧、时行感冒、血溢病、臌胀等皆可导致鼻衄。此外，鼻部器质性疾病，或碰伤、挖鼻等外伤导致血管破裂，其出血多发生在损伤病灶处，通常没有全身症状，与内科所论鼻衄有区别。

本病相当于西医学的鼻出血。

【疾病诊断】

［1］鼻腔出血，血液从鼻前孔流出，或后流从口腔而出。

［2］鼻腔检查有出血病灶。

【证型证候】

［1］风寒束表证：鼻腔出血，血量或多或少，能自行停止，恶寒发热，头身疼痛，无汗，舌淡红，苔薄白，脉浮紧。

［2］风热犯肺证：鼻腔出血，血色鲜红，血量或多或少，鼻干，身热，汗出，头痛，咽痛，咳嗽，咯黄痰，舌红，苔黄，脉浮数。

［3］燥邪犯肺证：鼻腔出血，血色鲜红，出血量少，鼻腔干燥，咽干，咳嗽，痰少而黏，皮肤干燥，大便秘结，小便黄赤，舌红，苔少，脉浮数。

［4］肝火犯肺证：鼻内出血，血色鲜红，出血量多，头痛，头晕，耳鸣，口苦，咽干，胸胁胀满，烦躁易怒，面红，目赤，咳嗽阵作，舌红，苔黄，脉弦数。

［5］胃热炽盛证：鼻内出血，血色鲜红，出血量多，齿衄，鼻干，口干，喜饮，口臭，大便秘结，小便黄赤，舌红，苔黄，脉数。

［6］气不摄血证：鼻内出血，血色淡红，出血势缓，反复发作，时发时止，面色淡白无华，神疲，乏力，少气，懒言，头晕，心悸，舌淡，苔白，脉细弱。

［7］阴虚火旺证：鼻内出血，出血量少，口燥，咽干，头晕，目眩，潮热，盗汗，手足心热，舌红，苔少，脉细数。

【治疗备要】

外感风寒欲解之时出现鼻衄，此为风寒之邪郁于太阳，外邪不得汗解，借鼻衄为邪气出散之路，出血量通常较少，一般不予处理，衄血出则诸症可减。除此之外，鼻衄应采用止血措施，可用湿毛巾或冰袋冷敷额部及鼻根部，或用手捏鼻翼以止血，或在出血点压迫止血。待出血停止后再予辨证论治，实火鼻衄治宜泻火凉血，虚火鼻衄治宜滋阴降火，气虚失摄鼻衄治宜益气健脾、养血止血。

［1］风寒束表证：桂枝汤。

［2］风热犯肺证：桑菊饮。

［3］燥邪犯肺证：清燥救肺汤。

［4］肝火犯肺证：龙胆泻肝汤。

［5］胃热炽盛证：清胃散。

［6］气不摄血证：归脾汤。

［7］阴虚火旺证：知柏地黄丸。

5. 齿衄

齿衄又称“牙衄”，是指因胃经积热，阴虚火旺，或心脾两虚，血不循经所致，血液自牙缝或牙龈渗出的病证。齿衄可以是独立病证，也可由他病伴发，若不能确定原发病时，可以按齿衄主症辨证论治。

手阳明大肠经入下齿中，足阳明胃经入上齿中，若嗜食辛辣肥甘，阳明经积热，循经上攻牙龈，血热伤络，可致齿衄。此外，肾阴亏虚，虚火动络，或气不摄血，血不循经，亦可见齿衄。

本病相当于西医学的牙结石等疾病引起的牙出血。

【疾病诊断】

［1］牙缝或牙龈渗出血液。

［2］排除妇女行经期间出现周期性齿衄。

【证型证候】

［1］风火犯龈证：齿衄，出血量多，血色鲜红，牙龈红肿，牙痛，遇冷痛减，遇热痛增，发热，口渴，舌红，苔黄，脉浮数。

［2］火毒犯龈证：齿衄，出血量多，血色鲜红，齿龈红肿溢脓，牙痛，腮肿，头痛，口臭，发热，大便秘结，小便黄赤，舌红，苔黄，脉洪数。

［3］胃热炽盛证：齿衄，出血量多，血色鲜红，牙龈红肿，剧烈牙痛，口干喜饮，口臭，大便秘结，小便黄赤，舌红，苔黄，脉数。

［4］胃阴虚证：齿衄，血色淡红，牙龈红肿，牙龈轻度疼痛，口燥咽干，五心烦热，大便秘结，小便黄赤，舌红，苔少，脉细数。

［5］肾阴虚证：齿衄，血色淡红，出血量少，牙龈红肿，牙龈轻度疼痛，牙齿虚浮松动，腰膝酸软，舌红，苔少，脉细数。

［6］气不摄血证：齿衄，血色淡红，出血量多，龈肉色淡，面色淡白无华，神疲，乏力，少气，懒言，头晕，心悸，舌淡，苔白，脉细弱。

【治疗备要】

齿衄以胃火炽盛者居多，出血时可酌情选用升麻、白及、槐花、荆芥、仙鹤草、大蓟、小蓟粉，以棉片黏附药粉进行局部压迫止血，或选择冰硼散漱口，或西瓜霜含服。齿衄患者平素须保持口腔清洁，勤漱口，剔牙时须正确使用牙线或牙签。

［1］风火犯龈证：薄荷连翘方。

［2］火毒犯龈证：黄连解毒汤。

［3］胃热炽盛证：清胃散。

［4］胃阴虚证：益胃汤。

［5］肾阴虚证：知柏地黄丸合茜根散。

［6］气不摄血证：归脾汤。

6. 便血

便血是指因脾胃虚弱，气不统血，或胃肠积热、湿热蕴结、气血瘀滞等所致，以血随便出，或便黑如柏油状，或便下鲜血为主要表现的病证。便血须辨远血和近血，远血通常先便后血，血色暗红或深褐，或大便色黑如柏油状，提示出血病位离肛门较远，多见于胃脘、小肠、大肠出血。近血通常先血后便，血色鲜红，血液附在大便表面或于排便前后滴出，提示出血部位距离肛门较近，多见于痔疮、肛裂等病变。

便血须与“下痢脓血”相鉴别，“下痢脓血”多呈脓血混杂，并有较为明显的腹痛、里急后重等症状，是痢疾的临床表现之一。

便血的基本病机为胃肠脉络受损，血溢脉外。实者以火热迫血妄行为常见，多由胃肠积热、湿热蕴结，或气血瘀滞等所致；虚者多因脾胃虚弱，气不摄血。多种疾病皆可出现便血症状，如肛门疾病、胃肠疾病、疫斑热、稻瘟病、蛊虫病、血溢病、食物中毒、药物中毒等。因此，能确定原发病者须按原发病论治，若不能确定原发病时，可以按便血主症辨证论治。

本病相当于西医学的消化道出血。

【疾病诊断】

[1] 大便下血，血便夹杂，柏油样大便。

[2] 排除进食黑色药物、黑色食物、动物血、动物肝脏等导致的大便呈暗褐色者。

【证型证候】

[1] 肠道湿热证：便血，血色紫暗，柏油样便，腹痛，腹胀，腹泻，肛门灼热，排解不畅，舌红，苔黄腻，脉滑数。

[2] 胃热炽盛证：便血，血色紫暗，柏油样便，呕血，脘痞，胃痛，口苦，口干，口臭，大便秘结，舌红，苔黄，脉数。

[3] 胃肠瘀滞证：便血，血色紫暗，柏油样便，胃脘刺痛，腹痛，舌质紫暗，舌面有瘀斑、瘀点，苔腻，脉涩。

[4] 气不摄血证：便血，血色淡红，柏油样便，排便无力，肛门坠胀，面色淡白或萎黄，神疲，乏力，少气，懒言，头晕，心悸，舌淡，苔薄白，脉细弱。

[5] 中焦虚寒证：便血，血色紫暗，柏油样便，腹部隐痛，喜温喜按，面色淡白无华，肢体倦怠，便溏，舌淡，苔白，脉沉细。

【治疗备要】

便血的辨证论治，应分辨病位所在、病性虚实、病情缓急，急则治标，缓则治本，或标本同治。治疗实证不能一味攻伐，滥用寒凉；治疗虚证须在补益升提的同时，适量佐以清热利湿，理气和血之品。严重便血者应卧床休息，注意防寒保暖。可根据病情进食流质、半流质、无渣饮食。伴吐血者，应予禁食。应注意观察便血的颜色、性状及次数，密切监测血常规、大便隐血等辅助检查指标。若出现头昏、心慌、烦躁不安、面色苍白、冷汗淋漓等症状，常为大出血征兆，应及时救治。

[1] 肠道湿热证：地榆散合槐角丸。

[2] 胃热炽盛证：泻心汤合十灰散。

[3] 胃肠瘀滞证：少腹逐瘀汤。

[4] 气不摄血证：补中益气汤。

［5］中焦虚寒证：黄土汤。

7. 尿血

尿血是指因湿热下注、阴虚火旺、疫毒或药毒伤肾等所致，以血液随小便排出为主要表现的病证。随出血量多少的不同，小便呈淡红色、鲜红色，或茶褐色。若出血量少，肉眼不易观察到，仅能通过显微镜发现红细胞的“镜下血尿”，亦属尿血范畴。小便初始出现血尿，提示出血部位多在尿道；小便全程出现血尿，提示出血在膀胱及其以上部位。

尿血须与“血淋”相鉴别，尿血多无排尿疼痛，或仅有轻度胀痛及灼热感，“血淋”则见小便淋漓涩痛。

尿血的基本病机为肾系或膀胱脉络受损，血溢脉外。常见病因有湿热下注、阴虚火旺、疫毒或药毒伤肾等。石淋、热淋、子淋、肾瘅、肾痨，肾及膀胱癌瘤，某些血液病变、传染病等常可见尿血，能确定原发病者须按原发病论治，若不能确定原发病时，可以按尿血主症辨证论治。

本病与西医学尿血同名。

【疾病诊断】

［1］尿中混夹血液，尿色呈鲜红或茶褐色。

［2］排尿时无尿道疼痛。

［3］排除月经、经期前后阴道出血污染导致的尿液夹血。

【证型证候】

［1］膀胱湿热证：尿中带血，尿色鲜红或尿夹血块，尿频，尿急，小腹胀痛，身热，心烦，口渴，口苦，口干，舌红，苔黄，脉数。

［2］脾不统血证：尿中带血，齿衄，肌衄，面色淡白或萎黄，神疲，乏力，少气，懒言，头晕，心悸，纳差，腹胀，便溏，舌淡，苔白，脉细弱。

［3］肾阴虚证：尿中带血，尿色淡红，排尿涩滞，腰膝酸软，消瘦，头晕，耳鸣，潮热，舌红，苔少，脉细数。

［4］肾气不固证：尿中带血，尿色淡红，小便混浊，尿频，腰膝酸软，头晕，耳鸣，面色无华，神疲，乏力，舌淡，苔白，脉沉细。

【治疗备要】

尿血过多或日久不止者应卧床休息，多饮水，勤排尿，注意个人卫生，保持阴部清洁干爽，忌食辛辣刺激之品。

［1］膀胱湿热证：小蓟饮子。

［2］脾不统血证：归脾汤。

［3］肾阴虚证：知柏地黄丸。

［4］肾气不固证：无比山药丸。

8. 紫斑

紫斑是指因邪毒壅遏脉络，或病久脾虚不摄，导致血溢脉外，以皮肤黏膜出现青紫色、紫红色斑块或斑点为主要表现的出血类疾病。本病初发症状常不典型，容易漏诊。皮肤紫斑小者如针尖，大者可融合成片，压之不褪色，重者可伴有鼻衄、齿衄、尿血、便血等症状。

皮肤紫斑分为阳斑和阴斑。阳斑的斑点成片，皮色深红或青紫，多由温热邪毒内入营血，迫血外溢所致；阴斑的斑点大小不一，色淡红或暗紫，隐隐稀少，发无定处，多由气不摄血，或阳虚寒凝，血不荣肤所致。

本病相当于西医学的血小板减少性紫癜、过敏性紫癜等疾病。

【疾病诊断】

皮肤出现点状或片状出血点，或皮肤有紫斑、紫点，压之不褪色。

【证型证候】

［1］血热证：皮下青紫斑点或斑块，发热，面赤，口渴，心烦，便秘，小便黄赤，舌红，苔黄，脉数。

［2］阴虚火旺证：皮下青紫斑点或斑块，潮热，盗汗，口燥咽干，五心烦热，失眠，舌红，苔少，脉细数。

［3］气不摄血证：皮下青紫斑点或斑块，面色淡白无华，神疲，乏力，少气，懒言，头晕，目眩，心悸，舌淡，苔白，脉细弱。

【治疗备要】

治疗阳斑多以凉血、清热、利湿为主；治疗阴斑多用温肾、暖脾、益气摄血，佐以化瘀之法。应用辛香走窜药物须防动血燥血，应用清热凉血寒凉药物须防寒滞留瘀。若见剧烈头痛，烦躁或昏迷，瞳孔忽大忽小，血压下降，肢厥脉微，可能为颅内出血危象，应立即进行抢救。

［1］血热证：犀角地黄汤合十灰散。

［2］阴虚火旺证：茜根散。

［3］气不摄血证：归脾汤。

9. 胃饮

胃饮是指因腹部手术，或因胃反等疾病脾胃受损导致水液输布失常，水饮停聚胃肠，以脘腹痞胀、腹中水声辘辘、呕吐水液等为主要表现的痰饮类疾病。胃饮即《金匮要略》之狭义“痰饮”，患者多有腹部手术、胃溃疡、反胃等病史，起病缓慢，病程较长，除脘腹痞胀、腹中水声辘辘、呕吐水液等主症以外，还可伴见腹部膨胀、胃中振水声、肠鸣音亢进、腹痛、纳差、心悸、气短等症状。

胃饮的基本病机是水液输布失常，饮停胃肠。多由外感寒湿，内伤生冷等原因所致，总属阳虚阴盛，阳气不足是根本，水饮停聚胃肠为标实。

本病相当于西医学的胃肠积液等疾病。

【疾病诊断】

［1］脘痞，腹胀，呕吐清水痰涎，胃肠水声辘辘。

［2］有腹部手术、胃溃疡、反胃等病史。

【证型证候】

［1］饮留胃肠证：心下坚满，胃痛，腹胀，呕吐清水痰涎，胃肠水声辘辘，排尿后有轻快感，便秘，口干，舌淡白，苔白腻，脉沉弦。

［2］脾阳虚证：脘痞，腹胀，呕吐清水痰涎，胃肠水声辘辘，胸胁支满，脘腹喜温，腹部畏寒，口渴，不欲饮水，饮水易吐，头晕，目眩，纳少，便溏，消瘦，舌淡白，苔白滑，脉滑。

【治疗备要】

饮为阴邪，遇寒则凝，得温则行，故治疗胃饮以《金匮要略》“病痰饮者，当以温药和之”为基本原则。临证又当分辨虚实，水饮壅盛者以祛饮为主，治以攻逐、利水等因势利导之法；阳虚饮微者，宜温阳治本，治以健脾温肾，阳气盛则饮自化。

［1］饮留胃肠证：甘遂半夏汤合己椒苈黄丸。

［2］脾阳虚证：苓桂术甘汤合小半夏汤。

10. 悬饮

悬饮是指因肺、胸部的痹、痨、癌等病变以及某些全身性疾病，导致饮邪停积胸腔，阻碍气机升降，以胸胁饱满、胀闷，咳唾引痛等为主要表现的胸部痰饮类疾病。

悬饮与胸痹均有胸痛，但悬饮多由津液疏泄失常，水液不循常道，饮停胸胁，撑胀胸廓作痛，以胸胁胀痛或闷痛，一侧胸廓饱满，或肋间隙饱满为特点，并可伴见气促、呼吸困难、咳嗽等症状。胸痹多由心脉痹阻不通，胸中宗气运转不利所致，症见胸膺部或心前区闷痛，痛引肩臂，突然发作，历时较短，休息或服药后得以缓解。

悬饮的基本病机为水液输布失常，饮停胸胁。

本病相当于西医学的胸腔积液等疾病。

【疾病诊断】

［1］胸胁胀满，胸胁疼痛，胸胁咳唾引痛。

［2］呼吸困难，气喘，呼吸活动度降低。

［3］胸廓饱满，肋间隙增宽。

［4］有胸痹、肺痨、肺癌等病史或肺部原发病灶。

【证型证候】

［1］饮停胸胁证：胸胁胀满或疼痛，咳唾引痛，胸廓饱满，肋间隙增宽，呼吸困难，咳嗽，气喘，不能平卧，舌淡，苔白腻，脉弦滑。

［2］痰热结胸证：胸胁胀满或闷痛，咳嗽，咳痰黄稠，发热，恶心，呕吐，口苦，口干，舌红，苔黄腻，脉滑数。

［3］热扰胸膈证：胸胁胀满或刺痛，咳唾引痛，气喘，咳嗽，咳吐黄稠痰，心下痞硬，寒热往来，口苦，咽干，舌红，苔黄，脉弦数。

［4］络气不和证：胸胁灼痛，胸闷，呼吸不利，咳嗽，舌淡，苔薄，脉弦。

【治疗备要】

胸腔积液量多，引起气促、呼吸困难、咳嗽、胸痛等症状时，应及时引流胸腔积液以缓解症状，由结核引起者需结合抗痨药治疗。悬饮患者应适当增加爬楼梯、吹气球等呼吸功能锻炼，饮食宜清淡富有营养，忌辛辣肥甘醇酒，戒烟，避免过度劳累。

［1］饮停胸胁证：十枣汤合葶苈大枣泻肺汤。

［2］痰热结胸证：柴胡陷胸汤。

［3］热扰胸膈证：凉膈散合柴枳半夏汤。

［4］络气不和证：香附旋覆花汤。

11. 支饮

支饮是指因感染痨虫，或外感温热、湿热等邪气，郁而不解，入侵心包之络，或因肾衰水毒上泛凌心，以心悸、咳逆倚息、短气不得平卧等为主要表现的痰饮类疾病。受寒是支饮的常见诱因，发作时还可伴见胸痛、面色苍白、唇甲青紫、冷汗淋漓、烦躁不安、乏力、腹胀等症状，重者可见肢体浮肿、腹水、颈静脉怒张等。

支饮的基本病机为饮邪留伏，停聚心肺，阻遏心阳，损及心包，迫逆犯肺，支撑胸膈。多由感受温热或湿热邪毒，内传心包；或外感痨虫蚀肺，传侵心包；或肾虚水泛，水饮凌心所致。

本病相当于西医学的渗出性心包炎等疾病。

【疾病诊断】

［1］心悸，咳嗽，气喘，短气不得平卧。

［2］有严重外感、肺病、肾衰竭等病史。

【证型证候】

［1］饮停心包证：心悸，喘息不得平卧，心下痞满，面色黧黑，尿少，舌淡，苔白滑，脉沉紧。

［2］寒饮伏肺证：心悸，咳嗽，气喘，胸闷，咳吐白色泡沫痰，不得平卧，舌淡，苔白滑，脉沉紧。

［3］血瘀水停证：心悸，心痛，呼吸困难，胸闷，胸痛，唇色紫暗，颈静脉怒张，肢体浮肿，小便不利，舌紫暗，苔腻，脉弦涩。

［4］心气阴两虚证：心悸，气短，胸闷，心痛，神疲，乏力，心烦，失眠，多梦，汗出，小便黄赤，便秘，舌红，苔少，脉结代。

［5］脾肾阳虚证：心悸，咳嗽，气喘，胸闷，咳吐白痰，不得平卧，腹胀，小便不利，下肢浮肿，舌淡，舌胖大，苔白滑，脉沉细。

【治疗备要】

支饮须防寒保暖，饮食宜清淡，劳逸适度。气急严重时应予吸氧，积液严重时要进行心包穿刺引流。

［1］饮停心包证：木防己汤。

［2］寒饮伏肺证：小青龙汤。

［3］血瘀水停证：血府逐瘀汤合五苓散。

［4］心气阴两虚证：生脉饮。

［5］脾肾阳虚证：金匮肾气丸合苓桂术甘汤。

12. 自汗

自汗是指因气虚不固，玄府开泄，以不因劳累、炎热、衣着过暖、服用发汗药等因素而时时汗出，动辄益甚为主要表现的病证。

自汗的基本病机是气虚失固，包括气不固津和气不司玄府闭合，以致腠理疏松，玄府不密，津液外泄。表证、里证、虚证、实证均可出现自汗，因此，自汗首先要辨析外感时病与内伤杂病的不同性质，外感多属实证，内伤多属虚证，以虚证为多见。

内伤自汗常见于西医学的甲状腺功能亢进、风湿热，以及围绝经期综合征、病毒性心肌炎、低血糖等所致的自主神经功能紊乱的疾病。

【疾病诊断】

[1] 时时汗出，动则尤甚。

[2] 排除劳作、运动、环境过热、进食热物、饮酒、紧张、激动、服用发汗药等所致汗出者。

【证型证候】

[1] 表虚证：自汗，动则尤甚，恶风，易感冒，舌淡，苔薄白，脉浮缓。

[2] 气虚证：自汗，汗出量多，动则尤甚，易感冒，神疲，乏力，少气，懒言，舌淡，苔白，脉浮缓。

[3] 阳虚证：自汗，汗出量多，冷汗频流，汗质清冷，动则尤甚，畏寒，四肢清冷，面色淡白，舌淡，苔白，脉沉细。

[4] 营卫不和证：自汗，啬啬恶寒，淅淅恶风，翕翕发热，肢体酸痛，头痛，舌红，苔薄白，脉浮缓。

[5] 风湿犯表证：自汗，头部蒸蒸汗出，肢体酸楚困重，恶心，口腻，小便清长，舌淡，苔薄白，脉濡缓。

[6] 暑伤气阴证：自汗，汗出量多，烦躁，口渴引饮，低热，神疲，肢体倦怠，懒言，舌红，苔黄燥，脉细数。

【治疗备要】

自汗患者应加强体育锻炼以增强体质，注意劳逸结合，避冒风寒外感，勤换潮湿内衣。

[1] 表虚证：玉屏风散。

[2] 气虚证：四君子汤合桂枝加黄芪汤。

[3] 阳虚证：参附龙牡汤。

[4] 营卫不和证：桂枝汤。

[5] 风湿犯表证：防己黄芪汤。

[6] 暑伤气阴证：清暑益气汤。

13. 盗汗

盗汗又称“寝汗”，是指阴血不足，或湿阻气机等所致，以睡中汗出，醒后汗止为主要表现的病证。

盗汗的基本病机是阴虚内热，蒸津外泄。盗汗与睡眠过程的阳气出入密切相关，入睡则阳气从阳入阴，清醒则从阴出阳。阴虚之人入睡后，卫阳从阳分入里，与内热相合，蒸腾津液而致睡中汗出；一旦觉醒，卫阳随即从阴分出表，固表之力加强，复又内热减轻，蒸腾津液之势下降，故醒则汗收。临床也不乏有气阴两虚、血虚盗汗等特例，临证须加分辨。

本病与西医学盗汗同名，可分为生理性盗汗与病理性盗汗，病理性盗汗常见于结核病和低钙血症等。

【疾病诊断】

睡中汗出，醒则汗止。

【证型证候】

[1] 阴虚证：睡中汗出，醒则汗止，午后潮热，颧红，口燥，咽干，五心烦热，舌红，苔少，脉细数。

［2］气阴两虚证：睡中汗出，醒则汗止，消瘦，肢体倦怠乏力，口燥，咽干，舌红，苔少，脉细数。

［3］心血虚证：睡中汗出，醒则汗止，汗量不多，面白淡白无华，唇甲色淡，头晕，心悸，失眠，舌淡，苔薄白，脉细弱。

【治疗备要】

盗汗的基本治疗原则为滋阴降火，养血和营。盗汗患者宜少食辛辣，避免思虑烦劳过度。

［1］阴虚证：当归六黄汤。

［2］气阴两虚证：生脉饮。

［3］心血虚证：人参养营汤。

14. 头汗

头汗又称“但头汗出”，是指以头面部或头颈部异常多汗为主要表现的病证。成人在进食辛辣热烫食物时，小儿在睡眠或吸奶时，但头汗出而无其他不适，俗称“蒸笼头”，此属生理现象。

头汗多由热气升腾、熏蒸头面所致，亦有虚阳浮越、气虚失摄者。重病喘脱、亡阳之时出现头部冷汗淋漓，此为危象。

本病相当于西医学的特发性多汗症。

【疾病诊断】

［1］仅头面部或头颈部异常多汗。

［2］排除进食辛辣热烫食物、小儿睡眠及吸奶时一过性头汗。

【证型证候】

［1］上焦火热证：头面前额多汗，心胸烦闷，面赤，口渴，舌红，苔黄，脉数。

［2］中焦湿热证：头面多汗，汗出热而黏，身热不扬，肢体困重，肢体倦怠，脘腹痞闷，恶心，纳呆，舌红，苔黄腻，脉濡。

［3］阳明经证：头额蒸蒸汗出，时欲宽衣，发热，大汗，大渴，舌红，苔黄，脉洪大。

［4］阴虚火旺证：头面汗出，阵发性烘热，心烦，口苦，口燥，咽干，舌红，苔少，脉细数。

［5］气虚证：头面微汗，动则汗多，自汗，恶风，神疲，乏力，少气，懒言，舌淡，苔白，脉细弱。

【治疗备要】

头汗上焦火热者宜泻火除烦，中焦湿热者宜清利湿热，下焦虚火者宜滋阴降火。久病体虚，或产后虚弱等气虚头汗，最宜食养，益气固津。

［1］上焦火热证：栀子豉汤。

［2］中焦湿热证：茵陈五苓散。

［3］阳明经证：白虎汤。

［4］阴虚火旺证：当归六黄汤。

［5］气虚证：补中益气汤。

15. 心胸汗

心胸汗又称“心汗”，是指以心胸部两乳间异常多汗为主要表现的病证。轻者胸前微汗渗出，重者衣衫尽湿，或沿胸骨向下缓淌。

《类证治裁·汗症》认为心胸汗是因“思虑伤脾”所致。《张氏医通·杂门》指出：“此思伤心也，其病在心，名曰心汗。”心气不足，固津不及，可见心胸局部异常汗出。此外，肺经、胃经、脾经、心经、肾经、任脉、冲脉的经脉循行也经过心胸部，经气异常，气不固津，津液外泄，也可见心胸汗出异常。

本病相当于西医学的特发性多汗症。

【疾病诊断】

心胸部两乳间异常多汗。

【证型证候】

[1] 心阴虚证：心胸部异常多汗，心悸，失眠，多梦，潮热，盗汗，口燥，咽干，五心烦热，舌红，苔少，脉细数。

[2] 心脾两虚证：心胸部异常多汗，心悸，失眠，多梦，纳少，腹胀，便溏，肢体倦怠，懒言，舌淡，苔白，脉细弱。

[3] 心肾阴虚证：心胸部异常多汗，心烦不寐，头晕，耳鸣，口燥，咽干，腰膝酸软，骨蒸潮热，舌红，苔少，脉细数。

[4] 冲任亏虚证：心胸部异常多汗，腹内气上冲胸，五心烦热，月经不调，舌红，苔少，脉细数。

【治疗备要】

黄芪益气固表，《张氏医通》以“归脾汤倍黄芪”治疗心胸局部异常汗出，诚为临证要义。

[1] 心阴虚证：天王补心丹。

[2] 心脾两虚证：归脾汤。

[3] 心肾阴虚证：六味地黄丸合天王补心丹。

[4] 冲任亏虚证：二仙汤合二至丸。

16. 手足汗

手足汗是指以手心、足心异常多汗为主要表现的病证。手足汗出有轻、中、重之分：轻度汗出者，手心微湿润反光，足心湿润；中度汗出者，手心有明显水光，汗液外冒，打湿纸巾，常可看见汗珠，足心湿腻；重度汗出者，手心滴水，足心终日黏湿，浸湿鞋袜，部分患者可见手足心汗疮样小丘疹，瘙痒难忍，搔破后流黄水，破皮脱落后触之疼痛。生理状态下，手足当温润，紧张、劳动、气温较高时可见一过性手足汗出增多，不属病态。

脾主肌肉及四肢，湿热内蕴脾胃，旁达于四肢，则手足多汗。此外，手心为手少阴经所过，足心为足少阴肾经所过，经气虚则不固津液而外泄，热郁或阴虚则逼津外出，也可见手足心出汗。

本病相当于西医学的特发性多汗症。

【疾病诊断】

[1] 手心、足心异常多汗，左右对称。

[2] 排除紧张、劳动、保暖过度、高温等导致的一过性手足多汗。

【证型证候】

［1］湿热蕴脾证：手足心汗出，手足心湿疹，患处瘙痒，身体困重，身热不扬，脘痞，腹胀，纳少，口苦，口黏腻，便溏，舌红，苔黄腻，脉濡数。

［2］胃热炽盛证：手足心汗出，汗量较多，消谷善饥，胃脘灼痛，牙龈肿痛，口气臭秽，大便秘结，小便黄赤，舌红，苔黄，脉洪数。

［3］脾胃气虚证：手足心汗出，湿冷黏腻，四肢不温，纳少，腹胀，便溏，肢体倦怠，舌淡，苔白，脉细。

［4］心肾阴虚证：手足心出汗，心悸，五心烦热，口燥，咽干，盗汗，腰膝酸软，舌红，苔少，脉细数。

【治疗备要】

手足汗的病性有虚实之分，汗液有冷热之别，《张氏医通·杂门》根据汗出性质，提出热汗用“二陈汤加川连白芍”，冷汗用“理中汤加乌梅”，虚汗用“十全大补去芎加五味子”，可供临证借鉴。

［1］湿热蕴脾证：连朴饮。

［2］胃热炽盛证：清胃散合升阳散火汤。

［3］脾胃气虚证：香砂六君子汤。

［4］心肾阴虚证：六味地黄丸合天王补心丹。

17. 半身汗

半身汗又称“汗出偏沮”“偏身汗出”，是指以半侧肌肤汗出偏多或无汗为主要表现的病证。

半身汗的形成与经络运行气血密切相关，实者多见于湿热蕴结经络，虚者多因经络闭阻，或经脉空虚。半身汗的部位可以或左或右，若一侧汗出异常增多而对侧肌肤温润，提示汗多一侧有湿热郁蕴经络；若一侧身体无汗，皮肤干燥，而对侧肌肤温润正常，因而“显得”汗多，提示无汗一侧经络闭阻（如寒湿痹阻），或经脉空虚，以致气血不达，汗液不布肌表，常见于中风先兆、中风、痿证等病证。半身汗的部位也可以或上或下，上半身异常多汗提示湿热蕴结上焦，下半身异常多汗提示湿热蕴结下焦，上半身肤润而下半身无汗者多为截瘫。

本病相当于西医学的特发性多汗症。

【疾病诊断】

［1］偏侧肌肤（或左或右，或上或下）汗出偏多。

［2］偏侧肌肤无汗，其余部位汗出正常。

【证型证候】

［1］气血两虚证：偏侧肌肤无汗，其余部位汗出正常，无汗部位肌肤麻木，少气，懒言，倦怠，乏力，面色淡白或无华，头晕，目眩，舌淡，苔白，脉细弱。

［2］经脉痹阻证：偏侧肌肤无汗，其余部位汗出正常，无汗部位肢体麻木，筋脉拘急挛缩，手足屈伸不利，难以转侧，舌紫暗，舌面有瘀斑、瘀点，苔厚腻，脉沉。

［3］营卫不和证：偏侧肌肤汗出偏多，汗液溱溱自出，其余部位无明显汗出，恶风，周身酸楚，舌淡，苔白，脉浮缓。

【治疗备要】

半身汗总因身体左右两侧或上下两部气血运行偏颇使然，或由邪阻，或由气血不足所致。若见半身汗，需及时治疗，以防中风、痿证等发生，平素宜避风寒，劳逸适当，加强锻炼。

［1］气血两虚证：人参养荣丸。

［2］经脉痹阻证：蠲痹汤合小活络丹。

［3］营卫不和证：桂枝汤。

18. 黄汗

黄汗是指因营卫失调或外感湿热邪气所致，以汗出色黄染衣为主要表现的病证。黄汗可能是黄疸病的伴随症状，也可以是独立的疾病，好发于腋部、面部、背部。若腋下微汗出，颜色微黄，无明显其他症状者，不属病态。

黄汗的基本病机为水热互郁肌表。多由汗出入水，水热壅遏营卫；或过食肥甘厚味，脾胃湿热郁伏，熏蒸肌肤所致。

本病相当于西医学的色汗症。

【疾病诊断】

［1］汗出色黄染衣。

［2］有汗出即入浴、身热而淋雨、久居湿热环境、嗜食肥甘厚味等病史。

【证型证候】

［1］营卫不和证：汗出色黄染衣，肢体困重，周身酸楚，皮肤瘙痒，时寒时热，恶风，口渴，小便不利，舌淡，苔白，脉浮缓。

［2］湿热蕴蒸证：汗出色黄染衣，蒸蒸汗出，发热，身目发黄，皮肤瘙痒，脘腹胀闷，纳少，恶心欲呕，口黏腻，便溏，舌红，苔黄腻，脉濡数。

【治疗备要】

汗出微黄者可不治疗，但须及时更衣、洗浴，避免风邪，少食辛辣肥甘之品。

［1］营卫不和证：桂枝加黄芪汤。

［2］湿热蕴蒸证：疏凿饮子合茵陈蒿汤。

19. 阴汗

阴汗是指外以生殖器及其附近异常汗出，潮湿不干，常湿衣裤为主要表现的病证。阴汗在阴部常有“湿、冷、痒、臊”的特点。

阴汗与肝肾密切相关，足厥阴肝经绕阴器，肾开窍于前后二阴，元阳不足，温煦失职，寒湿内盛；或湿热蕴郁肝经，流注下焦皆可导致阴汗。

本病相当于西医学的特发性多汗症。

【疾病诊断】

［1］外生殖器及其附近异常汗出。

［2］阴部潮湿，阴部瘙痒，阴部臊臭。

【证型证候】

［1］肾阳虚证：阴部异常汗出，阴部湿冷，阴部瘙痒，阴部臊臭，面色㿠白或黎黑，畏寒，

四肢厥冷，腰膝酸软，小便清长，夜尿频多，性欲冷淡，便溏，舌淡，苔白，脉沉迟。

［2］湿热下注证：阴部异常汗出，阴部湿冷，阴部瘙痒，汗出臊臭，阴部湿疹，阴器肿痛，口苦，厌油，小便黄赤，舌红，苔黄腻，脉弦滑。

【治疗备要】

阴汗多有瘙痒，可配四妙丸除湿止痒，汗出腻臊者宜以清利湿热为主，汗出清冷宜升阳益气。

［1］肾阳虚证：金匮肾气丸。

［2］湿热下注证：龙胆泻肝汤。

20. 消渴

消渴是指因恣食肥甘厚味，或情志过极、房事不节、热病耗伤等，导致郁热内蕴，气化失常，津液精微不能正常输布而下泄，阴虚燥热，以口渴多饮、多食而瘦、尿多而甜为主要表现的脾系疾病。消渴起病缓慢，病程较长，好发于40岁以上、形体肥胖之人。消渴的多饮、多食、多尿症状往往同时存在，但有上消、中消、下消之分。上消以肺燥为主，多饮症状较突出；中消以胃热为主，多食症状较突出；下焦以肾虚为主，多尿症状较突出。消渴发展至严重阶段，脏气衰败，阴津亏竭，痰湿浊毒内蕴，虚火上扰，清窍被蒙，神明失主，出现神识昏蒙者，称为“消渴厥”。

消渴的基本病机为阴津亏损，燥热偏盛。以阴虚为本，燥热为标，二者互为因果。病位主要在肺、胃、肾，病因较复杂，与禀赋不足，饮食不节，情志失调，劳欲过度密切相关。消渴迁延日久，可见阴损及阳而致阴阳两虚，亦可病久入络而见血脉瘀滞。

本病相当于西医学的糖尿病。

【疾病诊断】

［1］口渴多饮，多食易饥，尿频量多，形体消瘦。

［2］血糖升高，尿糖阳性。

【证型证候】

［1］肺燥津亏证：口渴多饮，口干，舌干，咽喉干燥，小便量多，大便干结，舌红，苔薄黄，脉数。

［2］胃热津伤证：消谷善饥，口渴，多饮，消瘦，大便秘结，舌红，苔黄，脉滑数。

［3］肾阴虚证：尿频，尿多，尿浊如脂膏，头晕，目眩，耳鸣，多梦，口干，腰膝酸软，遗精，舌红，苔少，脉细数。

［4］阴阳两虚证：小便频数，饮一溲一，尿浊如脂，面色黧黑，耳轮焦干，消瘦，腰膝酸软，畏寒，五心烦热，阳痿，月经不调，舌红，苔少，脉细。

【治疗备要】

消渴宜早期诊断，坚持治疗，生活规律，控制饮食，尤其是饮食控制对于治疗本病具有极其重要的意义。消渴以阴虚为本，燥热为标，因而基本治疗原则为清热润燥，养阴生津，但应根据燥热轻重，病变部位，兼夹湿、痰、瘀、浊毒邪气之不同，以及损伤脏腑、气血阴阳之不同等具体病情，分别予以清热泻火、祛湿化痰通络、降浊祛毒、补虚扶正之法。本病迁延日久，易并发痈疽、眼疾、劳嗽等疾病，临证应及早防治各种并发症。

［1］肺燥津亏证：消渴方。

［2］胃热津伤证：玉女煎。

［3］肾阴虚证：六味地黄丸。

［4］阴阳两虚证：金匮肾气丸。

21. 肥胖病

肥胖病是指因嗜食肥甘，喜静少动，脾失健运，痰湿脂膏积聚，以体重超过正常水平，或体重正常但局部异常肥胖为主要表现的疾病。若体态丰腴，身材匀称，精神饱满，面色红润，舌脉如常，身无所苦者，不属于病态。轻度肥胖者一般无自觉症状，中度以上肥胖者可伴有疲劳、体力下降、气短、关节痛、腰腿痛、痛风等症状。

肥胖病的基本病机为脂浊气化不利，或痰湿运化失常。病因与饮食不节、缺乏运动、年老体虚、先天禀赋等因素有关，有“肥人多虚”“肥人多痰”之说。

本病相当于西医学的单纯性肥胖、继发性肥胖等疾病。

【疾病诊断】

［1］头圆颈粗，肩宽胸厚，大腹便便，形体圆胖。

［2］体重超过标准体重 20%。

［3］体重指数（body mass index，BMI）≥ $28kg/m^2$。

【证型证候】

［1］痰湿内盛证：形体肥胖，肌肉松弛，肢体沉重，喜卧懒动，嗜睡，懒言，脘腹痞胀，痰多，舌淡，胖大舌，齿痕舌，苔白滑，脉滑。

［2］中焦湿热证：形体肥胖，肌肉结实，头圆颈粗，肩宽胸厚，大腹便便，多食易饥，脘腹胀满，便溏，舌红，苔黄腻，脉滑数。

［3］脾虚湿困证：形体肥胖臃肿，肉如棉絮，神疲，嗜睡，乏力，少气，面唇色淡，面色少华，胸腹满闷，纳差，纳少，便溏，舌淡，胖大舌，齿痕舌，苔白腻，脉弱缓。

［4］脾肾阳虚证：形体肥胖，肢体倦怠，腰腿酸软，颜面虚浮，神疲，乏力，纳少，腹胀，便溏，完谷不化，小便清长，夜尿多，性欲减退，形寒肢冷，舌淡，苔白，脉沉细。

【治疗备要】

肥胖多属本虚标实，治疗需要兼顾补虚泻实，祛湿化痰法通常贯穿于治疗始终。肥胖患者应积极锻炼，控制饮食量，忌肥甘厚味。

［1］痰湿内盛证：导痰汤。

［2］中焦湿热证：连朴饮。

［3］脾虚湿困证：参苓白术散合防己黄芪汤。

［4］脾肾阳虚证：真武汤合苓桂术甘汤。

22. 癥瘕

癥瘕是指有形之邪搏结所致，以腹内结块，或痛或胀为主要表现的疾病。癥瘕也称“积聚”，“癥”同“积”，“瘕”同“聚”，也有将“癥瘕”特指女性生殖系统包块者。“癥”属有形，结块固定不移，痛有定处，病在血分；“瘕”属无形，结块聚散无常，痛无定处，时作时止，病在气分。

癥瘕的基本病机为痰瘀内结，气机阻滞。病位主要在肝脾，常见病因有寒邪、湿热、痰浊、食滞、疟疾、虫毒（血吸虫等）等，疾病初期多为肝郁气滞或气滞痰阻，中期多为气滞血瘀，后期多为正虚瘀结，但各期都可能兼具气滞、痰阻、血瘀等邪实表现。

本病相当于西医学的腹腔肿瘤、肝脾肿大、不完全性肠梗阻、幽门梗阻、肠套叠、肠扭转等疾病有相关症状表现者。

【疾病诊断】

［1］腹内包块，或痛或胀。

［2］有黄疸、胁痛、疟疾、虫毒感染等病史。

【证型证候】

［1］肝郁气滞证：腹内包块，质地柔软，时聚时散，攻窜胀痛，胁肋胀痛，脘痞，腹胀，情绪抑郁，喜太息，舌淡，苔白，脉弦。

［2］气滞痰阻证：腹内包块，呈条索状聚积，按之痛胀，纳差，纳呆，脘腹痞胀，腹痛，便秘，舌淡，苔白，脉涩。

［3］气滞血瘀证：腹内包块，质地较硬，固定不移，腹胀，腹部刺痛，消瘦，面色晦暗，颈、胸、腹部血痣赤缕，舌紫暗，舌面有紫点、紫斑，苔腻，脉弦涩。

［4］正虚瘀结证：腹内包块，质地较硬，固定不移，腹部隐痛，纳少，形体消瘦，神疲，乏力，面色萎黄或黧黑，舌淡紫，苔腻，脉细弱。

【治疗备要】

癥瘕须结合现代医学手段明确结块部位和性质，综合分析，辨证施治。初期积块软而不坚，正气充盛，治疗以攻下为主，软坚消积；中期积块坚硬，正气渐伤，治疗多用攻补兼施；末期积块坚硬，形瘦神疲，正气亏虚，宜以扶正补虚为主，兼以理气化瘀消积。癥瘕的根本内因是正气亏虚，张景岳云“壮人无积，虚人则有之”，忌攻伐太过，以免耗气损正，使病情益重。癥瘕患者应注意解除忧虑、紧张情绪，避免情志内伤。饮食上应少食肥甘厚味及辛辣刺激之品。应劳逸适度，起居规律。

［1］肝郁气滞证：逍遥散合木香顺气丸。

［2］气滞痰阻证：六磨汤。

［3］气滞血瘀证：柴胡疏肝散合失笑散。

［4］正虚瘀结证：八珍汤合化积丸。

第八章　头面五官病

1. 头痛

头痛是指因风寒湿热等外邪侵袭，或风阳火毒上扰，或痰浊瘀血阻滞，或气血营精亏虚，以患者自觉头部疼痛为主要表现的病证。其中，以突发剧烈头痛、恶心呕吐、血压显著增高为主要表现者，称为“厥头痛”或“真头痛”；以反复发作、或左或右、来去突然、剧烈头痛为主要表现者，称为“偏头痛”或“偏头风”；以骤起头痛如劈、恶寒壮热、恶心呕吐、两耳若雷鸣为主要表现者，称为“雷头风”。

头痛可以是独立疾病，也可由脑系疾病、头颅损伤、眼耳口鼻病变、全身性疾病伴发，若头痛属于某一疾病的兼症，不属于本节讨论内容，宜按原发病辨证论治。若不能确定原发病时，可以按头痛主症辨证论治。

头痛的基本病机包括“不通则痛”和“不荣则痛”两个方面。病因有外感、内伤之分：外感头痛以风邪为主，多兼寒邪、湿邪、热邪，痛势较为剧烈。内伤头痛起病多缓，病程较长，痛势可轻可重，病因较为复杂。内伤头痛分虚实两端。虚者多责之于脏腑虚弱，气血阴精不足，或清阳不升而脑府失养，或髓海不足而脑失充养；实者多因气滞、痰饮、瘀血阻滞经络所致。此外，头为诸阳之会，根据经脉循行部位，头痛可参考经脉辨证：后枕及项部疼痛为太阳头痛；前额及眉棱骨痛为阳明头痛；一侧或两侧偏头痛并连及于耳者为少阳头痛；巅顶疼痛为厥阴头痛。

本病相当于西医学的血管性头痛、神经性头痛、紧张性头痛等疾病。

【疾病诊断】

头部疼痛。

【证型证候】

［1］风寒束表证：头痛连项背，颈项拘急，恶寒发热，恶风，鼻塞，流清涕，打喷嚏，咽痒，舌淡，苔薄白，脉浮紧。

［2］风热犯表证：头痛，头胀如裂，发热，恶热，口渴，汗出，面红，目赤，咽喉痛痒，咳嗽，舌红，苔黄，脉浮数。

［3］风湿困表证：头痛如裹，肢体困重，肌肉酸痛，胸脘满闷，纳少，便溏，舌淡，苔腻，脉滑。

［4］痰浊壅滞证：头痛昏蒙，喉中痰鸣，胸脘满闷，恶心，欲呕，纳少，形体肥胖，面色无华，舌淡，胖大舌，苔白腻，脉滑。

［5］瘀阻脑络证：头痛，经久不愈，痛有定处，痛如锥刺，头晕，健忘，面色晦暗，舌紫暗，舌面有瘀斑、瘀点，苔腻，脉涩。

［6］寒滞肝脉证：巅顶冷痛，胁肋隐痛，阴部拘急，得温则缓，口淡，恶心，呕吐涎沫，四肢不温，舌紫暗，苔白，脉沉紧。

［7］肝火炽盛证：头目胀痛，侧头痛，烦躁，易怒，夜寐不安，耳鸣如潮，口苦，面赤，胁肋灼痛，舌红，苔黄，脉弦数。

［8］肝阳上亢证：头目胀痛，眩晕，头重脚轻，步履不稳，烦躁，易怒，失眠，口苦，面

赤，腰膝酸软，舌红，苔薄黄，脉弦。

［9］气血两虚证：头痛，头晕，心悸，失眠，面色淡白无华，神疲，乏力，舌淡，苔白，脉细弱。

［10］肾精不足证：头脑空痛，眩晕，耳鸣，腰膝酸软，神疲，乏力，小便清长，夜尿增多，舌淡，苔白，脉沉细。

【治疗备要】

头痛须辨疼痛部位、疼痛性质、疼痛程度、致病原因、病势缓急，结合兼症辨证施治，才能提高疗效。可根据头痛发生的部位，按照“经脉辨证”选择引经药，如阳明经头痛选用白芷、葛根、知母，太阳经头痛选用川芎、羌活、蔓荆子，少阳经头痛选用柴胡、黄芩、川芎，厥阴经头痛选用藁本、吴茱萸。部分慢性头痛，病程长，易反复，久病入络，经年难愈，可在辨证论治基础上，选用全蝎、蜈蚣、僵蚕、地龙、土鳖虫等虫类药通络祛瘀，解痉定痛。头痛患者应注意休息，保持环境安静，居处光线适宜，避免精神刺激。

［1］风寒束表证：川芎茶调散。

［2］风热犯表证：芎芷石膏汤。

［3］风湿困表证：羌活渗湿汤。

［4］痰浊壅滞证：半夏白术天麻汤。

［5］瘀阻脑络证：通窍活血汤。

［6］寒滞肝脉证：吴茱萸汤。

［7］肝火炽盛证：栀子清肝汤。

［8］肝阳上亢证：天麻钩藤饮。

［9］气血两虚证：八珍汤。

［10］肾精不足证：大补元煎。

2. 面痛

面痛是指因外邪侵袭面部经络，或瘀痰阻滞面部经络，部分或整个颜面部如目眶、额部、鼻頞、人中沟、面颊、颔、口唇等处以疼痛为主要表现的病证。面痛通常发作突然，一般无先兆症状，疼痛性质可有闪电样、刀割样、针刺样、火灼样等，痛势或剧或缓，疼痛可持续数秒或数分钟，发作次数不定，间歇期常无症状，痛时可伴面部潮红，流泪，流涎，面部肌肉抽搐，常因说话、吞咽、刷牙、洗脸、寒冷刺激、情绪变化等诱发。需要明确的是，以牙痛、目疾、鼻疾、痄腮等导致，但不是以面痛为主要表现者，通常不纳入面痛范畴。

面痛多因风寒、风热等外邪侵袭面部经络，或瘀痰阻滞面部经络，经气不通，不通则痛；若气血亏虚，失于濡养，也可导致“因虚致痛”。

本病相当于西医学的三叉神经痛。

【疾病诊断】

［1］面部出现电灼样、针刺样、刀割样、撕裂样疼痛，持续数秒至数分钟。

［2］面痛伴随同侧面肌抽搐、面部潮红、流泪、流涎。

［3］面部有“触发点”，常因说话、进食、洗脸、剃须、刷牙、打呵欠等诱发。

【证型证候】

［1］风寒袭络证：面痛，突然发作，剧痛难忍，遇冷加重，得热则减，面肌有收缩抽搐感，

头项强痛，恶风，打喷嚏，舌淡，苔白，脉浮紧。

[2] 风热袭络证：面痛，阵性发作，痛如刀割或火灼，遇热加重，得凉可缓，发热，恶热，汗出，面赤，咽喉痒痛，舌红，苔黄，脉浮数。

[3] 风痰阻络证：面痛，眩晕，胸闷，脘痞，纳差，咳吐痰涎，形体肥胖，舌淡，苔腻，脉滑。

[4] 瘀阻脉络证：面痛，痛处固定，刺痛或牵扯痛，面色晦暗，皮肤粗糙，肌肤甲错，舌紫暗，舌面有瘀点、瘀斑，苔腻，脉涩。

[5] 气血两虚证：面痛，隐隐作痛，面肌麻木感，喜温喜按，遇劳加重，缠绵日久，面色淡白，自汗，恶风，舌淡，苔白，脉细弱。

【治疗备要】

颜面部位常有疼痛“触发点”，须防诱因触发。面痛是一种顽固性难治疾病，须坚持治疗。面痛迁延日久，病邪多深入血络，可酌情配以全蝎、蜈蚣、僵蚕、土鳖虫等虫类搜剔之品。针灸治疗本病有较好疗效，通常取攒竹、四白、下关、地仓、合谷、风池等穴位，眼部疼痛者可加丝竹空、阳白、外关，上颌部痛者可加颧髎、迎香，下颌部痛者可加承浆、颊车、翳风、内庭，风寒者可加列缺，风热者可加曲池、尺泽，气血瘀滞者可加太冲、三阴交。

[1] 风寒袭络证：川芎茶调散。

[2] 风热袭络证：芎芷石膏汤。

[3] 风痰阻络证：半夏白术天麻汤合小活络丹。

[4] 瘀阻脉络证：通窍活血汤。

[5] 气血两虚证：黄芪桂枝五物汤。

3. 面瘫

面瘫又称“口僻”“口㖞”“卒口僻”，是指因风邪等侵袭面部，或痰浊阻滞经络，一侧面肌弛缓所致，以突发面部麻木、口眼㖞斜为主要表现的痿病类疾病。面瘫起病急骤，通常在1～3天达到高峰，初起时可见耳后疼痛，随后出现一侧面部表情肌瘫痪，患侧不能完成皱额、抬眉、闭眼、鼓颊、吹哨等动作，患侧面肌板滞、麻木，额纹减弱或消失、眼裂扩大、露睛流泪、鼻唇沟变浅，口角下垂并歪向健侧，食物常滞留患侧齿颊。面瘫日久未愈或治疗失当，也可以出现患侧肌肉痉挛，口角反牵向患侧，形成“倒错”现象。

面瘫的基本病机为邪滞经络，经筋纵缓不收。口眼㖞斜与循行于面部的手阳明经、手少阳经、手太阳经、足阳明经、足少阳经、足太阳经的经脉或经筋失调有关，内因多为气血不足，脉络空虚；外因多由风寒、风热等邪气乘虚而入，侵袭面部经络，导致气血痹阻，经筋失养，筋肉失于约束，弛纵不收所致。

本病相当于西医学的面神经麻痹等疾病。

【疾病诊断】

[1] 口眼㖞斜。

[2] 患侧面肌麻木，肌肉板滞，额纹减弱或消失，目不能合，眼裂扩大，露睛，多泪，口不能闭，鼻唇沟变浅，口角下垂，语言不利，流涎。

[3] 有受凉、受潮、吹风等病史。

[4] 有耳周疼痛、耳内疾病、面部不适等前驱症状。

[5] 无神昏、肢体瘫痪症状。

【证型证候】

［1］风邪袭络证：口眼㖞斜，患侧面肌麻木，肌肉板滞，额纹减弱或消失，目不能合，眼裂扩大，露睛，多泪，口不能闭，鼻唇沟变浅，口角下垂，语言不利，流涎，恶风，头痛，项强，舌淡，苔薄白，脉浮缓。

［2］风寒袭络证：口眼㖞斜，患侧面肌麻木，肌肉板滞，额纹减弱或消失，目不能合，眼裂扩大，露睛，多泪，口不能闭，鼻唇沟变浅，口角下垂，语言不利，流涎，恶寒，无汗，舌淡，苔薄白，脉浮紧。

［3］风痰阻络证：口眼㖞斜，患侧面肌麻木，舌体僵硬，言语不清，喉中痰鸣，眩晕，呕恶，形体肥胖，面色晦暗，舌淡，舌体胖大，苔厚腻，脉滑。

［4］肝风内动证：口眼㖞斜，面肌抽动，筋惕肉瞤，面部潮红，肢体麻木，耳根胀痛，头晕，目眩，头重脚轻，舌红，苔少，脉细数。

［5］气血两虚证：口眼㖞斜，面肌松弛，胞睑启闭无力，面色淡白无华，少气，懒言，舌淡，苔白，脉细弱。

【治疗备要】

针灸治疗面瘫有较好疗效，经过规范治疗多能痊愈，通常取风池、阳白、攒竹、四白、地仓、合谷、太冲为主穴，鼻唇沟平坦可加迎香，人中沟歪斜可加人中，乳突部疼痛可加翳风。若误治失治，则难以复原，或后遗颜面肌肉挛急、肌肉萎缩。面瘫患者平时应佩戴口罩，防止受寒、吹风，可以用手舒缓按摩面部，加强面部表情肌锻炼。

［1］风邪袭络证：大秦艽汤。

［2］风寒袭络证：葛根汤。

［3］风痰阻络证：导痰汤合牵正散。

［4］肝风内动证：天麻钩藤饮。

［5］气血两虚证：补阳还五汤。

4. 眩晕

眩晕是指因气血亏虚，或虚阳上扰，或痰瘀阻窍，以头晕眼花、视物旋转动摇为主要表现的病证。“眩”指目眩，表现为视物旋转动荡，如坐舟车，或眼前发黑，如有蚊蝇飞动；“晕”指头晕，表现为自觉头脑晕旋，轻者闭目即止，重者感觉自身或景物旋转，站立不稳。二者常同时并见，统称“眩晕”。

下列疾病也以眩晕为主症，临证可参考本病辨证论治：“风眩”是因肝阳上亢，气血逆乱所致，以眩晕、头痛、血压增高、脉弦等为主要表现；“虚眩”是因禀赋不足，或后天失养，或劳累太过等导致气弱血亏，清窍失养，以眩晕、疲乏、脉弱等为主要表现；“晕动病”为乘坐舟车运动，导致气血逆乱，痰浊上犯，以乘坐舟车时出现眩晕、恶心、呕吐、疲乏为主要表现；“耳眩晕”是因邪犯内耳，或内耳失养，以眩晕、恶心、呕吐、耳鸣等为主要表现。

眩晕的基本病机为清窍失养，或邪扰清窍。病性分虚实。虚者多属气血阴精亏虚，髓海不足；实者多为风、火、痰、瘀上扰清窍。病位主要在脑髓，常见病因有情志不遂、饮食失调、身体虚弱、跌仆损伤等。

本病相当于西医学的梅尼埃病、高血压、低血压、脑动脉硬化症、椎 - 基底动脉供血不足、贫血、神经衰弱等疾病。

【疾病诊断】

头脑晕旋，视物旋转动荡。

【证型证候】

［1］肝阳上亢证：头晕，目眩，头目胀痛，耳鸣，心烦，易怒，失眠，多梦，面红，目赤，口苦，腰膝酸软，头重脚轻，步履不稳，舌红，苔少，脉弦。

［2］肝肾阴虚证：头晕，目眩，耳鸣，视力减退，视物模糊，健忘，口燥，咽干，肢体麻木，腰膝酸软，五心烦热，舌红，苔少，脉细数。

［3］气血两虚证：头晕，目眩，遇劳则发，动则加剧，耳鸣，面色淡白或萎黄，唇甲色淡，心悸，神疲，乏力，少气，懒言，自汗，舌淡，苔白，脉细弱。

［4］脾虚气陷证：头晕，目眩，耳鸣，神疲，乏力，少气，脘腹坠胀，面色萎黄，舌淡，苔白，脉细弱。

［5］肾精不足证：头晕，目眩，耳鸣，牙齿虚浮，健忘，腰膝酸软，阳痿，遗精，月经不调，舌淡，苔白，脉弱。

［6］痰湿中阻证：头晕，目眩，头脑昏沉，头重如裹，胸闷，心悸，恶心，呕吐痰涎，形体肥胖，舌淡，苔白腻，脉滑。

［7］瘀阻脑络证：头晕，目眩，头部刺痛，固定不移，面色晦暗，舌淡，舌面有紫斑、紫点，苔腻，脉细涩。

【治疗备要】

眩晕多与情志失调、饮食不节、劳倦过度等因素有关，应预防各种诱发因素，避免劳作过度，避免高空作业。眩晕发病后要及时治疗，充分休息，减少运动，严重者须卧床静养。眩晕的基本治疗原则为补虚泻实，调整气血阴阳。虚者宜滋养肝肾，补益气血，填精补髓；实者宜清肝泻火，平肝潜阳，化痰祛瘀。颈椎病引起颈动脉供血不足所致眩晕者，临证可以配合推拿治疗，应注意锻炼颈肩部肌肉，避免突然、剧烈的头部体位改变。

［1］肝阳上亢证：天麻钩藤饮。

［2］肝肾阴虚证：镇肝熄风汤。

［3］气血两虚证：归脾汤。

［4］脾虚气陷证：补中益气汤。

［5］肾精不足证：大补元煎。

［6］痰湿中阻证：半夏白术天麻汤。

［7］瘀阻脑络证：血府逐瘀汤。

5. 痄腮

痄腮又称“腮肿”“蛤蟆瘟”，是指因温热疫毒侵袭，壅遏少阳经脉所致，以发热、腮部肿胀、疼痛为主要表现的疫病类疾病。痄腮轻者可见一侧或两侧以耳垂为中心的肿起，按之柔韧，局部压痛，边缘不清，咀嚼不利；重者可伴有咽喉肿痛、耳聋、睾丸肿胀疼痛，以及恶寒发热，烦躁，口渴，纳差、头痛等全身症状。

痄腮的基本病机为热壅腮部，气血壅滞。多由外感风热、湿热、热毒、疫毒等所致。

本病相当于西医学的流行性腮腺炎。

【疾病诊断】

［1］以耳垂为中心漫肿，边缘不清，触之疼痛，按之有柔韧感。

［2］张口不利，咀嚼疼痛。

［3］有痄腮患者接触史。

【证型证候】

［1］温毒袭表证：腮部漫肿，触之疼痛，按之有柔韧感，咀嚼不利，恶寒发热，头痛，咽干，涎少，舌尖红，苔黄燥，脉浮数。

［2］热毒蕴结证：腮部漫肿，剧烈疼痛，疼痛拒按，张口不便，咀嚼困难，咽喉肿痛，高热，烦躁，头痛，舌红，苔黄，脉数。

［3］湿热毒蕴证：两腮肿痛，痛连颌下，疼痛拒按，咀嚼困难，咽红肿痛，头痛，身热，烦躁，汗出而热不退，恶心，渴不欲饮，小便黄赤，大便秘结，舌红，苔黄腻，脉滑数。

［4］瘟毒下注证：腮部肿痛，少腹疼痛，睾丸肿胀疼痛，发热，烦躁，口苦，咽干，小便黄赤，舌红，苔黄腻，脉滑数。

［5］邪陷心肝证：腮部肿胀，高热，颈强，呕吐，昏仆，抽搐，舌红，苔黄糙，脉弦数。

【治疗备要】

治疗痄腮重在清热解毒，佐以软坚散结。温毒初起在表者以疏风清热为主，热毒壅盛者以清热解毒为主，腮肿硬结者宜软坚散结。可采用如意金黄散、青黛散、京墨汁、鲜芭蕉根汁、仙人掌汁等涂腮外敷治疗。

［1］温毒袭表证：银翘散合五味消毒饮。

［2］热毒蕴结证：普济消毒饮。

［3］湿热毒蕴证：甘露消毒丹。

［4］瘟毒下注证：龙胆泻肝汤。

［5］邪陷心肝证：清营汤合安宫牛黄丸。

6. 发颐

发颐是指因外感邪气或腮部手术后，汗出不畅，热毒余邪未能外达，结聚于颐颔之间，以颐颔部肿胀疼痛、张口受限、高热为主要表现的痈病类疾病。发颐多有急性发热病史，多为单侧发病，偶见双侧同病，常以耳垂为中心肿起，7～10天成脓，局部可有波动感，脓肿可向颐颔部或口腔溃破，脓液稠厚而臭秽，常伴有发热、汗出、脉数等全身症状。慢性发病者，病灶局部化脓迟缓，反复难愈。

发颐多为外感风热毒邪蕴结阳明经，热毒上攻颐颔腮腺所致。

本病相当于西医学的急性或慢性化脓性腮腺炎。

【疾病诊断】

［1］以耳垂为中心肿胀，边缘不清。

［2］颐颔部疼痛，局部压痛。

［3］张口受限。

［4］有外感发热等病史。

【证型证候】

［1］热毒蕴结证：以耳垂为中心肿胀，颐颔部疼痛，张口困难，发热，口渴，舌红，苔黄，脉数。

［2］脓毒蕴结证：以耳垂为中心肿胀，延及颈颊耳前后，腮部皮肤焮红灼热，局部跳痛、压痛，腮腺口有脓性分泌物，张口困难，高热，口渴，舌红，苔黄腻，脉弦数。

［3］热毒内陷证：以耳垂为中心肿胀，肿块平塌散漫，延及睑面和颈项，焮红灼热，剧烈疼痛，局部压痛，高热，口渴，烦躁，神昏，舌红绛，苔少，脉细数。

［4］正虚邪恋证：脓肿穿溃，颐颔部压痛，低热，神疲，口燥，咽干，舌红，苔少，脉细数。

【治疗备要】

发颐初起可用如意金黄散、青黛膏、玉露膏等外敷病灶处，脓成则应及时切开排脓，溃后可用九一丹药线引流，脓尽则宜外敷生肌玉红膏。口腔黏膜部出脓者，用青吹口散涂敷溃口处，每日4～5次。患者应时常漱口，保持口腔清洁。急性期给予流质或半流质饮食，忌用酸性及辛辣刺激之品。

［1］热毒蕴结证：普济消毒饮。

［2］脓毒蕴结证：透脓散。

［3］热毒内陷证：清营汤合安宫牛黄丸。

［4］正虚邪恋证：益胃汤。

7. 瘰疬

瘰疬又称“疬子颈”“老鼠疮”，是指因肝郁气滞，痰湿凝聚，或阴虚火旺，感染痨虫，痰火凝结所致，以颈部缓慢出现豆粒大小圆滑肿块、累累如串珠、不红不痛、溃后脓水清稀、夹有败絮状物、易成瘘道为主要表现的痨病类疾病。瘰疬好发于儿童及青年，是一种发生于颈部的慢性化脓性疾病，初起如豆粒，数目不等，不红不痛，推之能动。中期臀核增大，皮核粘连，融合成块，推之不动，渐感疼痛。后期多延及颌下、缺盆、腋下，肿块如垒，切开或溃后出清稀脓水，有潜行性空腔窦道，疮面肉色灰白，周边皮色紫暗。

瘰疬的基本病机为痰气凝结颈项而成肿核。病因多与忧思郁结，或肺肾阴亏，或痨虫感染等有关。

本病相当于西医学的颈淋巴结核。

【疾病诊断】

［1］颈侧耳后结节肿块，结核成串，累累如串珠，大小不一，数目不等。

［2］初起不红不痛，按之坚实，推之能动。

［3］中期臀核增大，皮核粘连，融合成块，推之不移。

［4］后期肿块溃破，疮口呈潜行性空腔，形成窦道。

［5］低热，盗汗，乏力，消瘦。

［6］有肺痨病史或与肺痨患者有接触史。

【证型证候】

［1］气滞痰凝证：耳后或项侧结核如豆，呈球形或椭圆形，数量不等，质地中等硬度，边界清晰，光滑活动，推之可移，呈串珠状排列，皮色不变，轻微疼痛，舌淡，苔腻，脉弦滑。

［2］阴虚火旺证：耳后或项侧结核增大，融合成块，粘连皮肤，推之不移，疼痛明显，局部皮色暗红，皮温增高，心烦，肢体倦怠，低热，潮热，盗汗，舌红，苔少，脉细数。

［3］气血两虚证：耳后或项侧脓肿破溃，脓液清稀，液溃夹有败絮状物，肉芽苍白，不易收口，此愈彼溃，形成鼠瘘，消瘦，疲乏，面色无华，舌淡，苔白，脉细弱。

【治疗备要】

瘰疬的基本治疗原则以扶正祛邪兼顾，应配合抗结核治疗。早期（结节型）发病较快，可外敷铁箍膏。皮色不变者可选用消核膏、阳和解凝膏、回阳玉龙膏等外敷。中期（脓疡期）可外敷冲和膏，如局部皮肤转红，内脓已成者，宜用腐蚀药或手术切开排脓，也可用火针刺破脓肿。后期（溃疡型）主要针对溃疡和瘘管进行处理，形成瘘管者可行插药疗法，形成溃疡者应清创后用生肌散、生肌玉红膏、白玉膏等外敷。患者应保持情绪稳定，注意劳逸结合，避免过度劳作，增加饮食营养。

［1］气滞痰凝证：逍遥散合二陈汤。

［2］阴虚火旺证：六味地黄汤合青蒿鳖甲汤。

［3］气血两虚证：人参养荣丸。

8. 瘿病

瘿病是指因肝郁气滞，或饮用高山恶水，痰气互结，搏于颈前所致，以颈前喉结两侧出现肿大，或为漫肿，或为结块，或有疼痛等为主要表现的疾病。瘿病好发于女性，肿块生长通常较为缓慢，可大可小，良性肿块可随吞咽而上下移动，常伴随烦热、心悸、多汗、月经不调等症状。其中，“气瘿”以颈前喉结两侧呈弥漫性肿大、边缘不清、皮色不变、按之柔软、偶有结块为主要表现；“肉瘿”以喉结正中附近出现半球形柔软肿块，随吞咽而上下移动为主要表现；“瘿痈”以喉结两旁结块肿硬、皮色不变、微有灼热、痛引耳后枕部为主要表现；“石瘿”以颈前肿块坚硬如石、推之不移、凹凸不平为主要表现；“瘿气”以颈前肿大、善饥消瘦、急躁心悸、畏热，多汗、手颤、眼突等为主要表现；“瘿劳”以疲乏呆钝、嗜睡、畏冷、浮肿、毛发脱落、脉迟缓等为主要表现；“瘿瘤”以颈前结节性肿块生长、疲乏，反应迟钝、纳少、便秘、多尿、腰痛、尿血、骨骼疼痛、骨骼畸形，甚至骨折为主要表现。

瘿病的基本病机为气滞、痰凝、血瘀壅结颈前。病位主要在肝、脾，病因与情志内伤，饮食及水土失宜，以及体质易感密切相关，初期多为气郁痰结，日久可见气、痰、瘀三者合而为患。

本病相当于西医学的甲状腺功能亢进症、甲状腺炎、单纯性甲状腺肿、甲状腺腺瘤、甲状腺囊肿、甲状腺癌等疾病。

【疾病诊断】

［1］喉结两侧结块肿大。

［2］有饮食失调、水土失宜、情志内伤等病史。

【证型证候】

［1］气郁痰凝证：喉结旁侧结块，漫肿，边缘不清，结块质软，结块不痛，肤色如常，结块随吞咽而上下移动，颈部不适，喉间梗塞感，痰多，喜太息，情绪不稳，胸胁胀痛，舌淡，苔腻，脉弦滑。

［2］痰瘀互结证：喉结旁侧结块，质地较硬，或有结节，表面凹凸不平，推之不移，局部

疼痛或放射痛，胸闷，脘痞，纳差，舌紫暗，苔白腻，脉涩。

[3] 肝火炽盛证：喉结旁侧结块，结块肿大，柔软光滑，结块随吞咽而上下移动，情绪急躁，易怒，眼球突出，手指颤动，心烦，面部烘热，口苦，咽干，舌红，苔黄，脉弦数。

[4] 心肝阴虚证：喉结旁侧结块，或大或小，结块质软，结块随吞咽而上下移动，心悸，手指颤动，多汗，心悸，心烦少寐，目睛干涩，舌红，苔少，脉细数。

[5] 心肾阴虚证：喉结旁侧结块，或大或小，结块质软，皮色不变，结块随吞咽而上下移动，两目突出，手指颤动，失眠多梦，腰膝酸软，消瘦，虚汗，乏力，舌红，苔少，脉细数。

[6] 脾肾阳虚证：喉结旁侧结块，弥漫性肿大，或有结节，结块随吞咽而上下移动，喉间梗塞感，面目虚浮，神疲，嗜睡，畏寒，肢冷，腹胀，便溏，小便清长，夜尿增多，舌淡，苔白，脉沉细无力。

【治疗备要】

因水土失调者应注意饮食调摄，低碘患者应补充碘剂，或经常食用海带等海产品。高碘患者应停用高碘饮食。肿块在颈部有压迫症状而影响生活者，可考虑手术切除。瘿病治疗要在化痰、祛瘀、软坚、散结的基础上，明辨虚火、实火、阴虚、阳虚等病性变化，随证施治。患者应保持情志条达，注意劳逸结合，避免过度劳累。

[1] 气郁痰凝证：四海舒郁丸。

[2] 痰瘀互结证：海藻玉壶汤。

[3] 肝火炽盛证：栀子清肝汤合消瘰丸。

[4] 心肝阴虚证：天王补心丹。

[5] 心肾阴虚证：知柏地黄丸合朱砂安神丸。

[6] 脾肾阳虚证：金匮肾气丸合理中丸。

9. 针眼

针眼又称“土疳”“土疡”，是指因热毒蕴结胞睑所致，以胞睑边缘出现小硬结，红肿疼痛，继而成脓，形如麦粒为主要表现的外障类疾病。本病初期，病灶处多有明显肿痒，中期以肿痛为主，后期溃脓后红肿渐消。

针眼多由脾胃热毒蕴积，或外感风热邪毒，热毒搏结，客于胞睑所致。

本病相当于西医学的睑腺炎等疾病。

【疾病诊断】

[1] 胞睑局部红肿、疼痛、瘙痒。

[2] 胞睑边缘出现麦粒样小结节。

【证型证候】

[1] 风热客睑证：睑缘起麦粒样小结节，局部硬结，微红微肿，剧烈瘙痒，局部疼痛，热如火灼，发热，汗出，舌红，苔薄黄，脉浮数。

[2] 湿热客睑证：睑缘起麦粒样小结节，胞睑漫肿，眵多黏结，身体困重，脘痞，纳少，舌红，苔黄腻，脉濡数。

[3] 热毒壅盛证：睑缘起麦粒样小结节，有黄白色脓点，胞睑红肿疼痛，口渴喜饮，便秘，尿赤，舌红，苔黄，脉数。

[4] 热毒内陷证：睑缘起麦粒样小结节，胞睑剧烈疼痛，头痛，寒战发热，舌红绛，苔黄

糙，脉洪数。

［5］正虚毒滞证：针眼反复发作，轻微痛痒，倦怠乏力，面色淡白无华，舌淡，苔白，脉细数。

【治疗备要】

脓未成者，宜内外兼治，疏风清热，消肿散结，促其消散。脓已成者，宜泻火解毒，溃坚排脓，或切开排脓。忌挤压排脓，否则可能导致脓毒扩散而出现危象。针眼患者应注意眼部卫生，不用脏手或不洁手帕揉眼，不宜过食辛辣肥甘之品。

［1］风热客睑证：银翘散。

［2］湿热客睑证：清胃散合连朴饮。

［3］热毒壅盛证：仙方活命饮。

［4］热毒内陷证：犀角地黄汤。

［5］正虚毒滞证：六君子汤。

10. 椒疮

椒疮是指因风湿热邪侵袭胞睑，睑膜血络瘀滞，结成疹粒，以胞睑内面颗粒累累、色红而坚、状似花椒、沙涩微痒为主要表现的外障类疾病。本病是一种慢性传染性眼病，多为双眼发病，病程较长，可迁延数年。初起多无症状，或仅感眼内轻微瘙痒，干涩不适。后期可严重影响视力，甚至失明。

椒疮须与“粟疮”相鉴别，粟疮的特点是好发于下胞，胞睑内面红赤，颗粒丛生，大小均匀，排列整齐，色黄而软，状如粟米。两者的临床表现虽有一定区别，但病因病机大致相同。

椒疮的基本病机为邪客胞睑脉络。与环境卫生、个人卫生、生活条件等因素有关，多由外感风热邪毒，或嗜食辛辣以致胃积热、邪毒上壅胞睑脉络所致。

本病相当于西医学的沙眼。

【疾病诊断】

［1］胞睑内面有花椒状颗粒，表面粗糙，血脉模糊。

［2］眼睛沙涩，轻微瘙痒，羞明，流泪，目眵或多或少。

【证型证候】

［1］风热客睑证：胞睑内面有花椒状颗粒，表面粗糙，血脉模糊，眦部红赤，眼睛沙涩，胞睑瘙痒，流泪，舌红，苔薄黄，脉浮数。

［2］湿热客睑证：胞睑内面有花椒状颗粒，表面粗糙，血脉模糊，眦部红赤，眼睛沙涩，痒痛交作，羞明，流泪，眵泪黏稠，舌红，苔黄腻，脉濡数。

［3］血热瘀滞证：胞睑厚硬，颗粒发红，质地坚硬，睑内红赤，目睛涩痛，羞明，流泪，视物模糊，舌红，苔黄，脉数。

【治疗备要】

椒疮属于慢性传染性眼病，通常经手、毛巾、水源等传染健眼或他人，提倡一人一巾，流水洗脸，洗脸用具应时常消毒。重症椒疮患者不宜去游泳馆游泳。本病治疗当内外兼治，轻症以局部点眼药治疗为主，重症则宜配合内治，必要时须配合手术治疗。

［1］风热客睑证：银翘散。

［2］湿热客睑证：除风清脾饮。

［3］血热瘀滞证：归芍红花散。

11. 胞轮振跳

胞轮振跳又称“目瞤”“睥轮振跳”，俗称“眼皮跳”，是指因风邪侵袭、气血不和所致，以胞睑经常不自主牵拽跳动为主要表现的外障类疾病。胞轮振跳偶然一发者，不属病态。本病常见于成年人，上下胞睑均可发生，以上胞多见。

胞轮振跳的基本病机是胞睑失濡，或风气内动。病因分为虚实两端。虚者多因饮食、劳倦、思虑等导致心脾两虚，阴血虚则胞睑失于濡养，脾气虚则胞睑失于制约，阴血亏虚至极，阴不制阳，阳气亢逆，可见血虚生风或肝阳化风，以致胞轮频频振跳。实者多因外感风热客于胞睑，热极动风，亦可见胞轮频频振跳。

本病相当于西医学的眼轮匝肌痉挛、面神经性眼睑痉挛等疾病。

【疾病诊断】

［1］胞睑振跳，牵及眉际或面颊跳动，时疏时频，时发时止，不能自制。

［2］目睛、胞睑外观无异常。

【证型证候】

［1］血虚生风证：胞睑频频振跳，或发于上胞，或发于下胞，或上下胞皆发震颤，牵拽面颊跳动，不能自制，眼睛干涩，目痒，头晕，目眩，面色无华，唇甲色淡，肢端麻木，舌淡，苔薄白，脉弦紧。

［2］肝风内动证：胞睑频频振跳，牵拽面颊跳动，头胀，头晕，耳鸣，烦躁，易怒，舌红，苔薄黄，脉弦。

［3］心脾两虚证：胞睑频频振跳，眼目酸胀，胞睑不时眨动，视物疲劳，劳累或情绪紧张时加重，头晕，目眩，心悸，健忘，面色萎黄，舌淡，苔白，脉细弱。

［4］风热袭目证：胞睑频频振跳，目赤，目痒，目痛，胞睑湿烂，头痛，发热，舌红，苔黄，脉数。

【治疗备要】

本病轻者或偶尔发生者，不必治疗，可以自愈。若跳动过频，久跳不止者则须治疗。针刺治疗本病有较好疗效，常选取攒竹、承泣、四白、丝竹空、风池、地仓、颊车、足三里、昆仑等穴位。此外，局部按摩或梅花针点刺亦可应用。

［1］血虚生风证：当归活血饮。

［2］肝风内动证：镇肝熄风汤。

［3］心脾两虚证：补中益气汤。

［4］风热袭目证：银翘散。

12. 胞睑肿胀

胞睑肿胀是指因水湿停聚，或热毒壅结胞睑，以上下胞肿胀不适为主要表现的病证。其中，胞睑红肿疼痛，其状如桃者，又称“胞肿如桃”；眼胞肿胀，皮色正常，虚软如球者，又称“胞虚如球”。

胞睑肿胀主要责之于水肿、热肿、虚肿三个方面。水肿多因水湿停聚胞睑；热肿多因外感热邪入里，或嗜食辛辣，以致肺脾积热，热毒聚而上攻胞睑；虚肿多因脾虚失运，肾虚失固，水湿气化输布失司，水液停聚胞睑。

本病相当于西医学的眼睑炎性水肿、眼睑非炎性水肿、肾性水肿、营养不良性水肿等疾病。

【疾病诊断】

胞睑肿胀高起，睑闭难开。

【证型证候】

［1］肺脾积热证：胞睑肿胀，红肿如桃，疼痛拒按，痛引头额，热泪频流，羞明，发热，舌红，苔黄，脉数。

［2］热毒蕴睑证：胞睑红肿如桃，白睛红赤，热泪频流，口渴，多饮，小便黄赤，大便秘结，舌红，苔黄，脉数。

［3］脾虚湿滞证：上胞浮肿，虚肿如球，喜温喜按，按之稍平，移时复起，不痛微痒，舌淡，苔白，脉濡缓。

［4］脾气虚证：胞睑虚肿如球，皮色正常，喜温喜按，神疲，乏力，少气，纳少，便溏，舌淡，苔白，脉细弱。

［5］脾肾阳虚证：胞睑虚肿如球，皮色发白，面肿，腰膝酸软，倦怠乏力，小便清长，舌淡嫩，胖大舌，苔白滑，脉沉细。

【治疗备要】

胞睑肿胀当辨虚实，在治疗原发病的基础上，可针对水肿、热肿、虚肿而分别施以清血热、利水湿、健脾益肾之法。

［1］肺脾积热证：驱风散热饮子。

［2］热毒蕴睑证：黄连解毒汤。

［3］脾虚湿滞证：参苓白术散。

［4］脾气虚证：香砂六君子汤。

［5］脾肾阳虚证：真武汤。

13. 上胞下垂

上胞下垂又称“睢目”“睑皮垂缓”“睑废”，是指因脾虚气弱，胞睑失养，或风邪中络所致，以上胞提举无力或眼不能自然睁开、眼裂变窄，甚至遮盖瞳神、影响瞻视为主要表现的外障类疾病。本病可单眼或双眼发病，有先天和后天之分，先天性睑废多双眼同病，后天性睑废可单眼或双眼发病。

上胞下垂的基本病机为胞睑筋脉弛缓不用。先天性睑废多由遗传或先天发育不良引起；后天性睑废多因脾虚气陷，清阳不升，睑肌失养，或风痰阻络，胞睑筋脉弛缓不用。

本病相当于西医学的重症肌无力性上睑下垂、动眼神经麻痹性上睑下垂、先天性上睑下垂等疾病。

【疾病诊断】

［1］上胞下垂，上胞抬举困难。

［2］两眼自然平视时，上胞遮盖黑睛上缘超过 2mm，甚至遮盖瞳神，影响视觉。

［3］患者视物时呈仰头、眉毛高耸、额部皱纹加深等特殊姿势。

【证型证候】

［1］脾虚气陷证：上胞下垂，提举无力，掩及瞳神，晨轻暮重，休息后缓解，劳累后加重，头晕，目眩，耳鸣，神疲，乏力，纳差，腹胀，便溏，舌淡，苔薄白，脉细弱。

［2］气血两虚证：上胞下垂，头晕，目眩，面色淡白无华，气短，乏力，舌淡，苔白，脉细弱。

［3］风痰阻络证：上胞下垂，提举无力，麻木不仁，眼球转动不灵，目偏视，歧视，眉额酸胀，胸闷，恶心，呕吐痰涎，舌淡，苔厚腻，脉滑。

【治疗备要】

先天性上胞下垂者，服药难以奏效，宜手术治疗。后天性上胞下垂者，当辨虚实，虚者宜补益气血或健脾升提，实者宜祛风化痰。针灸治疗后天性上胞下垂有较好疗效。患者平素不宜过劳，用眼不宜过度。

［1］脾虚气陷证：补中益气汤。

［2］气血两虚证：人参养荣丸。

［3］风痰阻络证：正容汤。

14. 睑弦赤烂

睑弦赤烂又称“风弦赤眼”，是指因风湿热邪蕴结胞睑，以胞睑边缘红赤、溃烂、刺痒为主要表现的外障类疾病。其中，病发于眦部者又称“眦帷赤烂”，遇风尤甚者又称“迎风赤烂”，发于初生婴儿者又称“胎风赤烂”。本病病程较长，病情顽固，时轻时重，缠绵难愈。睑弦赤烂多为双侧发病，在睫毛根部及睫毛间还可见细小糠皮样鳞屑，除去皮屑后可见溃疡、出血、溢脓等，睫毛脱落稀疏，日久可见睫毛乱生或秃睫，睑弦肥厚变形。

此外，胞睑边缘红赤、溃烂、刺痒，并伴有水疱或脓疱者，称为“风赤疮痍”。风赤疮痍还可能在额部皮肤，或头皮出现成簇水疱，数日后水疱化脓、溃烂、结痂，并且在同侧耳前可扪及臀核，病变可累及黑睛，形成翳障。风赤疮痍与睑弦赤烂在主要症状、病因病机方面基本一致。

睑弦赤烂的基本病机为热毒壅滞胞睑。内因多为脾胃蕴热，或脾胃湿热，或心火亢盛；外因多为感触风邪，或洗眼不净，秽毒渍于胞睑。初期多属风热郁火，以痒痛交作为主；溃烂期多属湿热，以睑缘赤烂渗水为主；后期多属血虚生风或脾虚湿盛，以皮屑附着睫毛根部为主。

本病相当于西医学的眼睑炎、鳞屑性睑缘炎、溃疡性睑缘炎、眦部睑缘炎、单纯疱疹病毒性睑皮炎、带状疱疹病毒性睑皮炎等疾病。

【疾病诊断】

［1］睑弦或眦部红赤、肿胀、溃烂、瘙痒、灼痛。

［2］睫毛根部或鳞屑黏附，或呈溃疡状。

［3］目睛干涩，羞明。

【证型证候】

［1］肉轮风热证：睑弦红肿，胞睑瘙痒，胞睑灼痛，痒痛交作，以痒为主，睑缘鳞屑黏附，眼睛干涩，遇风尤甚，发热，汗出，舌红，苔黄，脉浮数。

［2］肉轮湿热证：睑弦红肿，睑弦溃烂，剧烈瘙痒疼痛，羞明，流泪不止，睫毛根部有结痂或小脓疱，口干，口苦，小便黄赤，舌红，苔黄腻，脉滑数。

［3］心火上炎证：睑弦红赤，睑弦刺痛，眼睑瘙痒，睑缘皲裂，口苦，心烦易怒，口舌生疮，小便黄赤，舌尖红，苔黄，脉数。

［4］脾虚湿蕴证：睑弦微红，糜烂胶着，睑弦湿疹弥漫，睑弦鳞屑黏附，脘痞，腹胀，纳少，肢体困倦，舌淡白，苔白腻，脉濡。

［5］血虚风燥证：睑弦赤烂，胞睑干涩，眼睛瘙痒，睑弦鳞屑黏附，胞睑皮肤增厚粗糙，头晕，目眩，面色淡白无华，舌淡，苔薄黄，脉细弱。

【治疗备要】

睑弦赤烂可采用熏洗法，清洗时须拭去鳞屑、脓痂、已松脱的睫毛、毛囊中的脓液，充分暴露病损处，才能药到病除，可选用金银花、蒲公英、千里光、野菊花、蛇床子、苦参、白鲜皮等煎洗，并配合滴眼液或涂用眼膏。内服药物须辨病因，风胜者宜祛风为主，热胜者宜清热为先，湿胜者当利湿化浊，心火上炎者宜清心泻火。患者平素应保持眼部清洁，避免烟尘风沙刺激，切忌搔抓搓揉眼部，用眼不宜过度，饮食不宜辛辣。

［1］肉轮风热证：银翘散。

［2］肉轮湿热证：除湿汤。

［3］心火上炎证：导赤散合黄连解毒汤。

［4］脾虚湿蕴证：参苓白术散。

［5］血虚风燥证：四物汤加味。

15. 暴风客热

暴风客热俗称“暴发火眼”，是指因风热袭目所致，以白睛猝然红赤、眵多黏稠、痛痒交作为主要表现的外障类疾病。本病多双眼同病，发病急骤，传染性不明显或不具传染性。若因外染天行疫疠之邪所致，以白睛暴发红赤、相互传染为主要表现者，称为“天行赤眼”，其眼部症状与暴风客热有相似处，但具有传染性，全身症状较明显，并可在耳前或颔下扪及臀核肿大。

暴风客热的病因病机为感受风热邪气，风热相搏，邪客肺经，上犯白睛。

本病相当于西医学的急性卡他性结膜炎、过敏性结膜炎、流行性出血性结膜炎等疾病。

【疾病诊断】

［1］白睛红赤，溢血呈点状或片状，赤肿隆起。

［2］胞睑红肿，内面红赤。

［3］眼睛沙涩，灼热疼痛，羞明，眵多黏稠，热泪如汤。

【证型证候】

［1］气轮风热证：白睛红赤，眼睛沙涩，剧烈痒痛，羞明，流泪不止，眵多胶黏，胞睑红肿，头额胀痛，鼻塞，恶风，发热，舌红，苔薄黄，脉浮数。

［2］气轮热毒证：白睛赤肿，沙涩刺痛，灼热瘙痒，白睛溢血呈点状或片状，热泪如汤，羞明，胞睑红肿，耳前颔下臀核肿大，发热，口渴多饮，烦躁，头痛，舌红，苔黄，脉数。

［3］阴虚余热证：白睛淡赤，眼睛干涩，口燥，咽干，舌红，苔少，脉细数。

【治疗备要】

暴风客热的基本治疗原则为祛风清热，临证须辨风与热之轻重。风重于热者以祛风为主，兼以清热；热重于风者以清热为主，辅以祛风；风热俱重者宜祛风清热并用。外治以清热解毒类中药制剂或抗生素类眼药水为主。患者平素应注意眼部卫生，手帕、毛巾、脸盆等相关生活用品应进行消毒，以防止邪毒传染，忌食辛辣肥甘。

［1］气轮风热证：银翘散合防风通圣散。

［2］气轮热毒证：泻肺饮合普济消毒饮。

［3］阴虚余热证：滋阴降火汤。

16. 时复目痒

时复目痒是指因时邪与湿热交阻，客于目睛所致，以发病时白睛红赤、目痒难忍、每年至期而发、过期乃愈、呈周期性反复发作为主要表现的外障类疾病。本病多见于青少年男性，好发于春季，通常是双眼同病，病程可达数年或数十年，并随年龄增长逐步减轻或痊愈。本病与“椒疮”均在胞睑内面有颗粒丛生，但椒疮有颗粒较小、目无奇痒、无定期发作等特点。

时复目痒的基本病机为时邪犯目。多由肺卫不固，或脾胃湿热内蕴，复感风湿热邪，邪滞于胞睑、白睛所致。亦可因肝血不足，虚邪贼风内动，上犯于目所致。春季多风，风甚则痒，故每年春季易发，发时奇痒难忍，过期乃愈，呈周期性反复发作。

本病相当于西医学的春季卡他性结膜炎。

【疾病诊断】

［1］眼睛奇痒，砂涩不适，灼热微痛。

［2］白睛红赤，白睛黄浊，睑内可见卵石样扁平颗粒。

［3］春季发病，夏季加重，秋冬缓解，周期性反复发作。

【证型证候】

［1］风热犯目证：眼睛奇痒，痒若虫行，砂涩不适，灼热微痛，睑内遍生卵石样颗粒，遇风遇热加重，白睛红赤，羞明，流泪，眼眵胶黏，舌红，苔薄黄，脉数。

［2］气轮湿热证：眼睛奇痒，泪多，眼眵黏稠，睑内遍生卵石样颗粒，白睛黄浊，黑白睛交界处呈胶样结节隆起，舌红，苔黄腻，脉数。

［3］血虚风袭证：轻微眼痒，时作时止，白睛轻微污浊，面色淡白无华，爪甲不荣，舌淡，苔白，脉细。

【治疗备要】

时复目痒发作期应避免阳光刺激，可佩戴有色眼镜，目痒时不可用力搓揉。缓解期应结合全身情况进行调理，宜补脾益肺，固本以防复发。患者平素应少食辛辣之物。

［1］风热犯目证：消风散。

［2］气轮湿热证：除湿汤合防风通圣散。

［3］血虚风袭证：四物汤加味。

17. 漏睛

漏睛又称“眦漏”“窍漏”，是指因心火上炎、热毒壅积、脓液内蕴所致，以大眦无红肿疼痛，但按压泪膛时有脓液自泪窍溢出为主要表现的外障类疾病。本病须与“冷泪”“漏睛疮”相鉴别。“冷泪”以频流清稀泪液而无热感，目无赤痛，按压眦部无黏液或脓液溢出为主要表现；“漏睛疮”多由本病演变而来，以大眦近泪囊处红肿高起，溃破出脓为主要表现。

漏睛基本病机为邪毒侵犯泪窍，腐肉成脓。多由外感风热，或心有伏火，或脾蕴湿热，或椒疮、鼻病引发，邪滞泪窍，伏积日久不去，腐肉成脓。

本病相当于西医学的慢性泪囊炎。

【疾病诊断】

［1］泪窍溢出黏液或脓液。

［2］流泪不止，拭之又生，眼睛隐涩不适。

［3］内眦皮色如常或微红，内眦部白睛微赤，内眦肿胀疼痛。

【证型证候】

［1］风热袭目证：泪窍溢脓，热泪频流，眵多，内眦轻度红肿，按之不痛，恶寒发热，头身疼痛，汗出，舌红，苔薄黄，脉浮数。

［2］热毒壅目证：泪窍溢脓，内眦红肿高起，疼痛拒按，红肿延及胞睑或面颊，耳前或颌下臖核压痛，身热，口渴，大便秘结，小便黄赤，舌红，苔黄腻，脉洪大。

［3］心脾积热证：泪窍溢脓，脓多且稠，拭之复生，热泪频流，内眦肿胀潮湿，目睛疼痛，隐涩不舒，发热，心烦，口渴，小便黄赤，舌红，苔黄腻，脉数。

［4］正虚邪滞证：泪窍溢脓，脓液不尽，内眦微红、微肿、微痛，面色淡白，神疲，舌淡，苔薄白，脉细弱。

【治疗备要】

漏睛病程较长，初起风热上攻时宜疏风散热，脓未成时宜消肿散结，脓已成则应托毒排脓，后期邪气留恋则宜扶正祛邪。外治之法包括药水滴眼、泪道冲洗、泪道探通、手术治疗等，在点滴眼药前应先将黏液或脓液挤出，才能药达病所。内眦处于危险三角区，急性发作时不可挤压，以免脓毒扩散。忌辛辣炙煿等刺激性食物。

［1］风热袭目证：疏风清肝散。

［2］热毒壅目证：黄连解毒汤。

［3］心脾积热证：竹叶泻经汤。

［4］正虚邪滞证：托里消毒散合人参养荣丸。

18. 流泪症

流泪症是指因肝气亏虚，或风邪袭目，泪窍失约所致，以泪液不循常道、溢出睑弦为主要表现的外障类眼病。其中，风见则泣下者称为“迎风流泪”；冷泪频流者称为“冷泪”；热泪频流者称为“热泪”。热泪多为外障类眼病的一个症状，本节主要讨论冷泪及泪液无明显冷热感者。

流泪症的基本病机为泪窍失约，多因肝气虚冷，或风邪侵袭所致。

本病相当于西医学的泪溢。

【疾病诊断】

［1］泪液频频外溢，泪液清稀，遇风尤甚。

［2］泪窍无异常形变，按压泪窍无黏液溢出。

【证型证候】

［1］肝虚风袭证：冷泪频流，泪液清稀，遇风尤甚，迁延日久，眼睛涩滞不适，恶风，肢冷身凉，舌淡，苔薄白，脉细弱。

［2］血虚风袭证：冷泪频流，泪液清稀，遇风尤甚，迁延日久，不耐久视，面色淡白无华，心悸，健忘，神疲，乏力，舌淡，苔薄白，脉细弱。

［3］肝肾亏虚证：冷泪频流，泪液清稀，视物模糊，头晕，耳鸣，腰膝酸软，舌红，苔薄黄，脉细弱。

【治疗备要】

迎风流泪者多以养血祛风为主，冷泪频流者多以补益肝肾为主。冷泪而泪窍未阻者，针灸治疗有较好疗效，可取同侧睛明、风池、临泣等穴位，或针或灸。患者平素应增强体质，时常按摩睛明穴，户外工作者可佩戴防护眼镜，减少风沙刺激。

［1］肝虚风袭证：止泪补肝散。

［2］血虚风袭证：八珍汤。

［3］肝肾亏虚证：左归丸。

19. 神水将枯

神水将枯是指因阴津亏损，泪液减少所致，以目珠干燥失泽为主要表现的外障类疾病。本病好发于50岁左右女性，通常双眼同病，常伴有多发性关节痹痛等症状。

神水将枯的基本病机为肝肾亏损，精血津液亏乏，泪液不足，目珠无以滋润。

本病相当于西医学的结膜干燥综合征等疾病。

【疾病诊断】

［1］眼睛干涩无泪，目珠干燥无光泽，眼球磨痛，羞明，视力下降。

［2］白睛微红，白睛起皱褶，眼眵黏稠。

【证型证候】

［1］气阴两虚证：眼睛干涩磨痛，目珠干燥无光泽，羞明，眼睛疲劳，视物模糊，口唇燥裂，口干，咽干，自汗，盗汗，舌红，苔少，脉细数。

［2］肝肾阴虚证：眼睛干涩磨痛，目珠干燥无光泽，羞明，眼睛疲劳，视物模糊，口唇燥裂，口干，咽干，眩晕，耳鸣，胁肋不适，腰膝酸软，舌红，苔少，脉细数。

［3］气血两虚证：眼干涩不适，心悸，少寐，乏力，面色淡白无华，舌淡，苔薄白，脉细弱。

【治疗备要】

神水将枯多由气血阴津亏损所致，治当以养阴生津、补血填精为要。患者宜少食辛热炙煿之品，以免助热化火，伤阴耗液而加重病情。居室光线不宜过强，外出佩戴有色眼镜，以减少光线刺激。

［1］气阴两虚证：生脉饮合增液汤。

［2］肝肾阴虚证：杞菊地黄丸。

［3］气血两虚证：归脾汤。

20. 视瞻昏渺

视瞻昏渺又称“目昏”“目不明”，是指因气血失调，精气不能上荣于目所致，以视力下降、视物昏朦不清、视物如有遮隔轻纱薄雾，但眼睛外观无异常为主要表现的内障类疾病。本病多见于50岁以上老年人，症状随年龄增长而加重，可最终导致失明。

视瞻昏渺的基本病机为目失荣养，神光暗淡或发越受阻，病性分虚实：虚者多因神劳暗耗精血、气血虚少、元气虚亏等导致目失荣养；实者多因湿热或痰瘀内蕴，上犯目窍，以致神光发越受阻。

本病相当于西医学的老年性黄斑变性、慢性球后视神经炎、中心性视网膜病等疾病。

【疾病诊断】

［1］视力下降，视物模糊，视物如有轻纱遮隔，眼前如有暗影遮挡。

［2］眼睛外观无异常。

【证型证候】

［1］肝肾阴虚证：视力下降，视物昏朦，视物变形，双目干涩，头晕，耳鸣，五心烦热，口燥，咽干，腰膝酸软，舌红，苔少，脉细数。

［2］精血两虚证：视力下降，视物昏朦，视物变形，双目干涩，头晕，耳鸣，面色淡白无华，少寐，神疲，乏力，腰膝酸软，舌淡，苔白，脉细弱。

［3］肝郁气滞证：视力下降，视物昏朦，眼珠胀痛，喜太息，胁肋胀痛，口苦，咽干，舌红，苔黄，脉弦。

［4］湿热犯目证：视力下降，视物昏朦，眼前黑花飞舞，或有灰黑阴影遮挡，恶心，纳少，脘痞，腹胀，口苦，口腻，舌红，苔黄腻，脉濡数。

［5］瘀阻目络证：视力下降，视物昏朦，视物变形，舌紫暗，舌面有瘀斑、瘀点，苔腻，脉细涩。

【治疗备要】

视瞻昏渺是老年常见慢性眼病，根本内因是肝肾两虚，精血虚弱，治疗以滋补肝肾、健运脾胃为本。实证多与湿热、痰瘀阻滞目络有关，故以行气活血、化痰除湿、祛瘀散结为治标之法。患者平素不宜劳神用眼过度，外出应避免阳光直射，日光下戴遮阳帽，雪地活动时戴滤光镜。

［1］肝肾阴虚证：杞菊地黄丸。

［2］精血两虚证：人参养荣丸。

［3］肝郁气滞证：丹栀逍遥散。

［4］湿热犯目证：温胆汤。

［5］瘀阻目络证：血府逐瘀汤。

21. 圆翳内障

圆翳内障又称“银内障”“白内障”，是指因年老体弱，精气虚衰，目失濡养所致，以晶珠混浊、瞳仁内呈圆形银白色翳障、视力障碍为主要表现的内障类疾病。本病多见于 50 岁以上老年人，病程较长，发展缓慢，可一眼发病，或两眼先后发病，或双眼同时发病，最终可致失明。内障初起时，瞳仁呈隐隐淡白色，或边缘形如枣花，或如油点浮于水面，或白亮如冰，或如凝脂微赤，或白气一片隐似新月，或外白中黄，或翳色青白。此外，圆翳内障也可由胎患或外伤震击所致，因母体疾病影响胎儿者，又称“胎患内障”或“先天性白内障”；因眼部挫伤、锐器损伤所致者，又称“惊振内障”或“外伤性白内障”。

圆翳内障须与“五风内障”相鉴别，五风内障在疾病后期也可见白内障，但五风内障是因神水排出受阻所致。例如，瞳仁散大而色呈淡绿之“绿风内障”；色呈淡青之“青风内障”；恶化为灰黄色之“黄风内障”等，均以头眼胀痛、眼珠变硬、视力锐减为特点。

圆翳内障的基本病机是晶珠混浊。瞳仁为水轮属肾，肾精不足则晶珠失养，迁延日久而成内障。肝开窍于目，肝血虚则晶珠失荣，以致内障渐生。此外，肝热上扰，或水湿内生而上泛，或暴力外伤，亦可导致晶珠混浊。

本病相当于西医学的老年性白内障、先天性白内障、外伤性白内障等疾病。

【疾病诊断】

［1］晶珠混浊，瞳仁呈淡白色、灰白色、青白色、棕色等。

［2］视力下降，视物模糊，眼前有固定黑影，或有虹视，或仅存光感，甚至失明。

［3］白睛、黑睛无明显异常。

【证型证候】

［1］肝肾阴虚证：晶珠混浊，视物昏朦，眼前有固定黑影，头晕，耳鸣，腰膝酸软，潮热，盗汗，舌红，苔少，脉细数。

［2］脾肾阳虚证：晶珠混浊，视物昏朦，视远不清，形寒肢冷，便溏，小便清长，舌淡，苔白，脉沉细。

［3］气血两虚证：晶珠混浊，目暗无神，视物朦胧，不耐久视，面色淡白或萎黄，神疲，乏力，舌淡，苔白，脉弱。

［4］肝热上扰证：晶珠混浊，视物不清，目涩，多眵，流泪，眼胀，头昏痛，口苦，口干，烦躁易怒，舌红，苔黄，脉弦数。

［5］瘀滞目络证：晶珠混浊，眼前黑影飘移不定，视力减退，舌紫暗，舌面有瘀斑、瘀点，苔少，脉涩。

【治疗备要】

圆翳内障病程较长，药物治疗适用于早期。若晶珠灰白混浊，已明显阻碍瞳神者，药物难以奏效，宜待翳定障老之后，采用手术治疗。预防圆翳内障，在光照强烈的环境下宜戴墨镜或防护眼镜。

［1］肝肾阴虚证：杞菊地黄丸。

［2］脾肾阳虚证：补中益气汤合金匮肾气丸。

［3］气血两虚证：八珍汤。

［4］肝热上扰证：石决明散。

［5］瘀滞目络证：血府逐瘀汤。

22. 近视

近视又称“能近怯远”，是指因竭视劳倦，或禀赋不足，导致目失濡养，神光不足，以视近物清晰、视远物模糊为主要表现的内障类疾病。眼科检查屈光度在 –3.0D 以下者为轻度近视，–3.0 ～ –6.0D 为中度近视，–6.0D 以上者为高度近视。

近视的基本病机是目失濡养，目中神光不能发越于远处。与遗传、发育、环境等诸多因素有关，常见病因包括以下几方面：一是先天禀赋不足。肝肾亏损，精血不足，目失濡养，神光不能发越远处。二是眼肌疲劳。此为近视最常见、最主要病因，如阅读时光线过暗或过强，或阅读姿势不正，或阅读时间太长，或长期在动摇状态下阅读，以致过用目力，眼部气血供应不及，目系失养，调节神光的能力下降。三是气血亏耗，目失荣养。如疾病耗伤，或饮食不节，或饮食偏嗜，导致气血亏耗，目失荣养，神光不能发越于远处。

本病与西医学的近视同名。

【疾病诊断】

［1］视近物清楚，视远物模糊。

［2］眼科检查屈光度在 –3.0D 以下。

【证型证候】

［1］肝血虚证：视物能近怯远，视力急剧下降，视物疲劳，视物变形，心悸，健忘，失眠，神疲，乏力，面色淡白无华，舌淡，苔薄白，脉细弱。

［2］肝肾阴虚证：视物能近怯远，视物昏朦不清，眼前黑花飞舞，两目干涩，头晕，耳鸣，胁肋隐痛，腰膝酸软，五心烦热，口燥，咽干，舌红，苔少，脉细数。

［3］肾精不足证：视物能近怯远，发育迟缓，身形矮小，足痿无力，舌淡，苔薄白，脉细弱。

【治疗备要】

视力下降或视力疲劳者，应验光配镜，以最高度数最好视力为原则。可配合针灸治疗，通常选取睛明、四白、球后、承泣、翳明等穴位。近视患者应养成良好用眼习惯，学习和工作环境照明要适度，定期检查视力，注意营养均衡，增强体质锻炼。

［1］肝血虚证：四物汤。

［2］肝肾阴虚证：杞菊地黄丸。

［3］肾精不足证：大补元煎。

23. 远视

远视又称“能远怯近”，是指因禀赋不足，阴精亏损，不能收敛光华，以视远物清楚、视近物模糊，或视远比视近清晰为主要表现的内障类疾病。眼科检查屈光度在 +3.0D 以上者为轻度远视，+3.0 ～ +6.0D 为中度远视，+6.0D 以上者为高度远视。

远视的基本病机为目系敛聚调节神光的能力下降。先天性远视多由发育不良所致；后天性远视常见于老年人群，多属精血不足，目失所养。

本病与西医学的远视同名。

【疾病诊断】

［1］视远物清楚，视近物模糊，视远比视近清晰。

［2］眼科检查屈光度在 +3.0D 以上。

【证型证候】

［1］肝肾阴虚证：视物能远怯近，快速转换视远和视近的能力下降，两目干涩，头晕，耳鸣，胁肋隐隐不适，腰膝酸软，舌红，苔少，脉细数。

［2］气血两虚证：视物能远怯近，不耐久视，久视则目酸痛，心悸，健忘，失眠，神疲，乏力，面色淡白无华，舌淡，苔薄白，脉细弱。

【治疗备要】

轻度远视而无明显其他症状者，无须矫正。若有明显视疲劳和内斜视者，即使远视度数较低也应当佩戴眼镜矫正。中年之后，远视程度快速加深者，宜加强身体素质调养，以延缓其发展。

［1］肝肾阴虚证：杞菊地黄丸。

［2］气血两虚证：八珍汤。

24. 复视

复视又称“视歧”，是指因风痰、风热上扰，肝肾阴虚等所致，以目睹一物成二像为主要表现的内障类疾病。单眼为患者，常常喜欢以手遮掩患眼以消除症状。双眼为患者，由于所见物像一真一假，一实一虚，常常以假为真，故时常有扑空的动作，可伴见头痛、头晕、恶心等症状。

复视的基本病机为目系调节神光偏衡，多由先天禀赋不足，或长期用眼不卫生，或久病耗伤气血，或外感风痰上扰，或年老肝肾阴虚所致。

本病相当于西医学的散光眼。

【疾病诊断】

［1］目睹视一为二，物像一真一假，一实一虚。

［2］眼睛外观无异常。

【证型证候】

［1］气血两虚证：视一为二，心悸，健忘，神疲，乏力，面色淡白无华，唇色淡白，舌淡，苔薄白，脉细弱。

［2］肝肾阴虚证：视一为二，目睛干涩，头晕，耳鸣，健忘，腰膝酸软，潮热，盗汗，口燥，咽干，五心烦热，舌红，苔少，脉细数。

［3］风痰阻络证：视一为二，步态不稳，突然发病，头晕，目眩，恶心，呕吐，舌淡，苔白，脉浮紧。

【治疗备要】

复视患者须及时到眼科验光，佩戴眼镜矫正。若正确佩戴眼镜后仍有视疲劳症状者，可考虑手术矫正，并配合内服药物治疗。

［1］气血两虚证：八珍汤。

［2］肝肾阴虚证：杞菊地黄丸。

［3］风痰阻络证：正容汤。

25. 目偏视

目偏视又称“风牵偏视”，是指因邪中经络，气血不和，筋脉失养，弛张不收所致，以双眼注视目标时，一眼眼位偏斜、转动受限、视一为二为主要表现的外障类疾病。目偏视常见两种类型，患眼外侧目系迟缓不收者，眼位向鼻侧倾斜，并产生同侧性复视。患眼内侧目系迟缓不收者，眼位向外侧倾斜，并产生交叉性复视。

目偏视的基本病机为目系经筋收引失衡，偏侧迟缓不收。多因气血不足，眼部络脉空虚，风毒邪气乘虚侵袭，目系经筋迟缓不收；或肝肾阴虚，或热病伤阴，虚风内动；或风痰阻络，或眼睛外伤，或肿瘤压迫，目系调节失衡。

本病相当于西医学的麻痹性斜视。

【疾病诊断】

［1］眼珠偏斜，转动受限。

［2］复视。

［3］代偿头位，头向麻痹肌方向偏斜。

【证型证候】

［1］风袭目络证：一侧目珠偏斜，转运受限，视一为二，目痛，眩晕，上胞下垂，恶风，舌淡，苔薄白，脉浮。

［2］风痰阻络证：一侧目珠偏斜，转运受限，视一为二，头晕，胸闷，脘痞，恶心，纳少，舌淡，苔白腻，脉滑。

［3］瘀阻目络证：一侧目珠偏斜，转运受限，视一为二，眼络瘀血，头目疼痛，颜面麻木，恶心，呕吐，舌紫暗，舌面有紫点、紫斑，苔少，脉涩。

［4］肝风内动证：一侧目珠偏斜，转运受限，视一为二，头晕，目眩，肢体震颤，肌肉瞤动，舌红，苔少，脉细数。

【治疗备要】

针药结合治疗目偏视可以提高疗效。若发病后保守治疗6个月仍无效者，应考虑手术治疗。

［1］风袭目络证：牵正散合羌活渗湿汤。

［2］风痰阻络证：正容汤。

［3］瘀阻目络证：桃红四物汤。

［4］肝风内动证：天麻钩藤饮。

26. 耳胀

耳胀是指因外邪犯耳，耳窍经气痹塞所致，以耳内胀闷不适、耳鸣、听力下降、自听音增强，或鼓室有积液等为主要表现的耳窍疾病。耳胀和耳闭通常是同一个疾病的不同发展阶段，均有听力下降、自听音增强等特点，患者时常以手按压外耳道以减轻耳部不适。耳胀多为病之初起，病程通常在3个月以内，以耳内作胀为主，或兼耳道疼痛。耳闭多为病之久者，病程通常在3个月以上，以耳内闭塞感为主，听力明显下降。本病可与“耳鸣”“耳聋”“耳痛”等病互参。

耳胀和耳闭的基本病机皆为外邪犯耳，耳窍经气痹塞。临证当辨新久虚实。新病者多实，多由外感风寒、外感风热、肝胆湿热等所致。久病者多虚，或虚中夹实，常见脾肾亏虚，精气不足，耳窍失养，或耳胀失治，反复发作，以致邪毒留滞，导致痰湿聚耳、瘀阻耳窍。

本病相当于西医学的急性非化脓性中耳炎、慢性非化脓性中耳炎等疾病。

【疾病诊断】

［1］耳内胀闷，耳道闭塞感。

［2］自听音增强，耳鸣，听力下降。

［3］耳道检查无堵塞物。

【证型证候】

［1］风寒犯耳证：耳内胀闷，耳道有闭塞感，自听音增强，耳鸣，听力下降，鼻塞，流涕，喷嚏，咳嗽，恶寒发热，头身疼痛，舌淡，苔薄白，脉浮紧。

［2］风热犯耳证：耳内胀闷，耳道有闭塞感，自听音增强，耳鸣，听力下降，发热，头痛，咽痛，口干微渴，舌红，苔薄黄，脉浮数。

［3］痰湿聚耳证：耳内胀闷，耳道有闭塞感，自听音增强，听力减退，头晕，头重，咳嗽，咳痰，胸闷，脘痞，舌淡，苔白腻，脉滑。

［4］邪犯少阳证：耳内胀闷，耳道有闭塞感，自听音增强，听力减退，患侧头痛，烦躁，口苦，舌红，苔黄，脉弦。

［5］气滞血瘀证：耳内胀闷，耳道有闭塞感、刺痛感，自听音增强，耳鸣，听力下降，舌紫暗，舌面有瘀点、瘀斑，苔腻，脉涩。

［6］肝肾亏虚证：耳内胀闷，耳道有闭塞感，自听音增强，耳鸣声细，听音不清，时轻时重，腰膝酸软，舌淡，苔薄白，脉细弱。

【治疗备要】

初发耳胀，应及早彻底治疗，以防形成耳闭。轻度耳胀，可采用耳咽管通气法缓解，即用手指捏紧鼻孔，闭口屏气，然后将气鼓入腮侧，使耳中可听到“卟卟”声，如此反复多次。还可采用鼓膜按摩法缓解，即用食指将耳屏向耳道口推压，压紧后即放松，如此反复 10 ～ 20 次。劳逸适度，加强锻炼，增强体质，是预防耳胀的关键。

［1］风寒犯耳证：三拗汤加味。

［2］风热犯耳证：银翘散。

［3］痰湿聚耳证：四逆散合四苓散。

［4］邪犯少阳证：小柴胡汤。

［5］气滞血瘀证：通窍活血汤。

［6］肝肾亏虚证：耳聋左慈丸。

27. 脓耳

脓耳又称“聤耳”“耳疳”“耳痈”“耳湿”，是指因脏腑蕴热，复感外邪，湿热邪毒上犯耳窍，或脏腑虚损，耳窍失养，邪毒停聚耳窍所致，以鼓膜穿孔、耳道流脓为主要表现的耳窍病。脓耳可发生于任何年龄人群，小儿尤其易感，好发于夏季。脓耳分为急性脓耳和慢性脓耳。急性脓耳发病急，早期可见耳道深部疼痛、搏动性疼痛或跳痛，一旦耳膜穿孔流脓则耳痛顿减；慢性脓耳病程多在 3 个月以上，常表现为间歇性耳道流脓。若脓耳治疗不力或处理不当，可引起邪毒内陷、走窜扩散的脓耳变证，临床常见耳根毒、脓耳口眼㖞斜、黄耳伤寒三种。“耳根毒”是由邪毒波及耳后完骨，完骨溃腐化脓成痈所致，以耳后完骨红肿疼痛，触之有波动感，甚至溃破流脓等为主要表现；“脓耳口眼㖞斜”是由邪毒阻痹面部经络所致，以耳内流脓不愈、口角歪向健侧、口角流涎等为主要表现；“黄耳伤寒”是由邪毒走窜，扩散入于营血，扰乱神明，或引动肝风所致，以剧烈耳痛、头痛、呕吐、发热、头昏、项强，甚至危及生命等为主要表现。

脓耳的基本病机为耳道肌膜化腐为脓。多由外感风热或风寒郁而化热，热邪搏结气血于耳窍，蒸灼鼓膜；或因肝胆火盛、肝胆湿热，循经上蒸，邪气搏结于耳道，蒸灼鼓膜；或因脾虚失运，水湿内生，泛溢耳窍；或因肾元亏损，耳窍不健，邪气滞留所致。脓耳要重视诊察脓色，黄脓多属湿热，红脓多属肝经火热或热伤血分，白脓或青脓多属脾虚，臭秽黑腐脓多属肾虚，脓水清稀量多者多属脾虚水湿停聚，脓液黏稠者多属火热偏盛。

本病相当于西医学的急性或慢性化脓性中耳乳突炎等疾病。

【疾病诊断】

［1］耳道流脓，耳膜破溃。

［2］患侧听力下降，耳鸣。

［3］有上呼吸道感染、麻疹、烂喉丹痧、鼓膜外伤等发病史。

【证型证候】

［1］风热犯耳证：耳道流脓，脓液色黄，耳膜潮红，耳膜破溃，耳道疼痛，听力下降，发热，口渴，头痛，舌红，苔薄黄，脉数。

［2］肝胆湿热证：耳道流脓，量多色黄，耳膜红肿外突，耳道疼痛，听力下降，发热，面红，目赤，口苦，咽干，舌红，苔黄腻，脉弦数。

［3］脾虚湿盛证：耳道流脓，清稀量多，日久不愈，时轻时重，听力减退，头昏，倦怠乏力，纳少，便溏，舌淡，苔白，脉弱。

［4］肾气虚证：耳道流脓，量少质稠，日久不愈，时轻时重，耳鸣，耳聋，头晕，目眩，腰膝酸软，舌淡，苔白，脉细弱。

［5］气虚邪恋证：间歇性耳道流脓，脓液黏稠，色黄或白，脓量或多或少，听力减退，耳膜中央性穿孔，鼓室黏膜肿胀，面色淡白无华，倦怠乏力，纳少，舌淡，苔白，脉细弱。

［6］阳虚寒凝证：耳道流脓，脓量较少，耳鸣，耳聋，鼓膜边缘性穿孔，鼓室息肉，畏寒，肢冷，腰膝酸软，小便清长，夜尿增多，舌淡，苔白，脉沉迟。

【治疗备要】

脓耳要及时清除耳内脓液，正确使用滴耳、吹耳药物，密切关注流脓、头痛、发热、神志异常等症状变化，及时发现并预防脓耳变证。脓耳未愈，禁忌游泳，以免水入耳中而加重病情。

［1］风热犯耳证：蔓荆子散。

［2］肝胆湿热证：龙胆泻肝汤。

［3］脾虚湿盛证：托里消毒散。

［4］肾气虚证：大补元煎。

［5］气虚邪恋证：四君子汤合托里消毒散。

［6］阳虚寒凝证：阳和汤。

28. 耳鸣

耳鸣是指因外感邪气，或肾气亏虚等所致，以患者自觉耳内鸣响为主要表现的耳病。耳鸣可发生于单侧，也可两侧同时鸣响，或时发时止，或持续不停，鸣响声调有蝉鸣、潮声、风声、雷鸣、汽笛声、哨音、流水声、簸米声等多种类型。耳鸣与“脑鸣”时常并见，但二者略有区别：脑鸣是自觉头脑中有声音鸣响，如蝉鸣、鸟鸣、潮声、风声、雷鸣、汽笛声、哨音等，多为持续性存在，通常在身体虚弱状态下出现。

耳鸣的基本病机为邪气闭阻耳窍，或耳窍失于充养。病性分虚实：若耳鸣突然出现，鸣声洪大，用手闭按耳郭并突然松开时鸣声不减者，多属实证，常由风热袭耳，或风寒郁而化热犯耳，或肝火上扰耳窍，或痰火壅结耳窍，或药物中毒等所致；若耳鸣缓慢出现，声音细小，用手闭按耳郭并突然松开时鸣声减轻者，多属虚证，可因阴血亏虚、肾精不足、中气下陷，耳失濡养所致。此外，陡闻巨响、爆震、潜水等，也可引起不同程度的耳鸣，通常情况下可以逐步自愈。

耳鸣可以是一个单独的疾病，也可以是多种疾病的伴发症状，能确定原发病者须按原发病论治，若不能确定原发病时，可以按耳鸣主症辨证论治。

本病与西医学的耳鸣同名。

【疾病诊断】

耳内鸣响，妨碍听觉。

【证型证候】

［1］风热犯耳证：猝然耳鸣，耳道胀闷，耳痛，头痛，发热，汗出，鼻塞，流涕，口渴，舌红，苔薄白，脉浮数。

［2］痰火郁结证：耳鸣声持续不断，头晕，目眩，胸闷，脘痞，心烦，口腻，痰多，舌红，苔黄腻，脉滑数。

［3］瘀血阻络证：耳鸣，耳痛，头晕，头痛，痛处固定不移，舌紫暗，舌面有瘀点、瘀斑，脉涩。

［4］肝火炽盛证：耳鸣，鸣声响亮，如雷鸣或潮声，甚则耳聋，耳道胀痛，头胀，头痛，口苦，咽干，面红，目赤，心烦，易怒，舌红，苔黄，脉弦数。

［5］气血两虚证：耳鸣，鸣声细微，手按耳道可暂缓，面色淡白无华，头晕，目眩，神疲，乏力，少气，懒言，舌淡，苔薄白，脉细弱。

［6］中气下陷证：耳鸣时作时止，鸣声细微，手按耳道可暂缓，神疲，乏力，少气，懒言，自汗，便溏，舌淡，苔白，脉细弱。

［7］肾精不足证：耳鸣，鸣声细微，头晕，夜尿频多，腰膝酸软，行动缓迟，须发早白，舌淡，苔白，脉沉细。

［8］肾阴虚证：耳鸣，鸣声细微，夜卧尤甚，头晕，失眠，盗汗，烦热，口燥，咽干，腰膝酸软，形体消瘦，舌红，苔少，脉细数。

【治疗备要】

外感耳鸣宜祛风散邪，肾虚耳鸣应加强养息及减少房劳，脾虚耳鸣宜加强饮食调理。缓解耳鸣可施以导引术：提拉耳尖法，用拇指和食指捏住耳尖，向上提拉 15 ～ 20 次；按摩耳轮法，拇指与食指对捏耳轮，上下来回搓揉至发热，再向外拉耳朵 15 ～ 20 次；下拉耳垂法，拇指与食指揉搓耳垂至发热，再向下轻拉 15 ～ 20 次；推磨耳根法，拇指放在耳后，食指放在耳前，上下推 40 ～ 50 次。日常生活中应尽量避免噪声、爆震等引起耳鸣或者听力损伤。服用某些药物后出现耳鸣，要及时就医治疗。

［1］风热犯耳证：银翘散合蔓荆子散。

［2］痰火郁结证：黄连温胆汤合清气化痰汤。

［3］瘀血阻络证：通窍活血汤。

［4］肝火炽盛证：龙胆泻肝汤。

［5］气血两虚证：八珍汤。

［6］中气下陷证：补中益气汤合益气聪明汤。

［7］肾精不足证：耳聋左慈丸。

［8］肾阴虚证：杞菊地黄丸。

29. 耳聋

耳聋是指因外感邪气，或肾精亏虚等所致，以双耳或单耳听觉减退，甚或消失，或客观检查显示听力障碍为主要表现的耳病。耳聋分为暴聋和久聋。暴聋是听力骤然减退；久聋是听力逐渐减退，病程较长。耳聋轻者，听力减退，听而不真，或听觉迟钝，又称为“重听”。重者不闻外声，则为全聋。

耳聋与耳鸣关系密切，耳鸣为耳聋之渐，耳聋是耳鸣之甚。二者可单独出现，也可先后出现，或同时出现，在病因、病机、临床常见证型等方面基本一致，可予互参。

本病与西医学的耳聋同名。

【疾病诊断】

［1］听觉减退，听而不真，听觉迟钝，听觉消失。

［2］客观检查显示听力障碍。

【证型证候】

［1］风热犯耳证：耳聋，耳道胀闷，耳痛，头痛，发热，汗出，鼻塞，流涕，口渴，舌红，苔薄白，脉浮数。

［2］痰火郁结证：耳聋，头晕，目眩，胸闷，脘痞，心烦，口腻，痰多，舌红，苔黄腻，脉滑数。

［3］瘀血阻络证：耳聋，耳痛，痛有定处，头晕，头痛，舌紫暗，舌面有瘀点、瘀斑，苔腻，脉涩。

［4］肝火炽盛证：耳聋，耳道胀痛，头胀，头痛，口苦，咽干，面红，目赤，心烦，易怒，舌红，苔黄，脉弦数。

［5］气血两虚证：耳聋，头晕，目眩，面色淡白无华，神疲，乏力，少气，懒言，舌淡，苔薄白，脉细弱。

［6］中气下陷证：耳聋，神疲，乏力，气短，懒言，自汗，便溏，舌淡，苔白，脉细弱。

［7］肾精不足证：耳聋，头晕，夜尿频多，腰膝酸软，行动缓迟，须发早白，舌淡，苔白，脉沉细。

［8］肾阴虚证：耳聋，头晕，失眠，盗汗，烦热，口燥，咽干，腰膝酸软，形体消瘦，舌红，苔少，脉细数。

【治疗备要】

部分暴聋患者精神紧张，求愈心切，要稳定患者情绪，以期患者配合治疗。治疗过程中应定期或根据患者主观感觉反复开展听力检测，若听力逐步改善，则既定治疗措施不宜中断。若多次复查听力无改善，可按久聋治疗，或选用助听器。耳聋患者平素应劳逸结合，加强锻炼，增强体质，戒除烟酒，避免浓茶、咖啡等刺激性食物。导引术缓解耳聋之法可参见“耳鸣”。老年人重听、耳聋逐渐形成者，多属衰老现象，为精气虚衰之故，尤其应加强体质，注意调养。

［1］风热犯耳证：银翘散合蔓荆子散。

［2］痰火郁结证：黄连温胆汤合清气化痰汤。

［3］瘀血阻络证：通窍活血汤。

［4］肝火炽盛证：龙胆泻肝汤。

［5］气血两虚证：八珍汤。

［6］中气下陷证：补中益气汤合益气聪明汤。

［7］肾精不足证：耳聋左慈丸。

［8］肾阴虚证：杞菊地黄丸。

30. 鼻窒

鼻窒是指因脏腑虚弱，邪滞鼻窍所致，以鼻塞时轻时重，或双侧交替鼻塞，反复发作，经久不愈，下鼻甲肿大为主要表现的鼻病。鼻窒重者，可见持续鼻塞，嗅觉失灵，常并发耳胀、耳闭。

鼻窒的基本病机为鼻道气行不畅。多因伤风鼻塞反复发作或余邪未清，以致肺经蕴热，邪壅鼻窍；或肺脾气虚，外邪乘虚壅塞鼻窍；或邪毒久留，瘀滞鼻窍所致。

本病相当于西医学的慢性单纯性鼻炎、慢性肥厚性鼻炎等疾病。

【疾病诊断】

［1］鼻塞，时轻时重，反复发作，动轻静重，昼轻夜重，热轻冷重。

［2］鼻涕量多，嗅觉减退。

［3］鼻黏膜肿胀，下鼻甲肥大。

［4］有长期伤风鼻塞，长期使用鼻黏膜收缩剂病史。

【证型证候】

［1］肺虚邪滞证：鼻塞，时轻时重，动轻静重，昼轻夜重，热轻冷重，单侧或左右交替性发作，反复发作，鼻流清涕，量多如注，嗅觉减退，鼻黏膜肿胀色淡，下鼻甲肥大，面色淡白无华，自汗，少气，乏力，舌淡，苔薄白，脉细弱。

［2］肺热蕴鼻证：鼻塞，单侧或左右交替性发作，鼻流浊涕，量少黏稠，鼻窍干燥灼热，嗅觉减退，下鼻甲黏膜红肿，头胀痛，咽干，咽痛，咳嗽，舌红，苔黄，脉数。

［3］瘀滞鼻窍证：鼻塞，持续发作，鼻流浊涕，量多黏稠，嗅觉迟钝，鼻黏膜充血，鼻甲肿大、色暗，鼻音重浊，舌紫暗，舌面有瘀点、瘀斑，苔黄腻，脉涩。

【治疗备要】

外治法可选用芳香通窍、活血通络的中药滴鼻剂滴鼻，或中药煎水蒸气雾化吸入，或中药煎水冲洗鼻腔。鼻窒患者平素应锻炼身体以增强体质，避免伤风受凉，避免粉尘长期刺激，戒烟，积极防治伤风鼻塞、鼻道及咽喉慢性疾病。

［1］肺虚邪滞证：温肺止流丹。

［2］肺热蕴鼻证：苍耳子散合辛夷清肺饮。

［3］瘀滞鼻窍证：当归芍药散。

31. 鼻槁

鼻槁又称“鼻槁腊”“鼻燥”，是指因脏腑虚弱，鼻窍失养所致，以鼻内干燥、鼻腔宽大、鼻气腥臭、肌膜萎缩、嗅觉减退为主要表现的鼻病。鼻槁好发于干寒地区、干燥环境的工作或生活人群，起病缓慢，病程较长，逐步加重。

鼻槁的基本病机为鼻窍失于滋养。多由燥邪犯鼻，蒸灼黏膜；或肺肾阴虚，鼻失滋养；或脾肺气虚，痰湿聚而化热，湿热蒸灼鼻窍黏膜所致。

本病相当于西医学的萎缩性鼻炎、干燥性鼻炎、鼻硬结病等疾病。

【疾病诊断】

［1］鼻内干燥，鼻腔宽大，鼻气腥臭，嗅觉减退。

［2］鼻腔肌膜萎缩，鼻黏膜干燥。

【证型证候】

［1］燥邪犯鼻证：鼻内干燥，鼻腔痂皮积聚，鼻气腥臭，嗅觉减退，少涕或无涕，咽干，干咳少痰，口渴喜饮，小便黄赤，大便干结，舌红，苔黄燥，脉数。

［2］肺肾阴虚证：鼻内干燥，鼻腔痂皮积聚，鼻甲萎缩，鼻气腥臭，嗅觉减退，少涕或无涕，口干，咽干，干咳，潮热，盗汗，手足心热，腰膝酸软，舌红，苔薄黄，脉细数。

［3］肺脾气虚证：鼻内干燥，鼻甲萎缩，鼻涕如浆酪，鼻气腥臭，嗅觉减退，鼻黏膜淡红，神疲，乏力，语声低弱，面色淡白，舌淡，苔白，脉细弱。

【治疗备要】

鼻槁的主要原因是肺、脾、肾虚损和燥热为患，治疗以内治调养肺、脾、肾为主。久病迁延者，可适量佐用活血化瘀之品。外治法可用滋润药物煎液洗涤鼻腔，但禁用血管收缩剂滴鼻。鼻槁患者平素应少食辛辣炙煿燥热食物，室内要经常洒水增湿，在干燥或粉尘环境中要佩戴口罩。

［1］燥邪犯鼻证：泻白散合养阴清肺汤。

［2］肺肾阴虚证：清燥救肺汤合百合固金汤。

［3］肺脾气虚证：补中益气汤合四物汤。

32. 鼻鼽

鼻鼽又称“鼽鼻”“鼽嚏”“鼽水”，是指因禀质特异，脏腑虚损，兼感外邪，或感受花粉、粉尘及不洁之气所致，以反复阵发性鼻流清涕、量多如注、清涕如水、喷嚏频频、鼻塞等为主要表现的鼻病。鼻鼽的特点是突然发作，一旦发作则鼻酸鼻痒，喷嚏频频发作，鼻道随即流溢水样清涕，量多如泉涌下注，持续数分钟即可消失。上述表现反复发作，持续不断，症状消失即如常人。鼻鼽多由外感风邪，或冒雨触寒等诱发，遇热则症状减轻，但一般不会出现外感表证的相关症状，通常无严重鼻塞、喉痒感，这是与伤风感冒等外感病的重要区别。

鼻鼽的基本病机为鼻道玄府失固。内因多见于先天禀赋不足，或肺、脾、肾气虚不固，腠理疏松，鼻道玄府失固。外因多为风邪、寒邪等乘虚侵袭鼻道，或感受花粉、粉尘及不洁之气，邪气客于鼻玄府，邪正相搏，发为鼻鼽。

本病相当于西医学的变态反应性鼻炎、血管运动性鼻炎、非变应性嗜酸细胞增多性鼻炎等疾病。

【疾病诊断】

［1］鼻流清涕，清稀如水，量多如注，持续数分钟即可消失，症状消失即如常人。

［2］突然发作，阵性发作，反复发作。

［3］无外感表证。

［4］有外感风邪、寒冷、花粉、烟尘、化学气体等诱因。

【证型证候】

［1］肺气虚证：反复阵发性鼻流清涕，量多如注，鼻酸，鼻痒，喷嚏频频发作，触冒风冷邪气即易发病，恶风，自汗，易感冒，舌淡，苔白，脉细弱。

［2］肺阳虚证：反复阵发性鼻流清涕，量多如注，遇冷加重，鼻腔内积有大量清稀涕液，鼻痒阵性发作，喷嚏不已，早晚易发，畏寒，肢冷，面色淡白无华，舌淡，苔白，脉沉细。

［3］肺脾气虚证：反复阵发性鼻流清涕，量多如注，鼻塞，鼻胀，嗅觉减退，恶风，形寒肢冷，纳呆，腹胀，便溏，舌淡，苔白，脉细弱。

【治疗备要】

应寻找诱因，尽量去除或避免诱因刺激。药物治疗以培补肺、脾、肾为要义，肺气虚寒者宜温肺散寒，脾气虚弱者宜健脾益气，肾阳不足者宜温补肾阳。鼻鼽发作时，可选用芳香通窍的中药滴鼻剂滴鼻，或喷雾剂喷鼻，或用白芷、川芎、辛夷共研细末，置于瓶内，发病时嗅之。增强体质对于预防鼻鼽具有重要意义。

［1］肺气虚证：玉屏风散合温肺止流丹。

［2］肺阳虚证：温阳祛风汤合金匮肾气丸。

［3］肺脾气虚证：补中益气汤。

33. 鼻渊

鼻渊又称“脑漏”“脑渗”“脑渊”，是指因外邪侵袭，或脏腑蕴热，蒸灼鼻窍，或因脏腑虚损，邪留鼻窦所致，以鼻流浊涕、如泉下漏、量多不止、鼻塞、嗅觉减退等为主要表现的鼻病。鼻渊无明显季节性，多见于青少年，有急性和慢性之分。急性发病者称为“急鼻渊”，以鼻塞、流浊涕、嗅觉障碍、鼻内红肿、鼻部压痛、发热、头痛、全身不适等为主要表现。鼻渊迁延日久者，称为“慢鼻渊”，患者长期流溢浊涕不止，反复发作，可伴有鼻塞、头晕、头痛等症状。

鼻渊的基本病机为鼻玄府开泄，热搏津液倾注而下。实证多见于肺经风热、胆腑湿热、脾胃湿热、外感风热或湿热，以致湿热邪气结滞鼻窍。虚证多见于肺气虚寒而邪毒留滞鼻窍，或脾气虚弱而湿浊上犯浸淫鼻窍。

本病相当于西医学的急性或慢性化脓性鼻窦炎等疾病。

【疾病诊断】

［1］鼻流浊涕，如泉下漏，量多不止。

［2］鼻塞，嗅觉减退，鼻内红肿，鼻部压痛，头痛。

【证型证候】

［1］风热犯鼻证：鼻流浊涕、黄涕、脓涕，或黄白相兼，量多质稠，如泉下漏，嗅觉减退，鼻痛，鼻内红肿，头额疼痛，发热，咽干，咳嗽，舌红，苔黄，脉浮数。

［2］湿热蕴结证：鼻流浊涕、黄涕、脓涕，量多如注，气味腥臭，鼻部压痛，鼻内红肿，头胀痛，脘痞，纳差，口黏腻，舌红，苔黄腻，脉滑数。

［3］胆腑郁热证：鼻流黄绿涕，腥臭若鱼脑，量多如注，鼻部压痛，鼻内红肿，鼻腔积留绿脓，剧烈头痛，发热，口苦，咽干，舌红，苔黄，脉弦数。

［4］肺气虚证：鼻流浊涕，量多色白，气味腥臭，遇风遇寒易发，缠绵难愈，反复发作，嗅觉减退，鼻道肿胀，鼻部轻微压痛，头晕，头胀，自汗，恶风，易感冒，舌淡，苔白，脉细弱。

［5］脾气虚证：鼻流浊涕，量多色白，气味腥臭，遇风遇寒易发，缠绵难愈，反复发作，纳差，腹胀，便溏，舌淡，苔白，脉细弱。

【治疗备要】

鼻渊患者应时常清洁鼻腔，去除积留鼻涕，保持鼻道通畅，可多做低头、侧头动作以利于鼻窦内涕液排出。鼻塞者不可强行擤鼻，以免邪毒入耳，导致耳窍疾病。要注意劳动保护，粉尘环境应佩戴口罩。积极预防感冒，彻底治疗伤风鼻塞及急鼻渊，以防迁延日久变为慢鼻渊。忌食辛辣刺激食物，戒除烟酒。

［1］风热犯鼻证：银翘散合苍耳子散。

［2］湿热蕴结证：黄芩滑石汤。

［3］胆腑郁热证：龙胆泻肝汤。

［4］肺气虚证：温肺止流丹。

［5］脾气虚证：补中益气汤。

34. 口疮

口疮又称“口舌生疮”“口破”“口疡”，是指因心脾积热，或阴虚火旺，灼伤口腔肌膜所致，以口腔唇内、颊、舌、齿龈等处肌膜出现豆大溃疡，中心凹陷，表面覆盖黄白假膜，周围红晕，灼热疼痛为主要表现的疮疡类疾病。口疮的溃疡病灶范围比较局限，病程通常在 5 ～ 10 天愈合，不留瘢痕，可反复发作，或此起彼伏。若口中糜烂如腐，病灶呈片状，腐膜如苔藓，或满口赤烂如米粥，病灶范围较大者，称为“口糜”；发生于口角者，称为“口吻疮”；小儿口疮，发病与疳积有关者，称为“口疳”；若妇女每值临经或经行时，周期性出现口舌糜烂，连续 2 个月经周期以上，经后渐愈者，称为“经行口糜”。上述疾病可参阅本病辨证论治。

口疮的基本病机为口腔肌膜血腐肉败。病性分虚实两方面，实者多由外感风热、火毒、湿热，或心脾积热、脾胃积热，热邪上犯，上蒸口腔黏膜，血腐肉败所致。虚者多由阴虚火旺或虚阳浮越，虚火上攻口腔，或气血亏虚，口腔血脉失于充养所致。

本病相当于西医学的复发性口疮、阿弗他口炎、口腔念珠菌病等疾病。

【疾病诊断】

［1］口腔内唇、颊、舌、齿龈等部位肌膜出现豆大溃疡，病灶中心凹陷，表面覆盖黄白假膜，大小不等，周围红晕。

［2］灼热疼痛，妨碍说话进食。

【证型证候】

［1］风热火毒证：口疮，疮面黄白，周围红肿，灼热疼痛，妨碍说话进食，发热，汗出，口渴，大便秘结，小便黄赤，舌红，苔黄，脉洪数。

［2］心火上炎证：舌尖口疮，疮面黄白，周围红肿，灼热疼痛，妨碍说话进食，口渴，心烦，小便黄赤，舌红，苔黄，脉数。

［3］脾胃积热证：口、唇、舌、齿龈多处糜烂，疮面黄白，周围红肿，疼痛剧烈，妨碍说话进食，口渴喜饮，口气臭秽，消谷善饥，大便秘结，小便黄赤，舌红，苔黄，脉数。

［4］阴虚火旺证：口疮，灼热疼痛，疮周红晕较细，牙龈红赤，牙根虚浮松动，口干，咽干，失眠多梦，潮热，盗汗，手足心热，舌红，苔少，脉细数。

［5］气血两虚证：隐隐疼痛，数量稀少，疮周黏膜色淡，面色淡白无华，倦怠乏力，舌淡，苔薄白，脉细弱。

［6］脾胃气虚证：口疮，疮周轻微红肿，轻微疼痛，反复发作，时轻时重，牙齿虚浮酸软，纳少，腹胀，便溏，神疲，乏力，少气，懒言，舌淡，苔白，脉细弱。

［7］脾肾阳虚证：口疮，隐隐疼痛，数量稀少，疮周黏膜色淡，久不愈合，遇劳易复发，

面色淡白，畏寒，肢冷，腰膝酸软，小便清长，夜尿增多，舌淡，苔白，脉沉细。

【治疗备要】

口疮之病，有虚有实。实者多责之于实火，可用苦寒之品直折火势，可适量配以清热药物煎水漱口，以清洁口腔，并以消毒纱布蘸药汁将白腐物拭去，或用冰硼散、青吹口散撒于患处噙含。服药方法以水煎置凉后，频频含服，效果尤佳。虚者多责之虚火或气血亏虚，切忌苦寒，治宜滋阴泻热，或补益气血，耐心调治。口疮患者应注意口腔卫生，避免进食刺激性食物。

［1］风热火毒证：银翘散。

［2］心火上炎证：导赤散。

［3］脾胃积热证：泻黄散。

［4］阴虚火旺证：知柏地黄丸。

［5］气血两虚证：归脾汤。

［6］脾胃气虚证：参苓白术散。

［7］脾肾阳虚证：附子理中汤合金匮肾气丸。

35. 牙痛

牙痛又称“齿痛”，是指因邪犯齿龈，或牙龈失于濡养所致，以患者自觉牙齿或牙龈疼痛为主要表现的病证。牙痛多伴有不同程度的牙龈肿痛。

牙痛的基本病机分为“不通则痛”或“不荣则痛”两方面。齿为骨之余，肾主骨，手阳明大肠经和足阳明胃经循行入齿龈，故牙痛与胃、大肠、肾密切相关。实证牙痛属于“不通则痛”，疼痛剧烈，牙龈红肿较甚，多由外邪侵袭，或胃热上蒸所致。虚证牙痛属于“不荣则痛”，痛势隐隐轻微，牙龈漫肿，多由虚火上炎齿龈，或脾虚气弱而齿龈失养所致。从牙痛部位看，上牙痛多责之足阳明胃经，下牙痛多责之手阳明大肠经。此外，牙痛亦可见于龋齿、牙痈、牙咬痈、齿槽风等疾病。

本病与西医学的牙痛同名。

【疾病诊断】

自觉牙齿或牙龈疼痛。

【证型证候】

［1］风寒犯齿证：牙齿冷痛，抽掣样疼痛，遇冷加剧，遇热则缓，恶风寒，鼻塞，喷嚏，口淡，舌淡，苔薄白，脉浮紧。

［2］风热犯齿证：牙痛，牙龈红肿，遇冷则缓，遇热则甚，恶寒发热，口渴，舌红，苔黄，脉浮数。

［3］胃热炽盛证：牙龈红肿疼痛，痛引颊部、眼部、额角，齿衄，口臭，口渴，咽干，大便秘结，小便黄赤，舌红绛，苔黄燥，脉洪数。

［4］胃肾阴虚证：牙齿隐隐灼痛，龈肉萎缩，牙根虚浮，牙齿松动，潮热，五心烦热，盗汗，口燥，咽干，舌红，苔少，脉细数。

［5］脾胃气虚证：牙齿隐痛，痛势绵绵，牙根虚浮，龈肉萎缩，咀嚼无力，倦怠，乏力，面色淡白无华，舌淡，苔白，脉细弱。

【治疗备要】

牙痛常见有风火牙痛、胃火牙痛、虚火牙痛，治疗不可一味清热，须辨寒热虚实，在脏在经，并注意其归经特点，方能提高疗效。对于实火牙痛，可用黄芩、玄参、紫花地丁等煎水含漱。对于龋齿、牙痈等疾病导致牙痛者，应积极治疗原发病。食物刺激可导致牙痛增剧，患者进食不宜过冷过热，过硬过辛辣，过酸过甜，以流质或半流质清淡食物最佳。平素要注意口腔清洁，早晚漱口，去除齿间污垢或食物残渣，可用淡盐水含漱。

［1］风寒犯齿证：麻黄附子细辛汤。

［2］风热犯齿证：银翘散。

［3］胃热炽盛证：清胃散。

［4］胃肾阴虚证：左归丸合玉女煎。

［5］脾胃气虚证：补中益气汤。

36. 牙宣

牙宣又称“齿挺”，是指因胃火上炎，燔灼龈肉，或脏腑虚损，龈肉失养所致，以龈肉萎缩、牙根宣露、牙齿松动、齿龈间渗出脓血为主要表现的牙齿疾病。牙宣多见于中老年人，发展缓慢，病程较长，初起多有牙齿虚浮感，牙齿发酸，咀嚼无力，进食或刷牙时齿衄。继则牙龈肿痛，牙缝出血或溢脓。后期发展为龈肉萎缩，牙齿松动，影响咬嚼。若不及时治疗，牙齿长期失于滋养，可导致牙齿脱落。

牙宣的基本病机为龈肉失养萎缩。齿为肾所主，上下牙床又为手阳明大肠经和足阳明胃经所属，因此，牙宣多见于胃火上炎，燔灼龈肉；或精亏髓少，或气血不足，龈肉失养所致。

本病相当于西医学的萎缩性牙周炎等疾病。

【疾病诊断】

［1］龈肉萎缩，牙根暴露，牙齿松动，牙齿虚浮，咀嚼无力。

［2］牙龈渗血或溢脓。

【证型证候】

［1］胃热炽盛证：牙龈萎缩，牙龈红肿、疼痛、渗血或溢脓，口渴喜饮，多食易饥，胃脘嘈杂，口臭，大便秘结，小便黄赤，舌红，苔黄，脉数。

［2］肾阴虚证：牙龈萎缩，牙齿疏豁，牙齿松动，齿根宣露，牙龈渗血或溢脓，牙龈疼痛，头晕，耳鸣，腰膝酸软，舌红，苔少，脉细数。

［3］气血两虚证：牙龈萎缩，龈肉淡白，牙根宣露，牙齿松动，咀嚼无力，牙龈渗血或溢脓，牙龈轻微疼痛，面色淡白无华，头晕，目眩，失眠，多梦，倦怠，少气，懒言，舌淡，苔白，脉细弱。

【治疗备要】

牙宣患者应注意口腔卫生，养成早晚及餐后漱口习惯，少食辛辣刺激性食物。平素保健可采用叩齿导引法，每天对合叩齿 30 ～ 50 次，有助于龈肉气血通畅，齿自牢固。肾虚牙龈萎缩患者，避免房劳过度，防止耗伤肾气。

［1］胃热炽盛证：清胃散。

［2］肾阴虚证：知柏地黄丸。

［3］气血两虚证：八珍汤合归脾汤。

37. 牙疳

牙疳是指因风热邪毒侵犯牙龈，或寒湿凝滞牙龈所致，以牙龈红肿、溃烂疼痛，牙龈渗血渗脓，口气腐臭等为主要表现的口腔疾病。本病发病较急骤，常伴见发热，口腔剧烈疼痛，快速出现牙龈溃烂并渗血渗脓，甚者可见唇、舌、颊、腭、咽等多处糜烂，口腔因病灶刺激而唾液增多，口气腐臭等症状。因感受风火热毒而致病者，称为“风火牙疳”；感受时行疫疠，势如走马者，称为“走马牙疳”；若邪毒炽盛，积热上攻，穿损牙槽，牙槽骨痛，牙龈腐溃者，称为“牙槽风”；小儿或青年人的大牙牙床内长出新牙，隐牙挤于牙根之侧，隐牙钻出导致牙龈溃烂，剧烈疼痛者，称为“钻牙疳”。

牙疳的基本病机为热灼牙龈，龈肉腐败。多因胃腑积热，复感风热火毒，或外感疫疠热毒，热毒上攻牙龈所致。

本病相当于西医学的坏死性龈口炎、急性化脓性齿龈炎、坏疽性龈口炎、颌骨骨髓炎等疾病。

【疾病诊断】

[1] 牙龈红肿、溃烂、疼痛，牙龈渗血或溢脓。

[2] 口气腐臭。

[3] 发热，颌下臀核肿大、压痛。

【证型证候】

[1] 风火热毒证：牙龈红肿、疼痛、糜烂、渗流脓血，发病迅速，口气腐臭，恶寒发热，头痛，小便黄赤，舌红，苔黄，脉浮数。

[2] 时邪疫毒证：牙龈红肿、疼痛、溃烂，牙龈渗流紫黑血水，发病迅速，高热，口气恶臭，小便黄赤，大便秘结，舌红，苔黄燥，脉洪数。

[3] 热毒内陷证：牙龈红肿、疼痛、糜烂、渗流脓血，高热，呼吸急促，神昏，舌红绛，舌面芒刺，苔黄黑，脉洪数。

[4] 寒郁火毒证：牙龈红肿、疼痛、溃烂，牙龈渗流紫黑血水，腿胫疼痛，腿肌顽硬，小腿有肿块如云片，色似青黑茄子，大小不一，行动不便，舌暗红，苔黄腻，脉弦数。

[5] 阴虚邪恋证：牙龈红肿、疼痛、溃烂，症状时轻时重，反复发作，牙根宣露，牙齿松动，口燥，咽干，舌红，苔少，脉细数。

【治疗备要】

治疗牙疳以清热、解毒、祛腐为要义，要积极预防高热、脓毒等所致变证，防止病势恶化，可酌情配以金银花、菊花、生甘草煎水含漱，或以淡盐水漱口。钻牙疳是由新牙位置不当所致，应到牙科矫正处理。

[1] 风火热毒证：银翘散。

[2] 时邪疫毒证：清胃散。

[3] 热毒内陷证：清营汤。

[4] 寒郁火毒证：活络流气饮。

[5] 阴虚邪恋证：玉女煎。

38. 唇风

唇风又称“驴嘴风”“唇瞤”，是指因风热湿邪外侵，或脾胃湿热内蕴，上蒸口唇所致，以口唇红肿、痒痛，日久破裂流水，脱屑脱皮，嘴唇瞤动为主要表现的疾病。唇风好发于下唇的红唇部，亦可上下唇皆病，病程通常数月经年，反复发作，经久不愈。若以口唇焦裂、疼痛渗血为主要表现者，称为“唇裂”。

“茧唇”“唇菌”的基本病机与本病相近，可参阅本病论治。但“茧唇”是唇红部有豆粒样赘物增生，病灶处渗流滋液，结痂增厚，唇外翻似茧，自觉胀痛；“唇菌”是唇部赘生恶性肿瘤，口唇肿起，皮白皱裂，形如蚕茧，溃烂出血。

唇风的基本病机为太阴阳明湿热上蒸口唇。足太阴脾经之气通于口，足阳明胃经与手阳明大肠经并挟于口，若风热湿邪外侵，或脾胃湿热内蕴，并脉上行，搏结于唇，可致唇风。此外，脾胃阴虚，或气血亏虚，唇失所养，亦可见唇风。

本病相当于西医学的慢性唇炎、继发感染性唇炎、剥脱性唇炎等疾病。

【疾病诊断】

[1] 唇红部红肿、干燥、纵行破裂、结痂、脱屑，脱屑后见鲜红肉面。

[2] 唇部瘙痒，灼热疼痛，轻微触痛。

[3] 嘴唇时常瞤动。

【证型证候】

[1] 风热火毒证：口唇红肿，纵行破裂，口唇灼热、麻木、瘙痒，痛如火燎，发病急骤，遇风遇热加重，发热，汗出，头痛，口渴喜饮，舌红，苔黄，脉数。

[2] 湿热蕴结证：口唇红肿，纵行破裂，口唇湿烂、脓疱、渗液，痛痒相兼，唇内赘生结节，纳少，腹胀，舌红，苔黄腻，脉滑数。

[3] 胃热炽盛证：口唇红肿，纵行破裂，口唇灼热疼痛，口渴喜饮，消谷善饥，大便秘结，小便黄赤，舌红，苔黄燥，脉洪数。

[4] 痰火蕴结证：口唇红肿，唇红部起结节，坚硬疼痛，妨碍饮食，脘痞，纳差，渴不欲饮，舌红，苔黄腻，脉滑数。

[5] 脾胃阴虚证：口唇红肿，口唇干燥，口唇纵行破裂、脱屑、结痂，痛如火灼，饥不欲食，口渴，心烦，形体消瘦，大便干结，舌红，苔少，脉细数。

[6] 血虚唇燥证：口唇红肿，口唇干燥，口唇纵行破裂、脱屑、结痂，嘴唇瞤动，大便干结，面色淡白无华，舌淡，苔少，脉细数。

【治疗备要】

唇风可选用清热解毒或凉血润燥的药膏外擦患处，或用黄连、马齿苋、蒲公英等药物煎水湿敷口唇。患者饮食宜清淡，忌辛辣食品，忌烟酒，避免烈日暴晒。

[1] 风热火毒证：消风散合双解通圣散。

[2] 湿热蕴结证：清脾除湿饮合消瘰丸。

[3] 胃热炽盛证：凉膈散合滋唇饮。

[4] 痰火蕴结证：温胆汤。

[5] 脾胃阴虚证：四物消风饮合沙参麦冬汤。

[6] 血虚唇燥证：四物汤合六味地黄汤。

39. 乳蛾

乳蛾又称“喉蛾”，是指因邪客喉核，或脏腑虚损，虚火上炎，气血瘀滞喉核所致，以喉核红肿胀大，形如乳头或蚕蛾，或表面有黄白色脓点，发热、咽痛等为主要表现的咽喉疾病。乳蛾有单蛾和双蛾之分，也有急乳蛾、慢乳蛾、石蛾之别。“急乳蛾”好发于春秋季，青少年易患病，50 岁以后发病者较少见，具有一定传染性，发病急骤，患者喉核红肿疼痛，吞咽时疼痛加剧，妨碍进食，并可伴有发热、头身疼痛等全身症状；“慢乳蛾”多因急乳蛾反复发作，经久不愈所致，以喉核微红微肿、咽部不适、咽干、咽痒、刺激性干咳等为主要表现；“石蛾”多发生于学龄前儿童，以双侧喉核肥大、石硬，咽喉哽噎不顺、吞咽不利、语言含混不清、鼻呼吸受阻、张口呼吸等为主要表现。

乳蛾的基本病机为喉核血络壅滞肿胀。多由热邪搏结喉核，或痰湿停聚喉核，或瘀血阻络喉核，或虚火上炎喉核所致。

本病相当于西医学的急性扁桃体炎、慢性扁桃体炎、增殖型扁桃体炎等疾病。

【疾病诊断】

[1] 喉核红肿，状若乳蛾。

[2] 咽喉疼痛，吞咽尤甚，妨碍进食。

【证型证候】

[1] 风热犯咽证：喉核红肿，咽喉干痒灼痛，吞咽不利，声音嘶哑，头痛，鼻塞，流浊涕，发热，汗出，咳嗽，咳吐黄痰，舌红，苔黄，脉浮数。

[2] 风寒袭咽证：喉核轻微红肿，咽喉疼痛，吞咽不利，恶寒发热，头痛，鼻塞，流清涕，舌淡红，苔薄白，脉浮紧。

[3] 热毒客咽证：喉核明显红肿，喉核表面有黄白脓点，甚则溃烂，咽喉剧烈疼痛，痛及耳根或颌下，吞咽困难，颌下臖核肿大，发热，汗出，口渴，咳嗽，咳吐黄痰，舌红，苔黄燥，脉洪数。

[4] 痰瘀滞咽证：喉核肥大，颜色暗红，喉核表面有黄白脓点，咽喉漫肿，吞咽不适，舌淡，苔白腻，脉滑。

[5] 肺肾阴虚证：喉核微肿，颜色暗红，喉核表面有黄白脓点，压之有豆腐渣样渗出物，时发时止，反复不已，咽痒，咽痛，咽干，干咳，五心烦热，舌红，苔少，脉细数。

[6] 气虚失濡证：喉核微肿，颜色暗红，咽喉有异物感，面色淡白无华，易感冒，声音低怯，神疲，乏力，舌淡，苔白，脉细弱。

【治疗备要】

乳蛾以“清、消、补”为治疗大法。急乳蛾多为实证、热证，宜辨证施以疏风清热、泻热解毒、消肿利咽之法。慢乳蛾多为虚证或虚实夹杂证，可辨证施以滋养肺肾、祛痰利湿、活血化瘀之法。儿童见轻度石蛾，一般不需要特殊处理，过度肥大者可用挤切法手术切除。乳蛾患者不宜过食辛辣，可辨证选用药物煎水漱口。

[1] 风热犯咽证：疏风清热汤。

[2] 风寒袭咽证：六味汤。

[3] 热毒客咽证：清咽利膈汤合普济消毒饮。

[4] 痰瘀滞咽证：消瘰丸。

[5] 肺肾阴虚证：养阴清肺汤合知柏地黄丸。

[6] 气虚失濡证：补中益气汤。

40. 喉痈

喉痈是指因脏腑蕴热，复感外邪，热毒客于咽喉，腐血败肉，酿成痈脓，以咽喉局部红肿、疼痛剧烈、吞咽困难等为主要表现的痈肿类疾病。据痈肿发生部位又有不同的病名。其中，邪毒客于喉关者称为“喉关痈”，以咽痛剧烈、吞咽困难、喉关红肿隆起、语言含糊、张口困难、口涎外溢、汤水易从鼻中溢出、患侧颌下有臀核肿大压痛、颈项僵直、头倾向患侧等为主要表现；邪毒客于喉底者称为“里喉痈”，以咽痛剧烈、喉底红肿隆起、吞咽困难、颈项转动不利、语带鼻音、呛咳、颈部臖核肿大压痛等为主要表现；邪毒客于会厌者称为“下喉痈”，以咽痛剧烈、会厌红肿隆起、自觉有硬物梗于喉下、吞咽困难、呛咳等为主要表现；邪毒客于颌下者称为“颌下痈”，以咽部及颈部剧烈疼痛、吞咽不利或汤水难咽、颌下红肿高突、喉核及咽壁被推向对侧等为主要表现；邪毒客于上腭者称为“上腭痈”，以咽痛剧烈，吞咽、饮食、呼吸均困难，上腭红肿高突等为主要表现。

喉痈的基本病机为邪毒客于咽喉，腐血败肉，酿成痈脓。各类喉痈多属阳证，病因和病机基本相同，多因外感热邪，或过食辛辣，或肺胃积热，或喉痹、乳蛾治疗不当等所致。喉痈辨证须注意有脓无脓：若漫肿无头，触痛，质地坚硬者，为脓未成；若红肿光亮，中央高突，四周红晕紧束，触之较软者，为脓已成。

本病相当于西医学的扁桃体脓肿、咽后壁脓肿、咽旁脓肿、会厌脓肿等疾病。

【疾病诊断】

［1］咽喉红肿、溃脓。

［2］咽喉剧烈疼痛，吞咽不利。

【证型证候】

［1］火毒攻喉证：咽喉红肿，咽喉疼痛，痛连耳窍，吞咽困难，颌下臖核肿大，高热，头痛，口渴，小便黄赤，大便秘结，舌红，苔黄，脉数。

［2］热盛酿脓证：咽喉红肿，病灶顶部软陷，见黄白脓点，咽喉疼痛，汤水难下，痰涎壅盛，喉关紧闭，颌下臖核肿大，高热，烦躁，口渴，小便黄赤，大便秘结，舌红，苔黄，脉数。

［3］阴虚邪恋证：咽喉红肿，咽喉疼痛，溢脓渐少，发热渐退，口渴，小便黄赤，大便秘结，舌红，苔少，脉细数。

【治疗备要】

喉痈病程可分为酝酿期、成脓期、溃脓期，辨成脓与否是关键。脓未成时宜清热解毒、消肿止痛，可选用金银花、紫花地丁、蒲公英、板蓝根、牡丹皮、赤芍等煎水含漱，或超声雾化治疗。脓已成时宜溃脓托毒止痛。喉痈发病迅速，易导致咽喉肿塞，影响吞咽和呼吸，必须及时治疗，防止阻塞窒息。若有咳嗽气急、呼吸困难者，必要时应气管切开以保持呼吸通畅。

［1］火毒攻喉证：五味消毒饮。

［2］热盛酿脓证：仙方活命饮。

［3］阴虚邪恋证：四妙勇安汤。

41. 喉痹

喉痹又称“红喉”，是指因外邪犯咽，或邪滞咽喉日久，或脏腑虚损，咽喉失养，或虚火上灼，咽喉气血不畅所致，以咽部红肿疼痛、咽喉干燥灼热或有异物感、咽痒不适、喉关及喉底黏膜红肿等为主要表现的咽喉疾病。本病起病较急，初起时咽喉干燥灼热，继则咽喉疼痛，吞咽痛增。若急性喉痹反复发作，迁延日久不愈，易演变为慢性喉痹，表现为咽喉干痒不适、咽喉有异物感、吞咽不利、咽喉轻微疼痛、喉中多痰、刺激性呛咳、刷牙时有恶心感等症状。

喉痹的基本病机为邪滞咽喉，搏结血络，痹阻不通。多由风热邪毒客于咽喉，或肺胃积热上灼咽喉，或虚火上灼咽喉所致。

本病相当于西医学的急性咽炎、慢性咽炎等疾病。

【疾病诊断】

［1］咽喉红肿疼痛。

［2］咽干，咽痒，咽喉有异物感，吞咽不适，喉中多痰。

［3］有受凉、接触粉尘、接触刺激性气体、喜食辛辣、说话过多等诱因。

【证型证候】

［1］风寒袭咽证：咽干，咽痒，吞咽不适，咽喉有异物感，咽喉肿胀，咽痛，喉中多痰，恶寒发热，身强不舒，头痛，鼻塞，舌淡红，苔薄白，脉浮紧。

［2］风热客咽证：咽喉红肿疼痛，咽部灼热，咽干，咽痒，咽喉有异物感，吞咽不利，发热，口渴，恶风，头痛，鼻塞，咳嗽，咳吐黄痰，舌红，苔黄，脉浮数。

［3］肺胃积热证：咽喉红肿疼痛，吞咽不利，咽喉有梗塞感，痰黏色黄，发热，口干，小便黄赤，大便秘结，舌红，苔黄，脉数。

［4］肺阴虚证：咽干，咽痒，咽痛，咽部灼热，干咳，无痰，舌红，苔少，脉细数。

［5］肺脾气虚证：咽干，咽痒，咳嗽，咯吐白痰，畏寒，易感冒，神疲，乏力，面色淡白无华，语声低微，便溏，舌淡，苔白，脉细弱。

【治疗备要】

喉痹实证宜以祛邪清热为主，虚证宜以滋阴益气为主，可辨证选用金银花、菊花、连翘、薄荷、桔梗、生甘草等药物煎水漱口。患者不宜过食辛辣，避免过度发音讲话，避免烟酒及粉尘刺激。

［1］风寒袭咽证：六味汤。

［2］风热客咽证：疏风清热汤。

［3］肺胃积热证：清咽利膈汤。

［4］肺阴虚证：养阴清肺汤。

［5］肺脾气虚证：补中益气汤。

42. 白喉

白喉又称“白缠喉”“白喉风”，是指因燥热疫毒之邪搏结于咽喉，耗伤阴液所致，以喉间起白色假膜、不易剥脱，吸气困难、声音嘶哑、犬吠样咳嗽等为主要表现的疫病类疾病。白喉属于急性时疫疾病，主要通过飞沫传播，也可以通过手巾、餐具、玩具、书报等间接传播，传染性强，起病急骤，好发于儿童。轻者可见喘咳、干咳如犬吠、声音嘶哑、发热等症状，重者可见面色苍白、喉中痰鸣、唇色紫绀、吸气困难等喉部梗阻症状。

白喉因其腐膜位置不同而有咽白喉、喉白喉、鼻白喉之别。“咽白喉”在喉核表面及其周围可见点状或片状假膜，继而可蔓延到咽前、后柱、悬雍垂、软腭及咽底，可见咽部红肿疼痛、咳嗽、发热等症状；“喉白喉”多由咽白喉蔓延到喉所致，表现为犬吠样咳嗽，声音嘶哑甚至失音，若假膜阻于声户并延伸到气管，可见痰鸣、吸气困难等症状；“鼻白喉”通常也从咽白喉蔓延而来，或时疫邪毒侵袭鼻腔导致，可见鼻腔白色假膜，鼻前孔皮肤潮红糜烂，鼻塞流涕，涕中时夹血丝等症状。

白喉的基本病机为疫毒搏结咽喉，化腐结膜。多因感受温疫疠气或疫毒燥热时邪，疫气时邪直犯肺胃，壅滞咽喉，腐烂而成假膜，以致气道梗塞所致。

本病与西医学的白喉同名。

【疾病诊断】

[1] 咽喉部出现白色假膜，致密光滑，边缘清楚，不易剥脱，强力剥离则出血。

[2] 咽喉疼痛。

[3] 犬吠样咳嗽，吸气困难，声音嘶哑。

[4] 有白喉患者接触史。

【证型证候】

[1] 风热客喉证：咽喉出现白色假膜，咽喉红肿、疼痛，发热，轻度恶寒，头身疼痛，口微渴，咳嗽，舌红，苔薄黄，脉浮数。

[2] 疫毒蕴喉证：咽喉出现白色假膜，犬吠样咳嗽，咽喉红肿、疼痛，声音嘶哑，高热，汗出，烦躁，面红，目赤，口渴，口臭，小便黄赤，便秘，舌红，苔黄，脉洪数。

[3] 痰浊壅喉证：咽喉出现白色假膜，犬吠样咳嗽，咽喉疼痛，声音嘶哑，吸气困难，喉中痰鸣，唇色青紫，舌淡，苔厚腻，脉滑数。

[4] 肺阴虚证：咽喉出现白色假膜，咽喉痒痛，干咳，低热，唇燥，鼻干，舌红，苔少，脉细数。

[5] 阴竭阳脱证：咽喉出现白色假膜，吸气梗阻不畅，心悸怔忡，头面冷汗淋漓，四肢厥冷，唇色紫绀，面色苍白，精神萎靡，舌淡，苔白，脉结代。

【治疗备要】

白喉患者须及时严格隔离、消毒，并报告疫情，治疗须持续到白膜脱落、症状消失、咽部检查阴性为止。病轻者可配合吹药、含服、含漱，有呼吸困难等咽喉梗塞者应及时施行气管切开术。患病期间忌生冷、荤腥、油腻、辛辣食物，可多饮热水，病重者需卧床静息。

[1] 风热客喉证：银翘散。

[2] 疫毒蕴喉证：仙方活命饮。

[3] 痰浊壅喉证：雄黄解毒丸。

[4] 肺阴虚证：养阴清肺汤。

[5] 阴竭阳脱证：生脉饮合四逆汤。

43. 顿咳

顿咳是指因时行疫邪犯肺，阻塞气道，肺气上逆所致，以阵发呛咳，咳后有鸡鸣样回声为主要表现的疫病类疾病。顿咳病程通常持续 2 ～ 3 个月，故又称“百日咳”；因其咳时颈项引伸，形如鹭鸶，故又称“鹭鸶咳”；因其为感染时行疫疠所致，故又称“天哮咳”或“疫咳”。顿咳多见于 5 岁以下小儿，好发于冬春季，病程分为初咳期、痉咳期、恢复期。初期症状类似感冒，可见咳嗽、喷嚏、鼻塞、低热等症状，常持续 1 ～ 2 周，其他症状可逐步消失，但咳嗽却日渐加重，逐步发展为痉挛性咳嗽；痉咳期可见阵发性痉挛性咳嗽，咳嗽频次每天可达数次至数十次，每次咳嗽后紧随深长吸气，从而出现鸡鸣样吸气吼声，剧烈咳嗽时可伴随颈项引伸、张口伸舌、涕泪交流、唇色紫暗、面红目赤、表情痛苦等症状；恢复期咳嗽频次渐减，症状程度减轻，通常呈无痉挛性咳嗽。

顿咳的基本病机为时疫犯肺壅喉，肺气上逆，喉道挛急。初病多为实证，咳嗽剧烈而有力；久病多属虚证或虚实夹杂证，咳嗽徐缓而声音低怯。

本病相当于西医学的百日咳。

【疾病诊断】

[1] 阵发性痉挛性咳嗽，痉咳时涕泪俱下，面青唇紫，白睛红丝。

[2] 咳嗽后期伴鸡鸣样回声，待吐尽痰沫后缓解。

[3] 发病初期有类似感冒症状。

[4] 有百日咳患者接触史。

【证型证候】

[1] 风热犯肺证：阵发性痉挛性咳嗽，咳声高亢，咳痰黄稠，不易咯出，面赤，唇红，口干，咽痛，舌红，苔薄黄，脉浮数，指纹色紫。

[2] 风寒袭肺证：阵发性痉挛性咳嗽，咳声重浊，痰稀色白，鼻流清涕，恶寒，舌淡红，苔薄白，脉浮紧，指纹淡红。

[3] 寒痰阻肺证：阵发性痉挛性咳嗽，咳声重浊，咳嗽后期有鸡鸣样回声，咳时面红目赤，涕泪交流，痰稀色白，胸闷，喘息，舌淡，苔白滑，脉弦紧，指纹淡红。

[4] 痰热壅肺证：阵发性痉挛性咳嗽，咳声高亢，咳嗽后期有鸡鸣样回声，咳时面红目赤，涕泪交流，咳痰黄稠或痰中带血，不易咯出，小便黄赤，大便秘结，舌红，苔黄腻，脉滑数，指纹紫滞。

[5] 肺脾气虚证：阵发性痉挛性咳嗽，咳喘无力，痰稀色白，气短，自汗，神疲，乏力，纳呆，便溏，舌淡，苔薄白，脉沉细，指纹淡青。

[6] 肺阴虚证：阵发性痉挛性咳嗽，干咳，少痰，颧红，盗汗，唇燥，咽干，舌红，苔少，脉细数，指纹淡紫。

【治疗备要】

顿咳须采取隔离治疗，病室既要保持空气清新，又须防寒保暖，饮食宜清淡，避免进食刺激性食物。顿咳的病机关键在于痰气交阻，肺气上逆，喉道挛缩，故其治法重在化痰、降逆、解痉。疾病虽有呛咳主症，但不可妄用收涩之药，以防留邪为患。痉咳期也不可过用滋阴润肺之品，以防痰火不清，病程迁延难愈。

[1] 风热犯肺证：桑菊饮。

[2] 风寒袭肺证：金沸草散。

[3] 寒痰阻肺证：小青龙汤。

[4] 痰热壅肺证：桑白皮汤。

[5] 肺脾气虚证：人参五味子汤。

[6] 肺阴虚证：沙参麦冬汤或九仙散。

44. 喉喑

喉喑是指因邪犯于喉，或咽喉失养所致，以语声不扬、发声或嘶或哑为主要表现的咽喉疾病。其中，语声低沉，混浊不清者，称为“声嘶”；完全不能发音者，称为“失音”；突然不能发音者，称为“急喉喑”“暴喑”“暴哑”；长期声嘶音哑者，称为“慢喉喑”或“久喑”；妇女妊娠期间声音嘶哑者，称为“妊娠失音”或“妊娠子喑”；妇女产后声音嘶哑者，称为“产后喑”；小儿出水痘时声音嘶哑，称为“痘喑”；小儿出麻疹时声音嘶哑，称为“麻疹喑”；中风后舌喑不能言，足废不能用者，称为“喑痱”。喉喑通常先表现为声音不扬、语声混浊不清、声音嘶哑，病情继续发展则见失音。

喉喑的基本病机为声门闭合不利。临证当辨新久虚实，急喉喑多属“金实不鸣”之实证，可由外感风寒、风热、风燥等邪气侵犯咽喉所致，亦可由风寒犯肺、风热袭肺、痰热蕴肺、痰浊壅肺等引起肺失宣肃所致。慢喉喑多属“金破不鸣”之虚证，多由急喉喑久治不愈；或过度发声，多语伤肺；或神情失调，气机郁滞；或久病肺气虚、肺阴虚、肺肾阴虚等引起声门失养所致。

本病相当于西医学的急性喉炎、慢性喉炎、癔病性失音、声带炎等疾病。

【疾病诊断】

［1］语声不扬，语音混浊不清，声音嘶哑，语而无声。

［2］有疲劳过度、外感邪气、过度发声、情志失调等病史。

【证型证候】

［1］风寒束表证：声音嘶哑，语声重浊，咽痒，鼻塞，流清涕，喷嚏，头身强痛，恶寒发热，舌淡，苔薄白，脉浮紧。

［2］风热犯表证：声音嘶哑，咽喉痛痒，鼻塞，流浊涕，喷嚏，恶寒发热，多汗，舌红，苔薄黄，脉浮数。

［3］燥淫证：声音嘶哑，咽干，喉痒，咳嗽少痰，恶寒发热，舌红，苔少，脉浮数。

［4］风寒犯肺证：声音嘶哑，咳嗽，语声重浊，喉痒，咽部有异物感，鼻塞，流清涕，恶寒发热，头身疼痛，舌淡红，苔薄白，脉浮紧。

［5］风热犯肺证：声音嘶哑，咽喉红肿、疼痛，咳嗽，咳痰黄稠，发热，汗出，口渴，舌红，苔黄，脉浮数。

［6］痰热蕴肺证：声音嘶哑，咳嗽，胸闷，气喘，咽喉红肿、疼痛，咳痰黄稠，舌红，苔黄腻，脉滑数。

［7］痰浊阻肺证：声音嘶哑，咳嗽，胸闷，气喘，语声低沉，混浊不清，咳吐清稀白痰，舌淡，苔腻，脉滑。

［8］痰瘀互结证：声音粗浊，声带肥厚，声带小结，声带肿胀，喉中多痰，痰黏色白，咽喉痒痛，舌淡，苔白腻，脉滑。

［9］肝火犯肺证：声音嘶哑，咽干，咽痛，干咳，少痰，头目胀痛，面红，目赤，烦躁易怒，舌红，苔少，脉细数。

［10］肺气虚证：声音嘶哑，语声低怯，讲话不能持久，劳则加重，咳声低弱，痰稀色白，舌淡，苔白，脉细弱。

［11］肺阴虚证：声音嘶哑，发音低沉费力，咽喉轻微红肿，干咳，痰少而黏，潮热，盗汗，口燥，咽干，舌红，苔少，脉细数。

［12］肺肾阴虚证：声音嘶哑，夜间尤甚，口干，咽痒，咽喉色红，干咳，少痰，潮热，盗汗，五心烦热，腰膝酸软，舌红，苔少，脉细数。

【治疗备要】

喉喑可根据辨证选用相应药物，煎水作蒸气吸入治疗。若已见较大的小结或息肉，应予切除。喉喑患者应避免过度讲话，尤忌大声呼叫，不宜进食辛辣、热烫、冰冷等刺激性食物，忌烟酒。

［1］风寒束表证：六味汤。

［2］风热犯表证：疏风清热汤。

［3］燥淫证：清燥救肺汤。

［4］风寒犯肺证：华盖散。

［5］风热犯肺证：桑菊饮。

［6］痰热蕴肺证：清金化痰汤。

［7］痰浊阻肺证：涤痰汤。

［8］痰瘀互结证：桃红四物汤。

［9］肝火犯肺证：泻白散合黛蛤散。

［10］肺气虚证：补肺汤。

［11］肺阴虚证：地黄饮子。

［12］肺肾阴虚证：百合固金汤。

45. 食管痹

食管痹是指因染受邪毒，或刺激性饮食及毒品损伤，或郁热内蕴，或长期胃气上逆等，导致食管受损，脉络瘀滞，以胸骨后烧灼感、胸骨后疼痛、胃中嘈杂等为主要表现的内脏痹病类疾病。烧心和胸骨后疼痛是本病的特征性症状，严重者可见吞咽疼痛、吞咽不利、喉梗、呕吐、呕血、黑便等症状。

食管痹的基本病机为邪滞食管，脉络瘀滞。病位在食管，但与胃、肝、脾密切相关，以胃失和降、肝气郁结、痰浊阻滞为多见。临床通常分为放射性食管痹、腐蚀性食管痹、化脓性食管痹、反流性食管痹四大类。放射性食管痹主要是因放射损伤；腐蚀性食管痹多见于化学刺激损伤，如烈酒、强酸、强碱、特殊药物、刺激饮料等；化脓性食管痹多见于外感邪毒，或进食高温、超低温食物，或食管异物（鱼刺等）嵌顿，或长期放置鼻胃管等损伤；反流性食管痹主要见于长期胃气上逆而损伤食管。

本病相当于西医学的食管炎、反流性食管炎、胃食管反流等疾病。

【疾病诊断】

［1］胸骨后烧灼感，胸骨后疼痛。

［2］咽喉疼痛，吞咽不利，间歇性吞咽梗塞感。

［3］嘈杂。

［4］空腹、平卧体位、弯腰体位时症状明显。

［5］有进食刺激性食物、毒品、药品，放置鼻胃管，反食、反酸、反苦等病史。

【证型证候】

［1］肝胃不和证：胸骨后烧灼感，胸骨后疼痛，胸胁胀痛，嘈杂，嗳气，反酸，呕苦，焦虑或抑郁，舌淡，苔薄白，脉弦。

［2］痰气壅膈证：胸骨后烧灼感，胸骨后疼痛，嘈杂，胸闷，脘痞，胃胀痛，嗳气，呃逆，反酸，呕苦，呕吐痰涎，舌淡，苔白腻，脉弦滑。

［3］痰热结胸证：胸骨后烧灼感，胸骨后疼痛，嘈杂，吞咽梗塞，嗳气，反酸，呕苦，咳嗽，口渴，舌红，苔黄腻，脉弦滑。

［4］胃阴虚证：胸骨后烧灼感，胸骨后疼痛，嘈杂，胃脘灼痛，反酸，呕苦，五心烦热，消瘦，口干，大便秘结，舌红，苔少，脉细数。

[5] 脾胃气虚证：胸骨后烧灼感，胸骨后疼痛，嗳气，反酸，呕苦，纳少，脘痞，胃脘隐痛，腹胀，便溏，神疲，乏力，舌淡，苔白，脉细弱。

【治疗备要】

食管瘅患者宜少食多餐，饮食忌辛辣，忌烟酒和咖啡等刺激性食物。睡眠时床头应抬高约20cm，肥胖者应控制体重，情绪异常者宜调畅情志。

[1] 肝胃不和证：柴胡疏肝散。

[2] 痰气壅膈证：导痰汤合通幽汤。

[3] 痰热结胸证：柴胡陷胸汤。

[4] 胃阴虚证：益胃汤合泻心汤。

[5] 脾胃气虚证：黄芪建中汤合六君子汤。

46. 噎膈

噎膈是指因饮食不节，或情志内伤，或津气失布等导致食管狭窄，以吞咽食物哽噎不顺、饮食难下，或纳而复出为主要表现的疾病。其中，“噎”为饮食吞咽哽噎不顺；“膈”为格柜不通，饮食不下，食入即吐。本病起病缓慢，多见于中老年人，病情演变由“噎”到“膈”，“噎”是“膈”之初始，“膈”是“噎”之渐变。初起时仅在咽喉或食管出现异物感，进食时偶有停滞感，继则出现吞咽哽噎，后期可见食不得入，汤水难下，或食入即吐等症状。

下列疾病与噎膈的吞咽哽噎不顺症状有类似之处，附列于此，供参阅：“梅核气”以咽中如有梅核噎塞、咽之不下、咯之不出为主要表现，但无吞咽困难和饮食不下症状；“锁喉风”以咽喉部突然红肿疼痛、痰涎壅盛、语声难出、口噤如锁、吞咽和呼吸困难、汤水难下为主要表现；“喉息肉”以喉部声带等处赘生细小肿块，影响发声为主要表现；“喉瘤”以咽喉异物或梗阻感、吞咽不利、咽喉部有赘生物为主要表现；“咽喉菌”以咽喉疼痛不适、吞咽不利、咽部异物感、咽喉局部有肿块、表面凹凸不平、其状如菌为主要表现；“食管癌”以进行性进食梗塞、吞咽疼痛为主要表现。

噎膈的基本病机为食管狭窄。病位在食管、胸膈之间，胃口之上，属胃所主，与肝、脾、肾密切相关。多由嗜酒无度，或过食酸苦辛辣，或过食粗糙食物，或常食霉变之物，或忧思郁怒久而不解，或年老精血亏损等，以致气结、火郁、痰凝、血瘀于食管，或气血亏虚，精血不足，津气失布，食管失于濡养所致。

本病相当于西医学的食管癌、贲门癌、贲门痉挛、贲门失弛缓症、食管憩室、食管炎、食管狭窄等疾病。

【疾病诊断】

[1] 吞咽食物哽噎不顺，饮食难下，格柜不通，食入即吐。

[2] 形体消瘦。

【证型证候】

[1] 痰气交阻证：吞咽梗阻，咽部或食管内异物感，进食时有停滞感，咽喉哽噎感，咽部紧缩感，胸骨后不适感，胸闷，呕吐痰涎，舌淡，苔腻，脉弦滑。

[2] 瘀血内结证：进行性吞咽困难，食不得入，饮水难进，食入即吐，呕物如赤豆汁，胸骨后及肩胛区钝痛，形体消瘦，面色晦暗，肌肤甲错，舌紫暗，舌面有瘀斑、瘀点，苔少，脉细涩。

［3］肝胃不和证：吞咽困难，间歇发作，胸骨后梗塞感，嗳气，呕吐，口干，口苦，焦虑或抑郁，舌红，苔薄黄，脉弦。

［4］津亏热结证：吞咽梗阻，饮水可下，固体食物难入，勉强吞咽则胸膈胀痛，胃脘灼痛，形体消瘦，羊屎便，口干，五心烦热，舌红，苔少，脉细数。

［5］脾胃气虚证：吞咽困难，呕吐食物或痰涎，胸闷，脘痞，纳少，便溏，神疲，乏力，少气，懒言，形体消瘦，舌淡，苔薄白，脉细弱。

［6］脾肾阳虚证：饮水不下，泛吐黏液白沫，面色淡白无华，形体消瘦，精神疲惫，少气，懒言，畏寒，肢冷，舌淡紫，苔白滑，脉细弱。

【治疗备要】

噎膈初期以痰气交阻之标实为主者，常常是气郁、痰凝、血瘀互为因果，搏结食管，宜以理气、化痰、消瘀为主。若病程迁延，病情由轻转重，由实转虚或虚实夹杂，出现气虚、阳微、津亏之象，治疗重在治本，以滋阴润燥，或补气温阳为主，然而临床治疗徒举一法往往难以奏效，当权衡虚实程度，主次兼顾，辨证论治。噎膈患者还需调畅情志，树立治疗信心，调饮食，戒烟酒，多锻炼。

［1］痰气交阻证：启膈散。

［2］瘀血内结证：通幽汤。

［3］肝胃不和证：越鞠丸合左金丸。

［4］津亏热结证：五汁安中饮合沙参麦冬汤。

［5］脾胃气虚证：补气运脾汤合益胃汤。

［6］脾肾阳虚证：理中汤合右归丸。

47. 狐惑

狐惑是指因肝肾阴虚，湿热毒结，或脾肾阳虚所致，以口咽或阴部蚀烂、目赤如鸠眼、小腿结节红斑等为主要表现的皮肤疾病。本病多见于中青年，男性多于女性。多由外感湿热虫毒，邪毒蕴结眼睛、咽喉、前后阴，蚀伤血络所致。亦见于素体肝肾阴虚或脾肾阳虚者，复感邪毒，蚀伤眼睛、咽喉、前后阴血络。湿热熏蒸口咽则见口咽蚀烂而声音嘶哑，湿热循肝经上注于目则目赤如鸠眼，湿热下注于阴部则见阴部溃烂。

本病相当于西医学的白塞综合征、虹膜睫状体炎、脉络膜视网膜炎等疾病。

【疾病诊断】

［1］反复发作性口腔溃疡。

［2］反复发作性外阴溃疡。

［3］目赤如鸠眼。

【证型证候】

［1］湿热毒蕴证：口舌生疮，灼热疼痛，声音嘶哑，口苦，咽干，目赤，下肢红斑结节，关节酸痛，外阴溃疡，阴部瘙痒，舌红，苔黄，脉滑数。

［2］肝肾阴虚证：反复出现口腔或外阴溃疡，时轻时重，低热，五心烦热，盗汗，头晕，目眩，口干，咽燥，遗精，月经不调，腰膝酸软，舌红，裂纹舌，或镜面舌，苔少，脉细数。

［3］脾肾阳虚证：反复出现口腔或外阴溃疡，遇冷加重，乏力，少气，懒言，手足不温，纳差，畏寒，肢冷，下肢浮肿，大便溏稀，遗精，阳痿，月经不调，舌淡，苔白，脉沉细。

【治疗备要】

狐惑本于湿热为患，急性发病者治宜清热除湿。反复发作者，当辨肝肾阴虚或脾肾阳虚而治之。外阴溃疡，可用苦参汤煎水外洗。患者饮食宜清淡，忌过食辛辣刺激食物。

［1］湿热毒蕴证：甘草泻心汤。

［2］肝肾阴虚证：知柏地黄丸。

［3］脾肾阳虚证：桂枝加附子汤。

第九章　肌　肤　病

1. 丹毒

丹毒是指因皮肤、黏膜破损，火毒入血，搏结蕴阻肌肤，不得外泄所致，以患部皮肤突然鲜红成片、色如涂丹、边缘清楚、热如火灼为主要表现的皮肤疾病。丹毒起病急骤，初起多有恶寒发热、头身疼痛等全身症状，随后出现皮肤小片红斑，迅速蔓延成大片鲜红斑，色如丹涂脂染，边界清楚，略微高出皮肤表面，按压皮肤红色减退，放手立即恢复，患处焮热肿胀，病灶附近可有臀核肿大。病情严重者，患处可伴发瘀点、瘀斑、水疱或血疱。5～6天后红斑可逐渐消退，但容易复发。丹毒发无定处，发于头面者称为“抱头火丹”；发于躯干者称为“内发丹毒”；发于小腿足部者称为“流火”；发于新生儿臀部者称为“赤游丹毒”；若发于手部，有猪骨或鱼虾之刺划破皮肤史，红斑范围小，症状较轻微者，称为“类丹毒”。

丹毒的基本病机为血热火毒蕴阻肌肤，不得外泄。常见于素体血分有热者，复感外邪热毒化火，或外感湿热郁而化火。其发于上者多属风热化火，发于胸部、腹部、腰部、胯部者多属肝胆郁火，发于下肢者多属湿热化火，发于新生儿多属胎热火毒。此外，外伤染毒，如皮肤破溃、毒虫叮咬、器物所伤等引起毒邪郁阻肌肤，热毒不得外泄，也是形成丹毒的常见原因。

本病相当于西医学的皮内网状淋巴管炎等疾病。

【疾病诊断】

［1］皮肤鲜红成片，色如涂丹，边缘清楚，焮热疼痛，热如火灼。

［2］病灶附近臀核肿痛。

【证型证候】

［1］风热毒蕴证：局部皮肤鲜红成片，色如涂丹，边缘清楚，焮热疼痛，热如火灼，头痛，眼胞肿胀难睁，恶寒发热，舌红，苔黄，脉浮数。

［2］热毒炽盛证：局部皮肤鲜红成片，色如涂丹，边缘清楚，焮热疼痛，热如火灼，高热，烦躁，神昏，谵语，口渴欲饮，小便黄赤，大便秘结，舌红，苔黄燥，脉洪数。

［3］肝胆湿热证：局部皮肤鲜红成片，色如涂丹，边缘清楚，焮热疼痛，热如火灼，口干，口苦，小便黄赤，舌红，苔黄腻，脉弦数。

［4］湿热毒蕴证：局部皮肤鲜红成片，色如涂丹，边缘清楚，焮热疼痛，热如火灼，发热，纳少，脘痞，腹胀，舌红，苔黄腻，脉滑数。

［5］胎热火毒证：新生儿臀部的局部皮肤红肿灼热，游走不定，壮热，烦躁，指纹紫暗。

【治疗备要】

丹毒系火热邪毒郁于血分，发于肌肤而成，故以清热凉血、化瘀解毒为基本治疗原则。发于上者宜疏风清热，发于胸腹腰胯者宜清泻肝胆郁热，发于下肢者宜清利湿热。内服药物时结合外敷、熏洗等外治法，方能提高疗效，缩短疗程，减少复发。外治法常用金黄散、玉器散、金银花露调敷，或用新鲜野菊花叶、地丁全草、蒲公英等捣烂外敷。患者应静卧休息，多饮水，须适度床旁隔离。

［1］风热毒蕴证：普济消毒饮。

［2］热毒炽盛证：黄连解毒汤合犀角地黄汤。

［3］肝胆湿热证：龙胆泻肝汤。

［4］湿热毒蕴证：萆薢渗湿汤合五神汤。

［5］胎热火毒证：犀角地黄汤。

2. 缠腰火丹

缠腰火丹又称“火带疮”“蛇串疮”“蛇丹”“蜘蛛疮”“串腰龙”，是指因肝脾湿热循经蕴肤，兼感邪毒所致，以成簇水疱沿身体单侧呈带状分布，排列宛如蛇形，患处剧烈灼痛为主要表现的疱疹类皮肤病。缠腰火丹好发于春季，成年患者居多，多为单侧发作，可发生于任何部位，以胸部、腹部、腰部为多见，多数患者病程约 2 周，老年患者病程可达 3 ～ 4 周。发疹前，局部皮肤感觉过敏、灼热、刺痛，旋即出现红色带状斑丘疹，继而见米粒或豌豆大小的成群水疱，簇集成群于一处或多处，排列如带状，累累如串珠，互不融合，疱疹群之间间隔正常皮肤，疱疹内液初起呈透明状，随后转为混浊状。疾病后期，疱疹干燥结痂，脱落后遗留暂时性褐斑，严重者疱浆呈血色，成为血疱或演变为坏疽。缠腰火丹的皮肤刺痛轻重不一，儿童多为轻微疼痛，老年或体弱者可出现剧烈疼痛，皮损消退后可遗留暂时性褐斑，或顽固性神经痛，神经痛常持续数月甚或更长时间。

缠腰火丹的基本病机为湿热火毒郁阻肌肤。多因外感热毒化火，或外感湿热郁而化火，或血分郁热，或肝胆湿热，或脾胃湿热郁阻肌肤所致。其发于上者多属风热化火；发于胸腰者多属血分郁热；发于阴部及下肢者多属脾胃肝胆湿热；老年体弱者多属气虚血瘀。此外，缠腰火丹还可分为干、湿两类。干者肤色红赤，形如云片，发热作痒，多属心肝二经风火所致；湿者肤色黄白，水疱大小不等，疱壁松弛，或有湿烂，疼痛略轻，多属肺脾二经湿热所致；老年体弱者水疱稀少而不丰满，或无皮疹，但局部刺痛久不消失，多属气虚血瘀湿聚所致。

本病相当于西医学的带状疱疹。

【疾病诊断】

［1］皮肤疱疹簇集成群，带状分布，互不融合，疱疹群之间间隔正常皮肤。

［2］水疱为簇点状或绿豆大小，疱壁紧张，基底色红，结痂后遗留暂时性褐斑。

［3］患处剧烈刺痛或灼痛，皮损消退后遗留神经性疼痛。

【证型证候】

［1］肝胆湿热证：皮肤成簇水疱，皮损鲜红，灼热刺痛，疱壁紧张，口苦，咽干，心烦，厌油，纳差，大便不调，小便黄赤，舌红，苔黄腻，脉滑数。

［2］脾虚湿蕴证：皮肤成簇水疱，皮损色淡，疼痛较轻，疱壁松弛，口淡不渴，纳差，腹胀，便溏，舌淡，苔白腻，脉滑。

［3］气虚血瘀证：患处皮疹减轻或消失，疼痛不止、反复发作，神疲乏力，舌紫暗，苔白，脉细涩。

【治疗备要】

缠腰火丹以清热利湿、行气止痛为基本治疗原则，初期以清热利湿止痛为主，后期以活血通络止痛为主，体虚者须当扶正通络止痛。缠腰火丹的水疱不宜挑破，若呈大疱者可用消毒注射器抽去疱液，但疱壁不宜除去，以防继发感染。可配合应用艾灸疗法治疗，通常是在局部皮损处进行艾条温灸，疱疹初起阶段每天 2 次，疱液吸收消散后每天 1 次；也可选用药物外治法，疾病初起多用玉露膏外敷，水疱破溃后可用青黛散油膏外敷。

［1］肝胆湿热证：龙胆泻肝汤。

［2］脾虚湿蕴证：胃苓汤。

［3］气虚血瘀证：补阳还五汤。

3. 热疮

热疮又称“热气疮”“火燎疮”，是指因外感风热，或肺胃内热，或热病伴发所致，以皮肤黏膜交界处发生成簇水泡、糜烂、破溃、结痂，痒痛相兼为主要表现的疱疹类皮肤病。热疮多见于感冒、猩红热、疟疾等疾病的高热阶段，好发于口角、唇缘、鼻孔周围、面颊、外阴等皮肤黏膜交界之处，偶见于口腔、眼内、尿道、阴道等部位，皮损初起为红斑、灼热、瘙痒，继而形成针头大簇集成群水疱，部分水疱相互融合，内含透明浆液，破裂后露出糜烂疮面，随后逐渐干燥，结痂脱落，通常在 1 周后痊愈，遗留轻微色斑，易于复发。

热疮的基本病机为热毒郁阻肌肤。多由外感风温热毒，或肺胃蕴热，或肝经湿热下注，或热病伴发等所致。

本病相当于西医学的单纯性疱疹。

【疾病诊断】

［1］皮肤黏膜交界处出现针头样小水疱，簇集成群，部分水疱相互融合，浆液清稀，逐步溃破、糜烂、干燥、结痂。

［2］皮损颜色微红，患处灼热，痒痛相兼。

【证型证候】

［1］风热蕴肤证：口角、唇缘、鼻孔等部位出现针头样小水疱，簇集成群，皮损颜色微红，患处灼热，痒痛相兼，轻微发热，舌红，苔薄黄，脉浮数。

［2］湿热蕴肤证：外阴等部位出现针头样小水疱，簇集成群，疱疹破烂，痛痒较剧，发热，口干，口苦，小便黄赤，舌红，苔黄腻，脉滑数。

［3］热毒蕴肤证：皮肤黏膜交界处出现针头样小水疱，簇集成群，灼热刺痒，周身不适，心烦，口干，大便干结，小便黄赤，舌红，苔黄，脉数。

［4］阴虚内热证：皮肤黏膜交界处出现针头样小水疱，簇集成群，反复发作，日久不愈，口干，唇燥，午后微热，舌红，苔薄黄，脉细数。

【治疗备要】

皮损以丘疱疹为主，糜烂、渗出偏重者，可以选用马齿苋水洗剂外洗或湿敷；皮损以糜烂、结痂为主，或疾病将愈时，可以选用紫金锭磨水，或青黛膏、黄连膏等外搽。热疮患者应保持患处清洁，利于疱疹干燥结痂，防止继发感染。若反复发作者，应避免诱发因素。

［1］风热蕴肤证：辛夷清肺饮。

［2］湿热蕴肤证：龙胆泻肝汤。

［3］热毒蕴肤证：银翘散合五味消毒饮。

［4］阴虚内热证：增液汤合知柏地黄丸。

4. 褥疮

褥疮又称“席疮”，是指长期卧床不起患者，因躯体重压与摩擦而引起皮肤溃烂，以局限性浅表皮肤破损、疮口经久不愈为主要表现的疮疡类疾病。本病多见于半身不遂、瘫痪、骨折、久病重病卧床不起、长时间昏迷、大面积烧伤等患者，好发于骶尾部、髋部、脊背部、足跟部等容易受压或受摩擦部位，患部皮肤初起出现暗红色，继而转为暗紫色，逐渐演变为紫黑色，病灶局部可有疼痛。病情持续发展，则坏死皮肤与周围皮肤形成明显分界，分界处逐步液化溃烂，渗流脓水，气味腐臭。坏死皮肤脱落后，形成较大溃疡面，可深及筋膜、肌层，甚至骨膜。褥疮轻者经过治疗和护理，可使新肉生长而痊愈，重者局部肌肤溃烂，渗流脓水，经久不愈，甚至出现脓毒走窜、内传脏腑之危象。

褥疮的基本病机为局部气血运行不畅，肌肤失养，血腐肉败。病因为久病卧床，受压部位气血瘀滞，血脉不通，肌肤失养则溃腐成疮。

本病与西医学的褥疮同名。

【疾病诊断】

［1］骶尾、背脊、肘踝、足跟等部位肌肤出现红褐色斑，紫暗肿胀，溃烂，渗流脓水。

［2］长期卧床不起。

【证型证候】

［1］脉络瘀滞证：局部皮肤出现红褐色斑，紫暗肿胀，皮肤破损，舌紫暗，苔厚腻，脉细涩。

［2］毒蕴腐溃证：皮肤溃烂，成片腐肉，脓水淋漓，四周漫肿，身有恶臭，低热，口苦，口干，精神萎靡，舌红绛，苔黄腻，脉细数。

［3］气血两虚证：皮肤溃烂，成片腐肉，腐肉难脱，新肌色淡，愈合缓慢，脓水淋漓，四周漫肿，身有恶臭，面色淡白无华，神疲，乏力，纳少，舌淡，苔厚腻，脉沉细。

【治疗备要】

褥疮以疏经通络、活血化瘀为基本治疗原则。皮肤尚未溃破时要勤于翻身换位，保持创面清洁干燥，适度按摩。若发现皮肤颜色变暗，须及时预防处理。皮肤已经溃破，则须彻底清创，可手动清创或药物祛腐，排除脓毒和坏死腐肉，深度疮口可用纱布蘸褥疮膏填塞。出现新肉生长时，应保持创面湿润，纱布封闭包扎，等待伤口收敛愈合。

［1］脉络瘀滞证：血府逐瘀汤。

［2］毒蕴腐溃证：透脓散合萆薢渗湿汤。

［3］气血两虚证：托里消毒散。

5. 冻疮

冻疮是指因受到寒邪侵袭而引起局部或全身性损伤，以手背、足背、耳郭、面颊等处出现肿胀发凉、瘙痒、疼痛、皮肤紫暗、水疱、溃烂为主要表现的疮疡类疾病。临床以皮肤暴露部位的局部冻疮最为常见，初起在受冻部位出现寒冷感和针刺样疼痛，皮肤发凉，肤色苍白，继则红肿，出现硬结或斑块，肌肤麻木、瘙痒、灼痛。冻伤严重者，肤色可见灰白色、暗红色或紫色，皮肤肿块，形成水疱，剧烈疼痛或局部感觉消失。若出现紫血疱，势将腐烂，溃流脓水，形成溃疡。

根据复温解冻后的损伤程度，冻疮可分为3度。Ⅰ度损伤在表皮层（红斑性冻疮），可见局部红斑、水肿，自觉发热、瘙痒、灼痛；Ⅱ度损伤达真皮层（水疱性冻疮），可有大水疱形成，疱内液体色黄或呈血性；Ⅲ度损伤达全皮层（坏死性冻疮），其水疱液为血性，皮肤发黑或紫黑，皮温极低，疼痛感迟钝或消失，肌肤坏死。若为全身性冻疮，患者可见体温下降、疼痛性发冷、发绀、知觉迟钝、肢体麻木僵硬，若不及时抢救，可出现知觉消失、昏迷、死亡等危象。

冻疮的病因病机为寒邪侵袭，导致局部血脉运行不畅，气血凝滞，血腐肉败。

本病相当于西医学的冻伤、冻僵。

【疾病诊断】

［1］躯体暴露部位肌肤肿胀、硬结、斑块、糜烂、溃疡。

［2］肌肤麻木、瘙痒、冷痛。

［3］有严重受冻病史。

【证型证候】

［1］寒凝血瘀证：肌肤肿胀、硬结、斑块、糜烂、溃疡，肌肤麻木、瘙痒、冷痛，局部肌肤冰凉，形寒喜暖，舌淡白或青紫，苔白滑，脉沉细。

［2］寒盛阳衰证：肌肤肿胀、硬结、斑块、糜烂、溃疡，肌肤麻木、瘙痒、冷痛，四肢厥冷，寒战，幻觉幻视，意识模糊，蜷卧嗜睡，舌紫暗，苔白，脉微细。

［3］瘀滞化热证：冻疮暗红，局部微肿，肌肤糜烂或溃疡，脓水淋漓，口干，舌暗红，苔黄腻，脉数。

【治疗备要】

治疗冻疮应首先脱离寒冷环境，脱去冰冷潮湿衣物，逐步用 40℃左右温水浸泡伤肢或全身，持续 20 ～ 30 分钟即可使体温恢复正常，温水浸泡时间不宜过久，以指（趾）甲床出现潮红和有温热感为度。复温后可少量频服生姜红糖汤、茶水等温热饮料，以促进气血运行。早期复温过程中，严禁用雪搓、用火烤或冷水浴。冻疮未溃而有瘙痒时，忌用力瘙抓，以防皮肤破损染毒。严重冻伤出现肌肤坏死者，多采用暴露疗法，待界线清楚后再予处理坏死组织。

［1］寒凝血瘀证：当归四逆汤合桂枝加当归汤。

［2］寒盛阳衰证：四逆加人参汤或参附汤。

［3］瘀滞化热证：四妙勇安汤。

6. 瘾疹

瘾疹又称“风疹块”，是指因风邪外侵所致，以皮肤出现瘙痒性风团，搔抓后红斑隆起、形如豆瓣、堆累成片、发无定处、时隐时现、退后不留痕迹为主要表现的皮肤疾病。本病可发于任何季节和年龄，易患人群的皮肤划痕试验多为阳性。瘾疹发病急骤，风团颜色可以为鲜红、淡红、粉红或苍白色，或风团中央白色而周围绕以红晕，状如云片，剧烈瘙痒，抓后皮肤发红，往往随搔抓而疹块增大，融合成片，边界清楚，数目不等，形状不一，大小不等，部位不定，反复出现，退不留痕，消退后可再发。急性瘾疹通常持续数天，若病程迁延 3 个月以上，或间断性反复发作者，称为慢性瘾疹。

瘾疹的基本病机为正气亏虚，复感风邪，邪气搏结肌肤。内因多为禀赋不足，或素体表虚不固，或血虚生风生燥。外因多为外感风寒、风热等邪气，或食物、生物制品、肠道寄生虫刺激，邪气搏结肌肤。此外，以阵发性皮肤剧痒，搔抓形成抓痕、血痂，皮肤干燥增厚为主要表现者，称为“风瘙痒”，其病因、病机与瘾疹相似，可参阅本病论治。

本病相当于西医学的荨麻疹。

【疾病诊断】

［1］皮肤风团，颜色鲜红、淡红、粉红、苍白，或中央白色而周围绕以红晕。

［2］剧烈瘙痒，搔抓后疹块增大，抓痕发红，边界清楚，数目不等，形状不一，大小不等，

部位不定。

［3］突然发作，反复出现，退不留痕。

【证型证候】

［1］风寒束表证：风团色白，剧烈瘙痒，抓后发红，遇风寒加重，得温则缓，恶寒，口淡，舌淡红，苔薄白，脉浮紧。

［2］风热犯表证：风团鲜红，肌肤灼热，剧烈瘙痒，得热加重，遇寒缓解，发热，咽喉肿痛，心烦，口渴，舌红，苔薄黄，脉浮数。

［3］胃肠湿热证：风团鲜红成片，剧烈瘙痒，不易消退，脘腹疼痛，恶心，呕吐，纳差，舌红，苔黄腻，脉滑数。

［4］气营两燔证：风团绛红，广泛成片，肌肤灼热，剧烈瘙痒，心烦，口渴喜饮，面红，目赤，小便黄赤，大便秘结，舌红，苔黄燥，脉数。

［5］血虚风燥证：风团鲜红成片，时隐时现，午后或夜间加剧，反复发作，迁延日久，心烦，口干，面色萎黄，舌淡，苔少，脉细。

【治疗备要】

治疗瘾疹首先应寻找病因并予去除，若难于发现确切病因，可对症治疗。外治可用香樟叶、蚕沙各 30 ～ 60g，煎水外洗，或炉甘石洗剂外搽。禁用易导致过敏药物进行外搽外敷，以免接触致敏物品而加重病情，忌食辛辣、醇酒、鱼虾等易敏食物。

［1］风寒束表证：桂枝麻黄各半汤。

［2］风热犯表证：消风散。

［3］胃肠湿热证：防风通圣散。

［4］气营两燔证：清瘟败毒饮。

［5］血虚风燥证：当归饮子。

7. 风疹

风疹又称“风痧”，是指因感受风疹时邪，郁于肺卫，发于肤表所致，以低热、咳嗽、全身皮疹、耳后及枕部臀核肿大为主要表现的出疹性时行疾病。风疹是儿科常见的轻型发疹性传染病，亦可见于成人。发病潜伏期为 14 ～ 21 天，初起症状类似感冒，可有低热、恶风、喷嚏、流涕、轻微咳嗽等肺卫轻证。出疹前驱期常见 1 ～ 2 天低热，出疹期为 1 ～ 4 天，皮疹多从头面、躯干始发，随后遍及四肢，分布均匀，疹子多为淡红色斑丘疹，稀疏散发，细小如砂，瘙痒不剧烈，但瘙痒持续不已。3 ～ 4 天后风疹隐没，无脱屑，可因瘙痒抓挠而遗留皮肤色斑，可见耳后、枕部、颈部臀核肿大。

风疹的基本病机为风疹时邪侵犯肺卫，搏结气血，邪毒外泄郁阻肌肤。多数患者邪轻病浅，一般只伤及肺卫。若邪热炽盛，也可见气分证候，出现高热、口渴、烦躁、疹色鲜红、疹点稠密、剧烈瘙痒等症状。若失治误治，邪入营血，则诸症加重，疹色紫暗。

本病与西医学的风疹同名。

【疾病诊断】

［1］皮肤斑丘疹，细小如砂，疹色淡红，瘙痒。

［2］耳后及枕部臀核肿大。

［3］出疹前有低热、咽喉疼痛、喷嚏、咳嗽、流涕等类似感冒症状。

［4］有风疹患者接触史。

【证型证候】

［1］邪犯肺卫证：皮肤斑丘疹，细小如砂，疹色淡红，分布均匀，稀疏散发，剧烈瘙痒，发热，恶风，喷嚏，流涕，轻微咳嗽，舌红，苔黄，脉浮数。

［2］邪入气营证：皮肤斑丘疹，细小如砂，疹色紫红或猩红色，疹点稠密，皮疹融合成片，耳后颈部臀核肿大，高热，口渴，心烦，大便秘结，小便黄赤，甚或神昏谵语，舌红，苔黄燥，脉洪数。

【治疗备要】

成人风疹一般无须隔离，但易感儿童群集场所则须隔离治疗，儿童在出疹期间不宜外出，通常隔离至出疹后 5 天。风疹的基本治疗原则为疏风透疹或清热透疹，皮肤瘙痒者可用炉甘石洗剂或清油涂搽，要尽量减少抓挠破皮而染毒。患者宜避风寒，忌辛辣，少油腻，充分休息。

［1］邪犯肺卫证：银翘散。

［2］邪入气营证：透疹凉解汤。

8. 麻疹

麻疹是指因感受麻疹疫毒，毒邪蕴于肺胃，走窜于血络，外发于肌肤所致，以发热、咳嗽、流涕流泪、遍身发疹、退疹脱屑、遗留色素沉着为主要表现的疫病类疾病。麻疹是儿科烈性传染病，好发于冬春两季，其发病过程一般经历初热期、出疹期、收没期三个阶段。初起有发热、咳嗽、鼻塞流涕、泪水汪汪等类似感冒症状，口腔两颊近臼齿黏膜处可见麻疹黏膜斑，其为 0.5 ～ 1mm 的白色小点，周围红晕，1 ～ 2 天可累及整个颊黏膜。发热 3 ～ 4 天后，从耳后、发际、颜面开始出疹，逐步遍及全身，初为鲜红色斑疹或斑丘疹，抚之碍手，压之褪色，后呈暗红色丘疹，疹间皮肤正常，邪毒重者皮疹稠密并可融合成片，3 ～ 4 天后麻疹出齐。疹透后身热渐退，皮疹收没，皮肤出现糠麸样脱屑和棕色色斑。

麻疹的基本病机为麻疹时邪疫毒侵犯肺胃，肺胃积热，走窜于血络，外发于肌肤。本病以外透为顺，内传为逆。顺证表现为疹出透彻，细密红润，渐次隐没，微热微汗，身热渐退；逆证表现为疹发不透，或疹点突然隐没，壮热无汗，甚则神昏、喘息，多由风寒外闭，或热毒内盛，或正气虚衰，或疹毒内陷所致。

本病与西医学的麻疹同名。

【疾病诊断】

［1］出疹前有发热、咳嗽、喷嚏、流涕、眼泪汪汪、羞明、麻疹黏膜斑。

［2］发热 3 ～ 4 天后渐次出疹。

［3］鲜红或暗红色斑丘疹，皮疹状如麻粒，疹间肤色正常，退疹后皮肤出现糠麸样脱屑，遗留棕色色斑。

［4］易感儿童，流行季节发病，有麻疹患者接触史。

【证型证候】

［1］邪犯肺卫证：发热，微恶风寒，喷嚏，流清涕，咽喉肿痛，目赤，眼泪汪汪，羞明，耳后红丝，纳差，耳尻俱凉，麻疹黏膜斑，舌尖边红，苔黄，脉浮数，指纹淡紫。

［2］邪蕴肺胃证：发热 3 ～ 4 天后，在耳后、发际、颈项、头面、胸腹、四肢出现红色斑丘疹，疹色桃红或暗红，形如麻粒，疹点稠密，抚之触手，壮热，热势起伏，烦躁，咽喉疼痛，

咳嗽，双目红赤，目眵增多，纳差，口渴欲饮，大便秘结，小便红赤，舌红绛，苔黄，脉洪数，指纹紫滞。

［3］邪毒闭肺证：皮疹融合、稠密、紫暗，乍出乍没，高热，烦躁，咳嗽，气喘，呼吸困难，鼻翼煽动，喉间痰鸣，口唇紫暗，面色青灰，精神萎靡，不思饮食，便秘，小便黄赤，舌红绛，苔黄燥，脉数，指纹紫滞。

［4］邪毒攻喉证：皮疹融合、稠密、紫暗，高热，烦躁，咽喉红肿或溃烂，咽喉疼痛，咳嗽，咳声如犬吠，喉间痰鸣，气喘，呼吸困难，声音嘶哑，面唇紫暗，烦躁不安，舌红绛，苔黄燥，脉数，指纹紫滞。

［5］邪陷心包证：皮疹融合、稠密、紫暗，高热，烦躁，神昏，谵语，四肢抽搐，舌绛紫，苔黄燥，脉数，指纹紫滞，指纹透关射甲。

［6］气阴两虚证：麻疹出齐，皮疹逐渐回隐消退，皮肤出现糠麸样脱屑，棕色色斑，疲倦，口燥，咽干，纳食增加，舌红，苔少，脉细数，指纹淡紫。

【治疗备要】

麻疹须隔离治疗至出疹后 5 天以上。麻疹患儿的护理极为重要，护理得当，可无并发症。卧室须空气流通，温度、湿度适宜，避免吹风受寒和过强阳光刺激，环境宜安静，饮水需充足，饮食宜清淡易消化，保持眼睛、口腔、鼻腔、皮肤的清洁卫生。

麻疹为阳毒，以透为顺，以清为要。初热期麻毒郁表，以解表透疹为主，常以辛凉辛温并用；出疹期麻毒炽盛，以清热解毒为主，但清热不宜过用苦寒；收没期邪毒已退，正气亦伤，治以养阴透热为主。麻疹逆证，当以解毒、透疹、扶正为要。

［1］邪犯肺卫证：宣毒发表汤。

［2］邪蕴肺胃证：清解透表汤。

［3］邪毒闭肺证：麻杏石甘汤。

［4］邪毒攻喉证：清咽下痰汤。

［5］邪陷心包证：羚角钩藤汤。

［6］气阴两虚证：沙参麦冬汤。

9. 水痘

水痘是指因外感水痘时邪，或内蕴湿热，发于肌肤所致，以发热，皮肤分批出现斑丘疹、水疱并形成痂盖为主要表现的急性疱疹性疾病。水痘是儿科常见传染病，多发于冬春两季，全身可见疱疹，以躯干为主，特征为分批出现粉红色瘙痒性皮疹，丘疹、疱疹、结痂常同时存在。

水痘的基本病机为邪毒与内湿搏结，郁发肌表。病因为感受水痘时邪，经口鼻而入，病位在肺、脾。临床当辨邪毒侵犯卫分、气分、营分的病位差异。若痘疹小而稀疏、色红润、疱浆清亮、微热、流涕者，为病在卫分；若痘疹形大而密集、色赤紫、疱浆混浊、高热、烦躁者，为病在气分、营分；若壮热不退、神志昏糊者，为热陷心包之危象。

本病与西医学的水痘同名。

【疾病诊断】

［1］分批出现粉红色瘙痒性皮疹，丘疹、疱疹、结痂同时存在。

［2］疱疹形态椭圆，状如豆粒，颜色粉红，浆液清稀，分批出现，结有薄痂，不留瘢痕。

［3］初起出现低热、咽喉疼痛、喷嚏、咳嗽、流涕等类似感冒症状。

[4] 有水痘患者接触史。

【证型证候】

[1] 邪犯肺卫证：恶寒发热，喷嚏，鼻塞，流涕，轻微咳嗽，起病后 1 ～ 2 天内出斑丘疹，继而出现疱疹，疹色红润，呈椭圆形，疱浆清亮，根盘红晕，分布稀疏，以躯干为中心呈向心性分布，皮肤瘙痒，舌红，苔薄黄，脉数。

[2] 邪犯气营证：痘疹形大而密集，疹色紫暗，疱浆混浊，根盘红晕明显，皮疹呈离心性分布，高热，烦躁，口渴，面红，目赤，大便秘结，小便黄赤，舌红，苔黄燥，脉洪数。

【治疗备要】

水痘传染性强，一经染毒，极易发病，须予隔离治疗至疱疹结痂为止。水痘的护理极为重要，护理得当可减少并发症。卧室空气须保持流通新鲜，避免吹风受寒，环境宜安静，饮食宜清淡易消化，保持皮肤清洁，勤换内衣。治疗水痘以清热、解毒、利湿为治疗大法。邪在卫分宜疏风清热；邪在气分宜清热解毒；邪在营分宜清气凉营；若见邪入心包、邪毒闭肺之变证，则当清热解毒、镇惊开窍、宣肺化痰。

[1] 邪犯肺卫证：银翘散。

[2] 邪犯气营证：清瘟败毒饮。

10. 湿疮

湿疮又称“湿疡”，是指因风湿热邪客于肌肤所致，以病灶皮肤呈多形性皮疹、渗液、结痂、瘙痒为主要表现的皮肤疾病。湿疮因形态和发生部位不同，名称各异。若浸淫全身，小泡簇集，滋水较多，浸淫成片者，称为“浸淫疮”；若以红粟丘疹为主，瘙痒无度者，称为“粟疮”；若以丘疹为主，皮疹粗厚，抓破渗血者，称为“血风疮”；发于耳后者称“旋耳疮”；发于鼻下者称“鼻疮”；发于口周者称“燕口疮”；发于乳头者称“乳头风”；发于脐部者称“脐疮”；发于肘膝弯曲部位者称“四弯风”；发于腿胫者称“风疽”；发于阴部者称“肾囊风”或“绣球风”；婴儿所生者称“奶癣”或“胎疮”。

湿疮发病无明显季节性，男女老幼皆可发病，症状特点为多形损害（潮红、丘疹、水疱、糜烂、渗出、痂皮、脱屑数种形态同时存在），剧烈瘙痒，有渗出倾向，反复发作，易成慢性。湿疮分为急性湿疮、亚急性湿疮和慢性湿疮。急性湿疮起病急骤，初起时皮肤潮红，迅速形成红斑，红斑上可见粟粒样密集丘疹或丘疱疹，基底潮红，外周有散在丘疹、红斑、丘疱疹，故边界不清楚，自觉剧烈瘙痒，皮损多呈对称分布；亚急性湿疮以丘疹、结痂、鳞屑为主，仅有轻度糜烂和少量水疱，剧烈瘙痒，夜间尤甚；慢性湿疮的皮疹多局限于某一部位，病灶皮肤肥厚粗糙，触之较硬，色暗红或褐紫，皮肤呈苔藓样变，皮损表面有鳞屑、抓痕、血痂、色素沉着，瘙痒呈阵发性，夜间或进食辛辣食物可加剧瘙痒。

湿疮的基本病机为风湿热邪搏结，郁阻肌肤。多由湿热蕴伏，复感风邪所致。急性湿疮以湿热为主，亚急性湿疮以脾虚湿郁为主，慢性湿疮以血虚风燥为主。

本病相当于西医学的湿疹。

【疾病诊断】

[1] 多形性皮损，潮红、丘疹、水疱、糜烂、渗出、痂皮、脱屑等数种形态同时存在。

[2] 初起见粟粒样密集丘疹或丘疱疹，基底潮红，外周散在丘疹、红斑、丘疱疹。

[3] 患处瘙痒剧烈。

【证型证候】

［1］湿热蕴肤证：丘疹疱疹密集聚簇，糜烂渗液，浸淫成片，抓破则渗流脂液，局部灼热，剧烈瘙痒，夜间痒甚，遇热加剧，心烦，身热不扬，舌红，苔黄腻，脉濡数。

［2］脾虚湿蕴证：皮损潮红，丘疹瘙痒，抓后糜烂，渗液外流，皮肤鳞屑，口淡，纳少，腹胀，便溏，舌淡，苔白腻，脉濡。

［3］血虚风燥证：皮损暗红，皮肤色斑，皮肤粗糙增厚，阵发性瘙痒，面色淡白无华，迁延日久，反复发作，舌淡，苔薄白，脉细弱。

【治疗备要】

湿疮为风湿热邪搏结肌肤，治疗以清热、利湿、止痒为基本原则。急性湿疮以清热利湿为主，慢性湿疮以养血润肤为主。湿疮尚未出现渗液时，可选用苦参、黄柏、地肤子、荆芥等清热止痒中药煎汤温洗，或用10%黄柏溶液、炉甘石洗剂外搽。若已出现水疱糜烂，渗液明显时，可选用黄柏、地榆、马齿苋、野菊花煎汤湿敷。急性湿疮忌用热水烫洗，忌用肥皂等刺激液清洗。

［1］湿热蕴肤证：龙胆泻肝汤合萆薢渗湿汤。

［2］脾虚湿蕴证：除湿胃苓汤。

［3］血虚风燥证：当归饮子或四物消风饮。

11. 粉刺

粉刺又称“暗疮”，俗称“青春痘”，是指因肺风、胃热或肝郁所致，以颜面或背部出现黑头或白头粉刺、丘疹、脓疱、结节、囊肿及瘢痕为主要表现的皮肤疾病。本病好发于青春期人群，男性多见，病程缓慢，易反复发病，过食辛辣炙煿食品可加重，部分患者在青春期后即可缓解或痊愈。皮损初起时多见米粒样毛囊性丘疹，或为白头粉刺，或为黑头粉刺，可挤出白色或黄色脂栓，邪气壅聚较重者可成红色小丘疹并在顶端出现小脓疱，好发于颜面、胸背等部位，一般呈对称性分布。皮损愈后，遗留暂时性色斑，或轻度凹陷性瘢痕，严重者形成紫红色结节、脓肿、囊肿，或破溃成窦道和瘢痕，皮肤呈现橘皮样改变，常伴有皮脂溢出、局部轻度瘙痒等症状。

粉刺的基本病机为湿、热、痰、瘀郁结皮肤。多因素体阳热过盛，或肺经蕴热，或胃肠湿热，或劳汗当风所致。

本病相当于西医学的痤疮。

【疾病诊断】

［1］皮肤毛囊口有米粒样红色丘疹，可挤出白色或黄色脂栓。

［2］多形性皮损可见粉刺、丘疹、脓疱、结节、硬结性囊肿、瘢痕。

［3］皮损呈对称性分布。

［4］青春期发病。

【证型证候】

［1］肺经风热证：丘疹色红，或有痒痛，或有脓疱，口渴喜饮，大便秘结，小便黄赤，舌红，苔薄黄，脉数。

［2］胃肠湿热证：皮疹红肿疼痛，或有脓疱，皮肤油腻，口臭，纳差，脘痞，腹胀，小便黄赤，舌红，苔黄腻，脉滑数。

［3］痰湿瘀滞证：皮损颜色暗红，以结节、脓肿、囊肿、瘢痕为主，或见窦道，经久难愈，纳呆，腹胀，舌淡胖，苔黄腻，脉滑。

【治疗备要】

粉刺患者应经常以温水、硫黄香皂清洗皮肤，不宜以冷水洗脸，以防毛孔收缩，皮脂堵塞，加重病情。不宜滥用化妆品，禁用手挤压粉刺，粉刺较多时应寻求专业挑刺。忌食辛辣刺激性食物。

［1］肺经风热证：枇杷清肺饮。

［2］胃肠湿热证：连朴饮合茵陈蒿汤。

［3］痰湿瘀滞证：二陈汤合桃红四物汤。

12. 白驳风

白驳风又称“白癜”“斑白”“斑驳”，是指因气血不和，外受风邪所致，以皮肤出现大小形状不一的白斑，周边可有色素沉着变黑，患处不痒不痛为主要表现的皮肤疾病。本病男女老幼皆可见，病程缓慢，皮肤白斑可发生于任何部位，可局部出现，也可泛发周身。白斑颜色通常为乳白色，或为浅粉色，边缘清晰，大小不一，数目不等，皮肤光滑无皮疹，白斑内毛发正常或变白。

白驳风的基本病机为气血失和，肌肤失养。多因外感风邪湿气，邪犯玄府，搏结气血，血不荣肤；或因日久暴晒，肌肤受损；或因跌打损伤，或久病入络，瘀阻络脉而新血不生，肌肤失荣；或因气血亏虚，血不荣肤等所致。

本病相当于西医学的白癜风。

【疾病诊断】

［1］皮肤白斑，或斑或点，边缘清晰，大小不一，数目不等，形状不一。

［2］斑内皮肤无红肿，无鳞屑，无萎缩，不痛不痒。

［3］对日光、紫外线相对敏感，日晒后白斑潮红。

【证型证候】

［1］血虚风燥证：皮肤白斑，边缘肤色变深，中心可有褐色斑点，病灶多在上半身，面色淡白无华，失眠，多梦，舌淡，苔薄白，脉细涩。

［2］肝郁气滞证：皮肤白斑，心烦易怒，胸胁胀闷，夜寐不安，舌红，苔薄黄，脉弦。

［3］肝肾亏虚证：皮肤白斑如瓷，倦怠乏力，腰膝酸软，头晕，耳鸣，失眠，健忘，舌红，苔少，脉细弱。

［4］湿热蕴肤证：皮肤淡褐色斑，患处肌肤微痒，脘痞，腹胀，呕恶，舌红，苔黄腻，脉濡。

［5］络脉瘀滞证：皮肤白斑，色泽晦暗，肌肤干燥，肌肤甲错，舌淡，舌面有瘀斑、瘀点，苔薄白，脉涩。

【治疗备要】

治疗白驳风首当调摄情志，树立信心，才能坚持治疗。避免滥用刺激性、腐蚀性过强的药物外擦，以防皮肤损伤而难以修复。梅花针浸蘸养血通络药酒在局部弹刺或叩刺治疗有一定疗效。

［1］血虚风燥证：白癜风丸。

［2］肝郁气滞证：逍遥散。

［3］肝肾亏虚证：六味地黄丸。

［4］湿热蕴肤证：连朴饮。

［5］络脉瘀滞证：桃红四物汤。

13. 黧黑斑

黧黑斑是指因水不制火，或血虚不荣肌肤，皮肤色素改变所致，以面部出现局限性黄褐色斑或灰黑色斑、不高出皮肤、抚之不碍手、色枯不泽为主要表现的皮肤疾病。本病男女皆可发生，女性多见，发病缓慢，多呈对称分布，可为点状、网状、片状、地图状，以蝴蝶状居多，好发于颊、颧、额、鼻等颜面部，一般无自觉症状，强烈日晒后可加重。若妇人妊娠期间面部产生褐斑，分娩后自行消退者，不属病态。

黧黑斑的基本病机为气血不能上荣于面。多因情志不遂，肝郁气滞化火，火热上蒸熏面，灼伤阴血，血不荣肤；或因冲任失调，肝肾亏虚，虚火上炎熏面；或因慢性疾病耗伤，营卫不和，颜面失养；或因饮食不节，脾胃湿热，上蕴颜面所致。

本病相当于西医学的黄褐斑。

【疾病诊断】

［1］颜面部黄褐色斑、灰黑色斑，形态不一，大小不一，边界清楚，色泽干枯。

［2］皮斑呈对称分布。

【证型证候】

［1］肝郁气滞证：颜面黄褐色斑，弥漫分布，急躁易怒，胸胁胀痛，女性月经不调，舌淡红，苔薄白，脉弦。

［2］肝肾亏虚证：颜面灰黑色斑，面色晦暗，腰膝酸软，失眠，健忘，形体消瘦，舌红，苔少，脉细数。

［3］脾虚湿蕴证：颜面灰褐色斑，肢体倦怠，纳差，腹胀，便溏，女性白带量多，舌淡，胖大舌，齿痕舌，苔白滑，脉濡缓。

［4］瘀滞肌肤证：颜面黄褐色斑或黑色斑，胁肋不适，女性痛经，舌紫暗，舌面有瘀斑、瘀点，苔薄白，脉涩。

【治疗备要】

治疗黧黑斑以调理气血为要，但须辨证配伍清实热、退虚热、清湿热、解肝郁、化瘀滞之品。可选用玉容散、茯苓粉外搽，在面部涂抹祛斑霜剂后适度按摩，或用祛斑面膜敷面。患者应保持乐观心态，注意劳逸结合，保证充足睡眠，避免日光暴晒，多食蔬菜水果。

［1］肝郁气滞证：逍遥散。

［2］肝肾亏虚证：六味地黄丸。

［3］脾虚湿蕴证：参苓白术散。

［4］瘀滞肌肤证：桃红四物汤。

14. 痈

痈分内痈和外痈，内痈是指发生于脏腑的化脓性病变，外痈是指发生于皮肉之间的化脓性病变。若非特指，痈通常指外痈。本节所论为外痈，泛指因热毒蕴蒸、气血壅滞所致，以患处肌肤红肿热痛，光软无头，易肿、易脓、易溃、易敛为主要表现的痈病类疾病。外痈初起，患处皮肤间突然肿胀，光软无头，皮色焮红（少数初起皮色不变，酿脓时才变为红色），局部灼热疼痛，病灶范围多在 6 ～ 9cm。若病情进一步发展，局部肿势逐渐高突，疼痛加剧，痛若鸡啄，按之有波动感，为脓已成。溃脓之后，疼痛可减轻。

痈发无定处，全身可见。发于颏下称“颏痈”；发于颧部称“颧痈”；发于腮部称“托腮痈”；发于颊车穴处称“颊车痈”；发于颈部称“颈痈”；发于腋下称“腋痈”；发于上臂称“臂痈”；发于肘部称“肘痈”；发于腕部称“腕痈”；发于胁肋部称“胁痈”；发于脐部称“脐痈”；发于股内称“股痈”；发于膝部称“膝痈”。痈之病变范围大者称为“发”，如发于喉结处的“锁喉发”，发于臀部的“臀发”，发于手背的“手背发”，发于足背的“足背发”。其特点是初起无头，红肿蔓延成片，患处中心明显，四周较淡，边界不清，灼热疼痛，数日后中央色褐而腐烂溃破，周围湿烂。

不同部位的痈，虽名称繁多，但病因、病机、局部主要症状、证治基本相似，具有共性，仅乳痈、子痈、囊痈、肛痈等在病因、证治、转归方面有异，临床须予察别。

痈的基本病机为肉腐化脓。病因多由外感六淫邪毒，或皮肤外伤染毒，或嗜食肥甘厚味所致，以致营卫不和，气血凝滞，肉腐成痈。

外痈相当于西医学的浅表脓肿、急性淋巴结炎、蜂窝织炎等疾病。

【疾病诊断】

［1］局部皮肉之间突然肿胀，光软无头，边界不清，灼热疼痛。

［2］起病急骤，易肿、易脓、易溃、易敛，溃烂处如“火山口”，内有脓液和坏死组织。

［3］有外感六淫邪毒、皮肤创伤等病史。

【证型证候】

［1］热毒袭表证：局部皮肉肿胀，皮色暗红，光软无头，质地坚硬，边界不清，灼热疼痛，恶寒发热，口渴，舌红，苔薄黄，脉浮数。

［2］火毒炽盛证：局部皮肉红肿，皮色光亮，光软无头，灼热疼痛，病灶中央见粟粒样脓头，发热，头痛，口渴，小便黄赤，舌红，苔黄，脉数。

［3］脓毒蕴积证：局部皮肉红肿，皮色光亮，焮热疼痛，剧痛如鸡啄，按之波动感，疮头腐烂，发热，口渴，大便干结，小便黄赤，舌红，苔黄腻，脉洪数。

［4］余毒壅滞证：病灶脓液未尽，轻度疼痛，疮周轻微红肿，热势减退，舌红，苔薄黄，脉数。

［5］热毒伤阴证：疮口平塌，根脚散漫，疮色紫暗，脓液稀少，剧烈疼痛，口唇干燥，大便干结，小便黄赤，舌红，苔黄，脉细数。

［6］气血两虚证：脓水稀薄，腐肉难脱，疮面新肉不生，低热，神疲，乏力，纳差，面色淡白无华，舌淡，苔白，脉弱细。

【治疗备要】

本病脓未成时宜清热解毒，和营消肿，并结合发病部位辨证用药，须配合敷贴疗法箍毒消肿。脓已成应切开引脓，配以透脓引毒。收口时应予托毒生肌。治疗过程中应保持局部皮肤清洁，忌过食辛辣之品及鱼腥发物。

［1］热毒袭表证：消痈饮。

［2］火毒炽盛证：仙方活命饮。

［3］脓毒蕴积证：托里透脓汤合五味消毒饮。

［4］余毒壅滞证：托里清解饮。

［5］热毒伤阴证：竹叶石膏汤。

［6］气血两虚证：托里消毒散。

15. 有头疽

有头疽是指因外感风热、湿热、火毒之邪，气血瘀滞，结聚于肌肤间所致，以局部红肿热痛，易向深部及周围扩散，有多个脓栓堆积，溃后形如蜂窝，直径超过 9cm，甚至大于 30cm，易致疽毒内陷为主要表现的疮疡类疾病。本病因病灶部位不同而有多种名称。生于头顶者称“百会疽”；生于鬓角或太阳穴处称“鬓疽”；生于额部者称“额疽”；生于两眉或眉心处称“眉心疽”；生于耳后高骨处称“夭疽”；生于项后入发际处称“脑疽”；生于项后高骨大椎穴处称“天柱疽”；生于背部者称“背疽”；生于背部两侧者称“搭手”；生于胸前膻中穴处称“膻中疽”；生于肘尖者称“石榴疽”。

疽分为有头疽和无头疽，无头疽多属阴证、寒证，由气血亏虚、阴寒凝滞、血腐肉败所致，具有漫肿无头、皮色不变、不热少痛、难消、难溃、难敛、溃后易伤筋骨等特点。无头疽非本节讨论范围。

有头疽是发于肌肤间的急性化脓性皮肤病，好发于项后、背部等皮肤厚韧部位。疾病分初期、溃脓期和收口期。初期患处结块，肿块上有粟粒样脓头，瘙痒，疼痛，迅速向深部及周围扩散，脓头增多，局部红赤、灼热、疼痛。溃脓期疮面溃烂似蜂窝，病灶范围常超过 9cm。若脓液溃泄通畅，腐肉逐步脱落，则红肿热痛随之减轻。若脓溃不畅，毒不外泄，反陷营血，内传脏腑，可见疮色紫暗，或干陷无脓，或脓水灰绿，新肉不生，并有寒战高热、烦躁不安、神昏谵语等全身症状，此为疽毒内陷变证。收口期脓腐渐尽，新肉生长，则逐步收口而愈。

有头疽的基本病机为热毒蕴结肌肤之间，气血壅滞，血腐肉败。本病多由外感风温、湿热，或嗜食肥甘厚味，湿热内生所致。

本病相当于西医学的痈。

【疾病诊断】

［1］肿块初起有粟粒样脓头，迅速向深部及周围扩散，脓头增多，局部红赤、灼热、疼痛。

［2］肿块范围超过 9cm。

［3］疮面溃烂似蜂窝。

【证型证候】

［1］热毒壅滞证：患处红肿高突，肿块上有粟粒样脓头，瘙痒，焮热疼痛，迅速化脓，脓液稠黄，发热，口渴，尿赤，舌红，苔黄，脉数。

［2］湿热壅滞证：患处红肿高突，肿块上有粟粒样脓头，瘙痒，焮热疼痛，迅速化脓，脓液稠黄，日晡潮热，胸闷，恶心，欲呕，舌红，苔黄腻，脉濡数。

［3］阴虚火旺证：患处肿势平坦，根脚散漫，皮色紫滞，腐脓难化，脓水稀少，剧烈疼痛，发热，烦躁，口干，大便燥结，小便黄赤，舌红，苔黄燥，脉细数。

［4］气血两虚证：患处肿势平坦，根脚散漫，皮色灰暗，化脓迟缓，脓水稀少，脓色灰绿，易成空腔，面色淡白无华，神疲，乏力，舌淡，苔薄白，脉细弱。

【治疗备要】

有头疽初期未溃、患处红肿，属热毒壅滞或湿热壅滞者，可用金黄膏外敷；属阴虚火旺或气血两虚者，可用冲和膏外敷。溃脓期可选用八二丹或九一丹外敷。收口期可用生肌散或白玉膏外敷。有头疽忌挤压，须保持疮周皮肤清洁，忌过食辛辣之品及鱼腥发物。若为糖尿病并发症，应积极控制糖尿病患者的血糖水平。

［1］热毒壅滞证：黄连解毒汤合仙方活命饮。

［2］湿热壅滞证：仙方活命饮。

［3］阴虚火旺证：竹叶黄芪汤。

［4］气血两虚证：八珍汤。

16. 疔疮

疔疮是指因竹木刺伤，或感受疫毒、疔毒、火毒等邪气所致，以形小根深、坚硬如钉、肿痛灼热、反应剧烈、易于走黄、损筋伤骨为主要表现的疮疡类疾病。不同发病部位的疔疮有不同名称。发于颜面者称“颜面疔”；发于口唇者称“唇疔”；发于鼻部者称“鼻疔”；发于眉心或眉棱部者称“眉疔”；发于耳部者称“耳疔”；发于手指甲一侧边缘，形似蛇眼者，称“蛇眼疔”；发于手指末端，肿胀如蛇头者，称“蛇头疔”；发于手指中节掌面，通指红肿作痛，肿状似蛇腹者，称“蛇肚疔”；发于手指中节，绕指俱肿者，称“蛇节疔”；发于手掌劳宫穴处，肿胀剧痛，成脓时掌部凹陷消失，状似托盘者，称“托盘疔”。此外，病灶处起一条红线，由远端向近端蔓延者，称为“红丝疔”；若以皮肉迅速腐烂，流臭秽污血为主要表现，并发疔疮走黄者，称为“烂疔”。

疔疮病程分为初期、中期、后期。初期在皮肤局部突然出现粟米样脓头，麻痒不已，随后逐步红肿热痛，肿势范围为 3 ～ 6cm，脚根坚硬，疮根较深，如钉丁之状，重者可伴严寒发热等症状。中期多在发病后第 5 ～ 7 天，肿势渐增，疮周浸润明显，疼痛加剧，脓头溃破。后期肿势消退，顶高根软溃脓，疔根随脓排出，肿消痛止，身热减退。

疔疮疮形虽小，但病变迅速，易成毒邪走窜，若治疗不及时或治疗失当，邪毒走窜入血，内攻脏腑，可见疮顶陷下、色黑、无脓，肿势散漫，迅速向周围扩散，同时伴见寒战高热、烦躁，甚至神昏、谵语等症状，称为“疔疮走黄”，有生命危险。

疔疮的基本病机为火毒窜络，热盛肉腐。多由外感风热火毒，或皮肤破损染毒，邪毒袭于皮肤，传注经络所致；或恣食肥甘厚味醇酒，脏腑蕴热内生，热毒不得宣通，内燔营血，热盛肉腐所致。

本病相当于西医学的气性坏疽、皮肤炭疽、急性淋巴管炎等疾病。

【疾病诊断】

［1］疮疡形小如粟，疮顶高突，根深肉下，坚硬如钉，麻痒相兼，红肿热痛。

［2］有局部刺伤，感受疫毒、疬毒、火毒等病史。

【证型证候】

［1］热毒蕴肤证：疮形如粟，麻痒相兼，红肿热痛，疮顶高突，根深肉下，坚硬如钉，麻痒相兼，红肿热痛，恶寒发热，汗出，口渴，头痛，舌红，苔薄黄，脉数。

［2］疫毒炽盛证：疮肿形大，肿势散漫，红晕明显，焮热疼痛，脓栓不脱，溃面发黑，发热，烦躁，口渴，便秘，小便黄赤，舌红，苔黄燥，脉洪数。

［3］火毒窜络证：疮如小疱，红肿热痛，皮下红丝隐现，红肿而痛，臀核肿痛，寒战高热，烦躁，口渴，舌红，苔黄，脉数。

［4］毒入营血证：疮头黑陷，肿势扩散，红丝走窜，寒战高热，汗出，口渴，头痛，烦躁，气喘，神昏，舌红绛，舌面芒刺，苔黑，脉细数。

［5］湿热蕴脉证：疮头黑陷，皮肉腐烂，疮周红肿，蔓延成片，胀裂样疼痛，患肢沉紧感，恶心欲呕，纳差，舌红，苔黄腻，脉滑数。

［6］正虚邪恋证：疮周红肿，脓栓脱落，肿痛减轻，微热，口微渴，舌淡红，苔薄黄，脉数。

【治疗备要】

疔疮未溃脓时可用黄金散等外敷以箍毒消肿，脓已成时可选用八二丹或九一丹外敷以提脓祛腐，脓尽可用生肌散或白玉膏外敷以生肌收口。烂疔（湿热蕴脉证）、疫疔（疫毒炽盛证）类似于西医学气性坏疽、皮肤炭疽等疾病，属外感疫疠所致，患者应严格隔离治疗，使用之后的敷料等医疗用品应予彻底灭菌或焚毁，换药用具必须严格消毒灭菌。出现高热、神昏、谵语等疔疮走黄之证，将有生命危险，须在清营凉血基础上加服安宫牛黄丸或紫雪丹，并须采取中西医结合急救。治疗过程中应保持局部清洁，防止二次染毒，加重病情。发生在口唇四周“危险三角区者，切忌挤压碰撞，以防“疔疮走黄”。

［1］热毒蕴肤证：五味消毒饮。

［2］疫毒炽盛证：黄连解毒汤合仙方活命饮。

［3］火毒窜络证：仙方活命饮。

［4］毒入营血证：黄连解毒汤合清营汤。

［5］湿热蕴脉证：黄连解毒汤合萆薢化毒汤。

［6］正虚邪恋证：托里消毒散。

17. 疖

疖是指因火热毒邪侵犯肌肤浅表部位所致，以局部红肿热痛、根浅、脓出即愈为主要表现的疮疡类疾病。根据病因及证候表现，本病可有多种名称。感受暑热邪毒者称“暑热疖”；疖初起有头者称“石疖”或“有头疖”；疖初起无头者称“软疖”或“无头疖”；多个疖在深部融合贯通，未破如鳝拱头，破后如蝼蛄串穴者，称为“鳝拱头”或“蝼蛄疖”；身体一定部位或多处、同时或反复发生多个疖，此起彼伏，不易痊愈者，称为“疖病”或“多发性疖”；发于项后发际处，形小坚硬高肿，痛痒较甚，缠绵难愈的疖病，称为“发际疮”；生于臀部的多发性疖病称为“坐板疮”。

疖的病变浅表，肿势局限，突起根浅，色红、灼热、疼痛、易脓、易溃、易敛，好发于毛囊、皮脂腺较多并且易受摩擦和刺激的部位，如头、面、颈、腋、背、臀、会阴等部位。有头疖在肿块中央有一脓头，突起根浅，出脓即愈。无头疖在肿块中央没有脓头，局部灼热，触之疼痛，2～3 天化脓，出脓即愈。

疖的基本病机为湿热蕴郁肌肤。多由暑湿蕴蒸肌肤，或湿热内郁复感外邪所致。

本病相当于西医学的疖、皮肤脓肿、疖病等疾病。

【疾病诊断】

［1］皮肤局部出现圆形结块病灶，随之隆起，结块中央有脓头。

[2] 患处红肿、灼热、疼痛、易脓、易溃、易敛。

【证型证候】

[1] 热毒蕴结证：肿疖散发全身，或簇集一处，或此愈彼起，发热，头痛，口渴，大便秘结，小便黄赤，舌红，苔黄，脉数。

[2] 暑热浸淫证：肿疖色红，灼热疼痛，发于长夏季或暑热环境，发热，汗出，口渴，烦躁，纳差，便溏，小便黄赤，舌红，苔黄腻，脉濡数。

[3] 正虚邪恋证：疖肿此愈彼起，或全身散发，疖肿较大，收口时间较长，脓水稀薄，面色淡白无华，神疲，乏力，舌淡，苔白，脉细弱。

【治疗备要】

疖以清热解毒为主，暑热疖兼清暑化湿，疖病常为虚实夹杂，治宜标本兼顾。初起可用黄金散局部外敷，也可用新鲜金银花、蒲公英、败酱草等中药捣烂局部外敷。蝼蛄疖宜行“十”字切口引脓。患者须注意清洁卫生，忌过食辛辣肥甘及鱼腥发物。

[1] 热毒蕴结证：五味消毒饮。

[2] 暑热浸淫证：清暑益气汤。

[3] 正虚邪恋证：托里消毒散。

18. 头癣

头癣是指因外感邪毒，郁于腠理肌肤所致，以头皮起屑或脱痂、患处瘙痒、病损区毛发干枯无光泽等为主要表现的皮肤癣病。其中，“白秃疮”为头部脱落片状白屑，病损区毛发干枯无光泽，毛发常在距离头皮 0.3 ～ 0.8cm 附近折断而参差不齐，头发易于拔落而无痛感，头皮瘙痒；“肥疮”又称“癞头疮”，头部初起红色丘疹，或有脓疱，继而流水结黄痂，黄痂堆积、肥厚、有黏性、边缘翘起，黄痂上有毛发穿过，黄痂下有鲜红湿润糜烂面，病损区毛发干枯无光泽，脱发，病愈后形成头皮光亮瘢痕。

头癣的基本病机为邪毒郁淫腠理肌肤，多由外感风邪、湿邪、热邪等所致。若头皮脱屑，剧烈瘙痒者，多属风热炽盛；若头皮脓疱，结痂，渗流滋水，剧烈瘙痒者，多属湿热壅盛；若头皮干燥，毛发干枯无光泽，头皮起屑、瘙痒者，多属郁热化燥，耗伤气血，肌肤失养。

本病相当于西医学的白癣、黄癣。

【疾病诊断】

[1] 头皮鳞屑，头皮起白斑、丘疹、脓疱、痂皮。

[2] 病损区毛发干枯无光泽，易于脱落。

[3] 患处皮肤瘙痒。

[4] 有剃发，接触病猫、病犬等病史。

【证型证候】

[1] 风热毒蕴证：头皮片状白斑，脱落白屑，局部毛发干枯无光泽，头发易于脱落，头发参差不齐，头皮剧烈瘙痒，发热，口渴，舌红，苔黄，脉数。

[2] 湿热毒蕴证：头部红疹，头皮脓疱，结黄痂，患处瘙痒，局部毛发干枯无光泽，头发易于脱落，头发参差不齐，舌红，苔薄黄，脉滑数。

【治疗备要】

头癣的基本治疗原则为杀虫止痒，宜中西医结合治疗，治须彻底，以防复发。癣病以外治为主，若皮损广泛且自觉症状较重，则以内外结合治疗为宜。患者应注意个人、家庭及集体卫生。发现癣病动物要及时处理，切断传染源。

［1］风热毒蕴证：防风通圣丸加味。

［2］湿热毒蕴证：消风散合苦参汤。

19. 圆癣

圆癣又称“铜钱癣”，是指因湿热内蕴，外感邪毒所致，以皮肤平滑处起红疹、水疱、结痂、脱屑，呈环状框廓，瘙痒为主要表现的癣病类疾病。圆癣好发于面部、颈部、躯干及四肢近端，皮肤初起出现红丘疹或水疱，逐渐形成边界清楚的钱币形红斑，其上覆盖细薄鳞屑，随后结痂、脱屑，患处瘙痒，最后形成环形或多环形、边界清楚、中心消退、外围扩张的斑块。若发于股胯及外阴部位，以皮肤丘疹、水疱、结痂、瘙痒为主要表现者，又称为“阴癣”。若发于颈项、胸背等多汗部位，患处为紫白色、淡褐色、灰褐色、深褐色斑片，大小不一，边界清楚，圆形或不规则形，轻微瘙痒者，称为“紫白癜风”，俗称“汗斑”。

圆癣的基本病机为外感风湿热毒，邪毒郁淫腠理肌肤。

本病相当于西医学的体癣、股癣、花斑癣。

【疾病诊断】

［1］皮肤局部起红色丘疹或水疱，病灶呈环形或多环形，中心消退，外围扩张，边界清楚。

［2］患处剧烈瘙痒。

【证型证候】

［1］湿热毒蕴证：皮疹如钱币或花环红斑，中心消退，外围扩张，边界清楚，剧烈瘙痒，绵绵不休，舌红，苔黄腻，脉滑数。

［2］湿热下注证：股胯或外阴部位皮疹呈花环红斑，皮损处出现丘疹、水疱，糜烂结痂，轻微疼痛，剧烈瘙痒，患部潮湿，舌红，苔黄腻，脉滑数。

【治疗备要】

圆癣的基本治疗原则为杀虫止痒，宜中西医结合治疗，以外治为主。若皮损广泛且自觉症状较重，则以内外结合治疗为宜。患者卫生要求同“头癣”。

［1］湿热毒蕴证：消风散合苦参汤。

［2］湿热下注证：龙胆泻肝汤合二妙散。

20. 鹅掌风

鹅掌风是指因风湿蕴肤，或血虚风燥所致，以手掌水疱脱屑、粗糙、变厚、干燥、皲裂，自觉痒痛为主要表现的癣病类疾病。本病常常继发于脚湿气，初起时多在掌心或指缝间出现水疱，簇集或散在，透明如晶，瘙痒难忍。水疱破溃后干涸，叠起白屑，反复发作后手掌皮肤角化、肥厚、枯槁、粗糙、皲裂、疼痛，宛如鹅掌。

鹅掌风多由外感风湿热毒，邪毒郁淫腠理肌肤，或血虚风燥所致。

本病相当于西医学的手癣。

【疾病诊断】

［1］手掌局部红斑、水疱、糜烂、脱屑。

［2］手掌皮肤枯槁、粗糙、皲裂、疼痛、瘙痒。

【证型证候】

[1] 风湿蕴肤证：手掌或指间水疱，疱疹晶莹剔透，疱疹溃破后脱屑，边界明显，渐次扩大，手掌皮肤增厚、粗糙、皲裂、瘙痒，舌红，苔白腻，脉滑。

[2] 湿热蕴肤证：手掌水疱群集，瘙痒难忍，灼热疼痛，搔破流水，浸淫成片，指间潮红，皮肤湿烂，手掌皮肤增厚，微热，汗出，渴不欲饮，舌红，苔黄腻，脉濡数。

[3] 血虚风燥证：手掌皮肤干糙、皲裂、瘙痒、增厚、脱屑，病久不愈，舌淡红，苔薄白，脉细。

【治疗备要】

鹅掌风的基本治疗原则为杀虫止痒，宜中西医结合治疗，以外治为主。平素卫生要求同“头癣”。

[1] 风湿蕴肤证：消风散。

[2] 湿热蕴肤证：龙胆泻肝汤。

[3] 血虚风燥证：桃红四物汤合养血润肤饮。

21. 脚湿气

脚湿气又称“臭田螺”，是指因湿热下注所致，以足丫水疱、浸渍糜烂，自觉剧痒为主要表现的癣病类疾病。本病主要发生于足趾缝，也可见于足底，以皮下水疱、渗流滋水、浸渍糜烂、脱屑、剧烈瘙痒为特点。

脚湿气多因外感邪毒，湿热下注所致。

本病相当于西医学的足癣。

【疾病诊断】

[1] 足趾间皮肤浸渍糜烂，表面覆以白皮。

[2] 足跖、足缘群集水疱，干燥脱屑。

[3] 足跟、足缘、整个足跖皮肤增厚、干燥、皲裂，剧烈瘙痒。

[4] 足部恶臭。

[5] 足部有不洁水质接触史，或不洁修足等病史。

【证型证候】

[1] 湿热下注证：足跖、足缘群集水疱，糜烂流水，浸淫成片，剧烈瘙痒，患处疼痛，舌红，苔薄黄，脉滑数。

[2] 血虚风燥证：足跟、足缘、整个足跖皮肤增厚、干燥、皲裂，剧烈瘙痒，病久不愈，舌红，苔薄黄，脉细。

【治疗备要】

脚湿气的基本治疗原则为杀虫止痒，宜中西医结合治疗，以外治为主。

[1] 湿热下注证：萆薢渗湿汤合五神汤。

[2] 血虚风燥证：祛风换肌丸合神应养真丹。

22. 灰趾甲

灰趾甲是指因肝血不足，兼感邪毒，以趾甲增厚色灰，或出现黄白斑点，失去光泽为主要表现的癣病类疾病。本病多由鹅掌风日久延及爪甲所致。若病发于指甲者，称“灰指甲”，与灰趾甲的病因、病机、证型、证候、治法基本相同。

本病相当于西医学的甲癣、灰甲癣。

【疾病诊断】

［1］趾甲甲板增厚，趾甲变脆，表面凹凸不平。

［2］趾甲远端或两侧见黄白斑点，或全甲呈灰白或棕褐色，色泽不荣。

［3］趾甲甲板下蛀空，甲缘蛀蚀呈蜂窝状。

【证型证候】

［1］湿热蕴结证：趾甲甲板色红，甲板增厚，表面凹凸不平，甲沟红肿，甲沟脓疱，瘙痒，刺痛，舌红，苔腻，脉滑数。

［2］血虚风燥证：趾甲甲板增厚，趾甲变脆，表面凹凸不平，趾甲呈灰白或棕褐色，甲板色泽不荣，甲板下蛀空，甲缘蛀蚀呈蜂窝状，病久不愈，舌淡，苔薄，脉细弱。

【治疗备要】

灰趾甲的基本治疗原则为杀虫止痒，宜中西医结合治疗，以外治为主。在外涂药水前，宜先用尖细小刀小心刮除已经灰化的趾甲，每两周刮除一次，从而保证药达病所。

［1］湿热蕴结证：二妙散合八正散。

［2］血虚风燥证：神应养真丹。

23. 牛皮癣

牛皮癣是指因风湿热邪蕴肤所致，以皮肤粗糙肥厚、剧烈痛痒为主要表现的皮肤疾病。发于颈项者又称“摄领疮”，因其顽固缠绵，又称“顽癣”。本病初起常见聚集性扁平丘疹，干燥而结实，皮损多为圆形或多角形，皮色正常，或呈淡红色、淡褐色。其后逐步融合成片，病灶范围逐步扩大，皮肤逐步增厚，皮肤干燥成席纹样，可有脱屑，剧烈瘙痒，入夜尤甚，搔抓后皮损肥厚，皮嵴隆起，皮沟加深，形成苔藓样变，状若牛领之皮，厚而坚硬。本病全身皆可发病，但好发于颈项、头额、腰骶、四肢等部位，常呈对称性分布，也可沿皮神经或皮肤皱褶分布而呈线状排列。本病多见于青壮年，发病缓慢，症状时轻时重，多在夏季加重，冬季缓解。

牛皮癣的基本病机为肌肤营卫不和，气血凝滞。初起多因风湿热邪蕴滞肌肤所致，久病则耗伤阴血，血虚生风化燥，肌肤失于荣养。情志不遂、精神紧张、焦虑、抑郁等则是病情反复发作的常见诱因。

本病相当于西医学的神经性皮炎。

【疾病诊断】

［1］扁平丘疹，对称分布或线状排列，如苔藓样斑片，颜色淡红、淡褐或正常。

［2］病灶皮肤粗如牛皮，皮嵴隆起，皮沟加深，状若席纹，触如枯木，质地干燥。

［3］瘙痒剧烈。

【证型证候】

［1］风热蕴肤证：病损皮肤粗糙似牛皮，聚集如苔藓样斑片，状若席纹，触如枯木，质地干燥，皮损色红，剧烈瘙痒，遇风遇热加剧，心烦，口渴，舌边尖红，苔黄，脉数。

［2］湿热蕴肤证：病损皮肤粗糙似牛皮，聚集如苔藓样斑片，状若席纹，触如枯木，质地干燥，皮损淡褐色，剧烈瘙痒，夜间尤甚，舌红，苔黄腻，脉滑数。

［3］血虚风燥证：病损皮肤粗糙似牛皮，聚集如苔藓样斑片，状若席纹，触如枯木，质地

干燥，皮损灰白，剧烈瘙痒，病程迁延，反复发作，心悸，失眠，健忘，舌淡，苔薄，脉细数。

［4］肝郁化火证：病损皮肤粗糙似牛皮，聚集如苔藓样斑片，状若席纹，触如枯木，质地干燥，皮损色红，病情反复，心烦，易怒，失眠多梦，眩晕，口苦，咽干，舌边尖红，苔黄，脉弦数。

【治疗备要】

牛皮癣的基本治疗原则为疏风清热，养血润燥。苔藓样斑片明显者，可用梅花针叩刺，以少量出血为度。本病反复难愈者，尤其要调摄情志，保持情绪稳定。患者平素忌过食辛辣，戒烟酒，忌搔抓，忌热水烫洗，衣物宜柔软宽松。

［1］风热蕴肤证：消风散。

［2］湿热蕴肤证：消风散合二妙散。

［3］血虚风燥证：当归饮子或四物消风饮。

［4］肝郁化火证：龙胆泻肝汤。

24. 疣

疣是指因风湿热邪蕴结皮肤所致，以皮肤浅表处发生良性赘生物为主要表现的皮肤疾病。因发病部位和形态不同，疣又有多种名称。皮损为粟粒或黄豆大半球形丘疹，质地坚硬，表面粗糙呈刺状者，称为“疣目”或“瘊子”；皮损为粟粒或高粱粒扁平丘疹，表现光滑，孤立散在，颜色黄褐者，称为“扁瘊”；皮损为粟米或绿豆大半球形丘疹，隆起中央有脐窝，表面光滑，形如鼠乳者，称为“水瘊子”或“鼠乳”；皮损为单个细软的丝状突起，无痛痒者，称为“线瘊”；发生于会阴等处皮肤黏膜交界处的疣状突起，呈菜花状，表面湿润，易出血者，称为“臊疣”。

皮肤疣赘是皮肤表面的良性小赘生物，可发于身体各处，小如粟米，大如高粱、黄豆，数目不等，呈半球形或多角形，表面光滑或粗糙，颜色可见黄白、淡红、灰褐、黑色等，通常无明显全身性症状。

皮肤疣赘多因风湿热邪搏结肌肤，或肝郁血燥，肌肤失荣所致。

本病本当于西医学的寻常疣、扁平疣、传染性软疣、丝状疣、掌跖疣等疾病。

【疾病诊断】

［1］皮肤浅表部位出现良性赘生物，大小不等，形状不一，数目不等，孤立散在，质硬或软。

［2］病灶表面光滑或粗糙。

【证型证候】

［1］风热蕴肤证：疣形如米粒或黄豆，疣色光亮，患处微痒，抓破疼痛，四周稍红，舌红，苔薄黄，脉数。

［2］湿热蕴肤证：疣面呈半球形隆起，疣面光滑，搔抓流汁，破后可挤出白色粉状小体，舌红，苔薄腻，脉濡。

［3］热蕴络瘀证：疣色，或灰或褐，或暗红，皮疹质硬，病程较长，发热，舌红，苔薄白，脉数。

【治疗备要】

皮肤疣赘多以外治为主，若有明显全身性症状者可内外合治，内治以清热解毒散结为基本治疗原则。外治常用鸦胆子敷贴法、局部艾灶灸法、局部围针刺法等。疣目应避免摩擦和撞击，以防止出血。扁瘊应避免搔抓，以防出现新的皮损。鼠乳应保持局部清洁，避免继发感染。

［1］风热蕴肤证：消风散。

［2］湿热蕴肤证：龙胆泻肝汤。

［3］热蕴络瘀证：桃红四物汤。

25. 白疕

白疕又称“松皮癣”“干癣”“白壳疮”，是指因禀赋素弱，或血虚风燥，或湿滞血瘀所致，以皮肤起多形红斑、银屑，刮去鳞屑可见点状出血为主要表现的皮肤疾病。本病多有家族遗传倾向，男性多于女性，冬重夏轻，发病缓慢，病程长，易于复发，不易根治。白疕可分为寻常型、脓疱型、关节病型和红皮病型。寻常型白疕好发于头皮和四肢伸侧，常泛发于全身，多呈对称分布，皮损初起为针头大丘疹，逐步扩大为斑丘疹，可融合成多种形态的斑片，边界清楚，表面覆盖多层银白色干燥鳞屑，刮除鳞屑可见半透明薄膜，再刮去薄膜，可见筛状或露水珠样出血点。进展期皮疹颜色鲜红，鳞屑较多。静止期皮疹暗红，鳞屑较少。退行期皮损缩小，皮疹颜色变淡，鳞屑减少，可遗留暂时性皮肤色斑。脓疱型白疕是在寻常型白疕的皮损上出现密集的小脓疱，表面覆盖少量鳞屑。关节病型白疕有寻常型白疕的皮损特点，并有关节酸痛、肿胀、关节活动受限，甚至关节变形。红皮病型白疕多因治疗不当，由寻常型白疕发展演变而成，可见全身弥漫性肿胀、潮红、浸润，皮肤大量脱屑，掌趾角化等症状。

白疕的基本病机为肌肤血热，营卫失和，多由外感风热邪气，或外感风寒、风湿，郁而化热，邪蕴肌肤血络，郁而不散；或因机体素体郁热内积，恣食辛辣肥甘及荤腥发物，热入血络，蕴郁肌肤；或因素体气虚体弱，或久病耗伤，气虚血瘀，阻滞肌肤血络所致。

本病本当于西医学的银屑病。

【疾病诊断】

［1］皮损表面覆以多层银白色糠秕状鳞屑，状如云母。

［2］刮去鳞屑，可见透明薄膜和筛状出血。

［3］患处瘙痒。

【证型证候】

［1］血热蕴肤证：皮肤出现银白色糠秕状鳞屑，病灶皮肤颜色鲜红，发展迅速，不断新起，点缀相连，易于剥离，剧烈瘙痒，搔之出血，心烦，口渴，大便干结，小便黄赤，舌红，苔黄，脉浮数。

［2］热毒蕴肤证：全身皮肤发红，皮肤肿胀，大量鳞屑脱落，肌肤灼热，剧烈瘙痒，皮肤密布小脓疱，发热，口渴，大便干结，小便黄赤，舌红绛，苔薄，脉数。

［3］湿热蕴肤证：腋窝、腹股沟等屈侧部位红斑糜烂，痂屑黏厚，患处浸渍渗液，剧烈瘙痒，或有红斑脓疱，舌红，苔黄腻，脉滑数。

［4］血虚风燥证：皮损色淡，部分消退，鳞屑较少，皮肤干燥，皮肤瘙痒，头晕，目眩，面色淡白无华，口干，舌淡，苔薄白，脉细。

［5］络脉瘀滞证：皮损增厚，病灶基底浸润，颜色暗红，鳞屑较厚，呈蛎壳状，经久不退，舌紫暗，舌面有瘀斑、瘀点，苔少，脉细涩。

【治疗备要】

白疕的基本治疗原则为清血热，和营卫，通络脉，宜辨血热、风热、湿热、热毒、血虚、瘀滞，随证治之。脓疱型、关节病型、红皮病型宜结合抗生素、免疫抑制剂、免疫调节剂等中西医结合治疗。患者平素要预防外感邪气和外伤，忌过食辛辣及腥膻发物，多食新鲜蔬菜及水果，起居有规律，保持情绪稳定，忌烫水洗浴。

[1] 血热蕴肤证：犀角地黄汤。

[2] 热毒蕴肤证：清瘟败毒饮。

[3] 湿热蕴肤证：萆薢胜湿汤。

[4] 血虚风燥证：当归饮子或养血润肤饮。

[5] 络脉瘀滞证：桃红四物汤。

第十章　筋　骨　病

1. 痹证

痹证是指因风寒湿邪杂至，导致气血运行不畅，经络阻滞，以关节肌肉酸楚、重着、疼痛等为主要表现的肢体痹病类疾病。其中，以游走疼痛为主要表现者称为“行痹”或“风痹”；以冷痛固定为主要表现者称为“痛痹”或“寒痹”；以重着酸楚为主要表现者称为“著痹”或“湿痹”；以发热，关节红、肿、热、痛等为主要表现者，称为“热痹”；以关节晨僵，小关节对称性多发性肿痛，活动受限，甚至僵硬变形为主要表现者，称为“尪痹”；以对称性肌肉乏力、疼痛、麻木、萎缩等为主要表现者，称为“肌痹”或“肉痹”；以四肢筋脉肿胀、疼痛，渐至肌肉、关节肿胀，皮色暗红，屈伸不利等为主要表现者，称为“筋痹”；以局部或全身皮肤进行性肿硬、萎缩，严重者累及脏腑为主要表现者，称为“皮痹”；以阵发性对称性肢端发白、紫暗或潮红、冷痛，遇冷加重，或见红斑为主要表现者，称为“血痹”；以寸口或趺阳脉伏，患肢疲乏、麻木或疼痛，下肢间歇性跛行等为主要表现者，称为“脉痹”；以肢体麻木无力，骨骼疼痛，大关节僵硬变形，活动受限等为主要表现者，称为“骨痹”；以腰痛向一侧下肢后外侧放射，麻木、疼痛，腹压增加时疼痛加重，活动受限等为主要表现者，称为“偏痹”；以腰脊疼痛，肌肉僵硬沉重，两胯活动受限，脊柱弯曲变形，强直僵硬等为主要表现者，称为“脊痹”；以腰部疼痛及活动受限等为主要表现者，称为“腰痹”；以项部疼痛、麻木、酸胀，连及头、肩部、上臂疼痛等为主要表现者，称为“项痹”；以肩部疼痛、肩部活动受限等为主要表现者，称为“肩痹”；以筋骨关节反复发作性疼痛，固定部位，麻木不已，活动受限，遇风寒加重等为主要表现者，称为“顽痹”；以膝部长期固定疼痛，活动时关节内有声响等为主要表现者，称为“膝痹”；以足跟疼痛、麻木，行走时加重等为主要表现者，称为“足跟痹”。

痹证的基本病机为风、寒、湿、热、痰、瘀等邪气痹阻筋脉。轻者病在筋骨、肌肉、关节，重者可内舍脏腑。外因多为感受风寒湿邪或风湿热邪，内因多为劳逸失当、久病耗伤气血、年老体虚、恣食肥甘荤腥发物等。

本病相当于西医学的风湿性关节炎、风湿性肌炎、化脓性关节炎、类风湿性关节、痛风性关节炎、多发性肌肤炎、皮肌炎、筋膜炎、硬皮病、雷诺病、动脉炎、退行性骨关节病、坐骨神经痛、强直性脊柱炎、颈椎综合征、肩周炎、腰肌劳损、腰椎骨质增生、膝关节炎、跟骨骨刺等疾病。

【疾病诊断】

［1］肢体关节或肌肉疼痛。

［2］关节屈伸不利。

［3］关节肿大、强硬、变形。

［4］有涉水淋雨、久居湿地、严寒冻伤、贪凉露宿、水中作业、汗出入水、恣食肥甘、过食荤腥发物、年老衰弱、病后虚衰等诱因或病史。

【证型证候】

［1］风邪痹阻证：肢体关节或肌肉疼痛，游走痛，痛无定处，关节屈伸不利，肢体酸楚不适，恶风，发热，舌淡，苔薄白，脉浮缓。

［2］寒邪痹阻证：肢体关节或肌肉疼痛，冷痛，痛处固定不移，遇寒加重，得温痛减，关节屈伸不利，畏寒，肢冷，舌淡，苔白，脉弦紧。

［3］湿邪痹阻证：肢体关节或肌肉疼痛，肢体重着，肢体酸楚不适，肌肤麻木，关节肿胀变形，关节屈伸不利，舌淡，苔白腻，脉濡缓。

［4］湿热痹阻证：肢体关节或肌肉疼痛，关节红肿、灼热、晨僵、重着感，步履艰难，皮下结节，皮肤红斑，发热，汗出，渴不欲饮，脘痞，纳差，舌红，苔黄腻，脉滑数。

［5］痰瘀痹阻证：肢体关节或肌肉刺痛，疼痛固定不移，关节肿胀，关节僵硬、变形，屈伸不利，肢体麻木，面色晦暗，胞睑浮肿，胸闷，痰多，舌紫暗，舌面有瘀斑、瘀点，苔厚腻，脉滑。

［6］气血两虚证：肢体关节或肌肉疼痛，活动或劳累后加剧，关节变形，肌肉萎缩，肌肤甲错，面色淡白或萎黄，头晕，乏力，舌淡，苔白，脉细弱。

［7］肝肾亏虚证：肢体关节或肌肉疼痛，关节变形，屈伸不利，肌肉萎缩，腰膝酸软，头晕，目眩，耳鸣，神疲乏力，舌淡，苔白，脉细弱。

【治疗备要】

痹证的基本病机为邪气痹阻筋脉，治疗以宣痹通络为要义。初期当辨邪气性质及病邪轻重，分别予以祛风、散寒、除湿、清热、化痰、祛瘀，后期则应重视扶正，补肝肾、益气血是常用之法。整个治疗过程都需要重视养血活血，血通则痹除。针灸、按摩、理疗治疗本病有较好疗效。患者平素应注意生活调摄，注意防风、防寒、防湿，加强体育锻炼，保持平和心态，不宜过食肥甘。有关节肿胀、剧烈疼痛者，应卧床休息，或酌情动静结合。

［1］风邪痹阻证：防风汤。

［2］寒邪痹阻证：乌头汤。

［3］湿邪痹阻证：薏苡仁汤。

［4］湿热痹阻证：白虎加桂枝汤合宣痹汤。

［5］痰瘀痹阻证：双合汤。

［6］气血两虚证：大秦艽汤。

［7］肝肾亏虚证：独活寄生汤合补血荣筋丸。

2. 痛风

痛风又称“白虎历节”，是指因饮食失宜，脾肾亏虚，外邪痹阻，痰瘀沉积关节所致，以指趾关节、足背、足跟、踝、腕等小关节红肿剧痛，反复发作，关节畸形，形成“块瘰”（痛风石）为主要表现的肢体痹病类疾病。本病多见于男性，可有痛风家族史，初起多为单个关节发病，以第一跖趾关节最常见，继而出现手指、足踝、足跟等小关节红肿热痛，昼轻夜甚，甚则关节渗液。病程迁延日久，反复发作，关节可出现僵硬、畸形、活动受限，骨间出现“痛风石”。

痛风属于广义“痹证”的范畴，基本病机为风、寒、湿、热、痰、瘀等邪气痹阻筋脉，可参考痹证辨证论治。

本病相当于西医学的痛风性关节炎。

【疾病诊断】

［1］四肢小关节红肿疼痛，患处压痛。

［2］小关节僵硬、畸形，有痛风石，活动受限。

［3］有痛风家族史。

［4］有过度劳累、暴饮暴食、过食高嘌呤食物、长期饮酒、反复外感等病史。

【证型证候】

［1］湿热阻痹证：四肢小关节红肿、疼痛、拒按，局部灼热，得凉则舒，骨间形成“痛风石”，发热，口渴，心烦，小便黄赤，舌红，苔黄腻，脉滑数。

［2］痰浊阻滞证：四肢小关节肿胀，关节周围漫肿，局部酸麻疼痛，骨间形成“痛风石”，胸闷，脘痞，舌淡白，胖大舌，苔白腻，脉弦滑。

［3］痰瘀阻痹证：四肢小关节红肿、刺痛，关节变形，屈伸不利，骨间形成“痛风石”，肌肤干燥，皮色暗淡，舌紫暗，舌面有瘀斑、瘀点，苔黄，脉涩。

［4］肝肾亏虚证：四肢小关节疼痛，昼轻夜重，关节变形，屈伸不利，步履艰难，肌肤麻木不仁，头晕，耳鸣，颧红，口干，舌红，苔少，脉细数。

【治疗备要】

痛风的基本病机为邪气痹阻筋脉，治疗以宣痹通络为要义。初期重在祛邪，后期扶正祛邪兼顾，要重视养血活血，血通则痹除。针灸、按摩、理疗治疗本病有较好疗效。痛风急性期应休息静养，抬高患肢，关节疼痛缓解 72 小时后可恢复活动。患者平素应注意生活调摄，注意防风、防寒、防湿，适度进行体育锻炼，要限制蛋白质摄入量，忌食动物内脏、啤酒、海腥发物等高嘌呤食物。

［1］湿热阻痹证：白虎加桂枝汤合宣痹汤。

［2］痰浊阻滞证：薏苡仁汤。

［3］痰瘀阻痹证：双合汤。

［4］肝肾亏虚证：独活寄生汤合补血荣筋丸。

3. 痉证

痉证又称“痓”，是指因外感邪气，或津血久亏，导致筋脉失养，以项背强直、四肢抽搐，甚至口噤、角弓反张为主要表现的疾病。痉证属于临床危急重病之一，起病多急，变化迅速，治疗不及时或治疗失当，可危及生命，或后遗头痛、痴呆、痫证等疾病。其中，以发作性肢体肌肉僵直、绷急疼痛为主要表现者，称为“肉痉”；以新产后或产褥期内，产妇发生手足抽搐、项背强直，甚或口噤、角弓反张等为主要表现者，称为“产后痉病”；新生婴儿以唇青口撮、牙关紧闭、苦笑面容，甚至四肢抽搐、角弓反张为主要表现者，称为“脐风”；以小儿神昏、惊厥、抽搐为主要表现者，称为“小儿惊风”；中暑患者突然出现高热、神昏、抽搐者，称为“暑痉”。

痉证的基本病机为经筋挛急。病因分为外感和内伤两方面。外感多为感受风邪、寒邪、湿邪，邪滞经络，气血不畅，经筋失于濡养；或外感热邪，耗伤阴血，以致热极生风。内伤多由久病重病阴血亏耗，或失治误治伤精耗液，筋脉失养，出现血虚生风或阴虚动风。因此，痉证的辨证，首先要辨外感内伤，确定属于外感致痉还是内伤致痉。其次是辨疾病虚实，若项背强直，四肢抽搐，角弓反张，牙关紧闭，症状频发、有力、幅度较大者，多属实证，常见于外感邪气致痉；若手足蠕动，抽搐时作时止，幅度较小者，多属虚证，常由津血亏乏所致。

本病相当于西医学的热性惊厥、流行性脑脊髓膜炎、流行性乙型脑炎、脑血管病、中毒性脑病、脑脓肿、脑寄生虫病等疾病伴发相关症状者。

【疾病诊断】

［1］项背强急，四肢抽搐，口噤不开，角弓反张。

［2］有严重外感或内伤病史。

【证型证候】

［1］风寒客络证：项背强急，肢体僵直，绷急疼痛，四肢拘挛抽搐，头身疼痛，恶寒发热，舌淡，苔薄白，脉浮紧。

［2］风邪袭络证：项背强急，肢体僵直，四肢拘挛抽搐，头痛，汗出，恶风，舌淡，苔薄白，脉浮紧。

［3］风湿阻络证：项背强急，四肢抽搐，头身疼痛，肢体酸楚，恶寒发热，舌淡白，苔白腻，脉浮紧。

［4］痰浊阻滞证：项背强急，四肢抽搐，头痛，头昏，神识痴呆，胸闷，脘痞，呕吐痰涎，舌淡白，苔白腻，脉弦滑。

［5］热入营血证：项背强急，四肢抽搐，角弓反张，高热，烦躁，神昏，谵语，舌红绛，苔少，脉细数。

［6］肝阳化风证：项背强急，四肢震颤，角弓反张，头痛，眩晕，步履不稳，舌红绛，苔少，脉弦细数。

［7］阴虚动风证：四肢拘挛，屈伸不利，手足蠕动，两颧潮红，低热，盗汗，舌红绛，苔少，脉细数。

［8］血虚动风证：四肢拘挛，屈伸不利，肌肤麻木，筋惕肉瞤，面色淡白或萎黄，唇舌爪甲颜色浅淡，头晕，目眩，耳鸣，舌淡，苔白，脉细弱。

【治疗备要】

痉证发病前多有先兆症状，若见口角肌肉频频抽动，双目转动不灵，目睛凝视等症状，应及时治疗，防止痉证发作。痉证治疗须遵守“急则治标，缓则治本”的原则，但不可滥用重镇息风之品。通常情况下，实证宜先治标，针药结合以舒筋解痉。病势较缓之虚证，宜治其本或标本兼顾，以养血滋阴、舒筋止痉为要。痉证治疗除必要的对症治疗以外，关键还在于对原发病的治疗。痉证发作时，应尽量减少搬动患者，居处需安静，要有专人陪护，口噤患者要防止窒息。

［1］风寒客络证：葛根汤。

［2］风邪袭络证：瓜蒌桂枝汤。

［3］风湿阻络证：羌活胜湿汤。

［4］痰浊阻滞证：导痰汤。

［5］热入营血证：清营汤。

［6］肝阳化风证：羚角钩藤汤。

［7］阴虚动风证：大定风珠。

［8］血虚动风证：四物汤合大定风珠。

4. 颤病

颤病又称“脑风”“振掉”“震颤”，是指因染邪、中毒、电击等损伤脑神，或因痰浊、瘀血痹阻脑络，经气不利，或年老精血亏虚，脑失所养，虚风内动所致，以头部或肢体颤抖、口眼抽动、不能自制等为主要表现的风病类疾病。其中，头部振摇不已者称为“头颤”；手震颤不定者称为“手颤”；足震颤不定者称为“足颤”；身体振摇不已者称为“身颤”。

颤病好发于中年以上人群，起病徐缓，逐渐加重，轻者仅有头摇或手足微颤，重者可见全身振摇不已，常可伴见动作笨拙、活动减少、语言缓慢不清等症状，甚者可出现肢节拘急、神识痴呆，生活失去自理能力。

颤病的基本病机为肝风内动，筋脉失养。内因多见于老年体衰，情志过激，饮食不节，劳逸失当等，引起气血津液亏虚，或痰瘀壅滞经脉而气血不畅，导致筋骨失于荣养。外因多为感受风火热毒，热伤津血，筋脉失养而动风。总之，颤病属于本虚标实之病，本虚责之气血阴阳之虚，标实多有风、火、痰、瘀之患。

本病相当于西医学的帕金森病、姿位性震颤、特发性震颤等疾病。

【疾病诊断】

［1］头面及肢体静止性震颤。

［2］肌张力增高，上肢不能做精细动作，行走起步困难，慌张步态。

［3］随意运动减少或消失，书写困难，面具脸，咀嚼、吞咽、语言障碍，流涎。

［4］不能自制。

【证型证候】

［1］肝阳化风证：头部或肢体震颤，不能自制，头晕，头痛，耳鸣，烦躁，易怒，口苦，面红，目赤，头重脚轻，肢体麻木，舌红，苔黄，脉弦数。

［2］阴虚动风证：头部或肢体震颤，手指蠕动，不能自制，持物不稳，步履蹒跚，书写困难，动作迟缓，肢体麻木，头晕，目眩，耳鸣，潮热，心烦不易入睡，健忘，痴呆，口干，咽干，形体消瘦，舌红，苔少，脉细数。

［3］血虚生风证：头部或肢体震颤，手指颤动，肢端麻木，皮肤瘙痒，头晕，目眩，心悸，健忘，面色萎黄，舌淡，苔薄白，脉细弱。

［4］痰热动风证：肢体震颤，肢体麻木，头晕，目眩，烦躁，咳吐黄痰，口干，口苦，舌红，苔黄腻，脉滑数。

［5］髓海不足证：头部或肢体震颤，持物不稳，反应迟钝，行动迟缓，步履蹒跚，健忘，眩晕，耳鸣，形寒肢冷，小便清长，夜尿增多，舌淡，苔白，脉细弱。

［6］瘀阻脑窍证：肢体震颤，肌肉强直，动作减少，屈伸不利，头部刺痛，头晕，舌紫暗，苔白腻，脉细涩。

［7］风痰阻络证：肢体震颤，肢体麻木，头晕，目眩，面具脸，咀嚼、吞咽、语言障碍，口角流涎，肥胖，颜面虚浮，舌淡，舌体胖大，苔薄白，脉滑。

【治疗备要】

颤病初期，本虚之象不明显者，治疗以清热、化痰、息风为主。病程迁延日久，或年老体虚，本虚之象突显者，宜以滋养肝肾、养血益气、调补阴阳为主，兼以息风通络。通常情况下，各类证型皆可适当配以养血活血、息风止颤之品。颤病患者应加强肢体功能锻炼，可适当参加体力劳作，或练习太极拳、八段锦、易筋经等。

［1］肝阳化风证：镇肝熄风汤。

［2］阴虚动风证：天麻钩藤饮。

［3］血虚生风证：人参养荣丸合定振丸。

［4］痰热动风证：导痰汤合羚角钩藤汤。

［5］髓海不足证：龟鹿二仙膏。

［6］瘀阻脑窍证：通窍活血汤。

［7］风痰阻络证：导痰汤合黄芪桂枝五物汤。

5. 痿证

痿证又称“痿躄”，是指因禀赋不足，或后天失调，湿热痰浊阻滞，筋脉失养所致，以肢体筋脉弛缓、痿弱无力、肌肉萎缩、麻痹不仁、不能随意运动等为主要表现的肢体痿病类疾病。“痿”指肌肉萎缩，“躄”是指肢体软弱无力，不能随意运动。痿证可表现为下肢或上肢痿弱，一侧或双侧痿弱，痿废严重者可致瘫痪，部分患者还可伴有睑废、歧视、抬头无力等症状。其中，以肌肉萎缩、痿弱无力不用为主要表现者，称为“肌痿”或“肉痿”；以肢体挛急、屈不能伸、渐至萎弱不用为主要表现者，称为“筋痿”；以四肢末端对称性感觉与运动障碍、肌肉萎缩、皮肤薄嫩而干燥、出汗异常等为主要表现者，称为“肢痿”或“痿痹”。

痿证的基本病机为精血津液亏虚，筋脉肌肉失于濡养。病因多为温热毒邪燔灼津液，或湿热邪气浸淫筋脉，或脾胃虚弱化源不足，或房劳过度阴精耗损，或跌仆损伤瘀血阻络，以致肌肉萎缩，软弱无力，经筋弛纵，不能束骨而利关节。本病病位在筋脉肌肉，但根本在五脏虚损，以热证、虚证、虚实夹杂为多见。

本病相当于西医学的重症肌无力、肌营养不良症、吉兰 - 巴雷综合征、运动神经元病、神经性肌萎缩、多发性神经炎等疾病。

【疾病诊断】

［1］肌肉痿软无力，肌肉萎缩。

［2］筋脉弛缓不收，活动不利，肢体运动功能障碍或丧失。

［3］有过服、误服、接触毒性药物等病史，或有家族遗传病史。

【证型证候】

［1］肺热津伤证：肢体痿软无力，纵缓不收，肢体运动功能障碍或丧失，肢体变形，皮肤干燥，心烦，口渴，小便黄赤，大便秘结，舌红，苔黄，脉数。

［2］湿热浸淫证：肢体痿软无力，纵缓不收，肢体困重，肢体麻木，胸闷，脘痞，便溏，舌红，苔黄腻，脉滑数。

［3］瘀阻脉络证：肢体痿软无力，肌肤麻木，肌肤甲错，肌肉瘦削，舌淡，舌面有瘀点、瘀斑，苔薄，脉细涩。

［4］脾胃气虚证：肢体痿软无力，纵缓不收，肌肉萎缩，胞睑下垂，面色淡白或萎黄，神疲，乏力，少气，懒言，纳少，腹胀，便溏，舌淡，苔白，脉细弱。

［5］肝肾亏虚证：肢体痿软无力，纵缓不收，腰膝酸软，不能久立久行，大肉陷下，头晕，耳鸣，男性遗精滑泄，女性月经不调，舌红，苔少，脉细数。

【治疗备要】

本病虚证多以补益肝肾、健运脾胃为主，实证多以祛邪和络为主。痿证常与久居湿地、外感温热、湿热邪气有关，故起居避免邪气，有利于痿证的预防和康复。痿证卧床不起者要防止褥疮，吞咽困难或呼吸困难者要防止痰湿壅肺，知觉障碍者要避免烫伤或冻伤，肌肉无力者要进行适度肌力锻炼。

［1］肺热津伤证：清燥救肺汤。

［2］湿热浸淫证：加味二妙散。

［3］瘀阻脉络证：圣愈汤合补阳还五汤。

［4］脾胃气虚证：补中益气汤合参苓白术散。

［5］肝肾亏虚证：虎潜丸。

6. 落枕

落枕又称“失枕”，是指因睡眠姿势不当或睡中感受风寒所致，以起床后一侧颈项疼痛、酸胀、活动不利为主要表现的肢体痹病类疾病。落枕多为突然发病，好发于成年人，通常是在起床时突然出现一侧或双侧颈项强直疼痛，头颈不敢向前后俯仰和左右旋转，颈部转侧则痛增，疼痛可向肩背放射，颈部有明显压痛点，一般无红肿之象。

落枕的基本病机为颈肌气血不和，筋脉拘急。常见诱因为睡眠姿势不当，或睡眠中颈部感受风寒所致。若疼痛点在项背，头部俯仰受限，项背部压痛明显者，病变多在督脉、足太阳膀胱经。若疼痛点在颈项，颈部左右旋转不利，颈侧压痛明显者，病变多在手少阳经、手阳明经。

本病相当于西医学的颈肌劳损、颈肌风湿病、颈肌筋膜炎、颈椎退行性变等出现相关症状者。

【疾病诊断】

［1］起床后出现颈项疼痛、酸胀，疼痛向肩背放射，头部俯仰旋转时疼痛加重。

［2］颈项活动不利，旋头时上身同步转动，腰部活动代偿项部活动。

［3］患侧颈肌痉挛、压痛，触及条索状改变。

［4］头部倾向患侧。

［5］有睡姿不当、睡中感寒等诱因。

【证型证候】

［1］风寒袭络证：起床后突发颈项疼痛、酸胀，颈肌痉挛，颈肌压痛，颈项活动不利，头部倾向患侧，恶寒发热，鼻塞，流涕，喷嚏，舌淡红，苔薄白，脉浮紧。

［2］瘀血阻络证：起床后突发颈项疼痛，颈肌压痛，疼痛拒按，疼痛向肩背放射，颈肌痉挛，触及条索状改变，颈项活动受限，头部倾向患侧，舌紫暗，苔白，脉涩。

【治疗备要】

针灸、推拿治疗落枕有较好疗效。局部可适度热敷。睡眠应保持正确姿势，枕头高低适中，睡眠时注意颈部保暖。

［1］风寒袭络证：荆防败毒散。

［2］瘀血阻络证：和营止痛汤。

7. 项痹

项痹是指因长期低头工作，或年老虚衰，经气不利等所致，以项部经常疼痛麻木，连及头、肩、上肢，并伴有眩晕等为主要表现的肢体痹病类疾病。项痹好发于40～60岁人群，尤其多见于长期伏案工作而劳逸失当者，颈项肌肉筋膜发育不良者，姿势不当者（颈项长时间处于某个固定姿势），发病缓慢，可因劳累、寒冷、阴雨天气诱发或加重，也可因“痹证”久治不愈而成。轻者有颈肩上肢疼痛、酸胀感、麻木，颈部可触及条索物或压痛点，颈部活动时可听到肌肉牵拉响声，头部活动幅度减小或受限，重者可伴见头晕、头痛、恶心等症状，甚至可引起肢体瘫痪。

项痹属于“痹证”范畴，基本病机为邪气痹阻颈部筋肉，或颈部筋肉失于濡养。

本病相当于西医学的颈椎病等疾病。

【疾病诊断】

[1] 后颈板硬、酸胀、强直，颈肩背疼痛，头后仰位加重。

[2] 有颈项外伤、颈椎畸形、颈椎退行性改变、长期伏案工作等病史。

【证型证候】

[1] 风寒湿阻证：后颈板硬、酸胀、强直，颈肩背疼痛，头后仰位加重，头部活动幅度减小或受限，颈项部恶风怕冷，舌淡，苔白，脉弦紧。

[2] 瘀痰阻络证：后颈板硬、强直，颈肩背疼痛，痛处拒按，入夜尤甚，头后仰位加重，头部活动幅度减小或受限，头晕，胸闷，舌紫暗，舌面有瘀斑、瘀点，苔白腻，脉滑。

[3] 颈筋失濡证：后颈板硬、酸胀，颈项肌肉有不适感，颈肩背疼痛，颈部触及条索物或压痛点，颈部活动时闻及肌肉牵拉响声，头部活动幅度减小或受限，上肢麻木，舌淡，苔白，脉细弱。

【治疗备要】

针灸、推拿治疗项痹有较好疗效。长期伏案工作者要注意颈部保健，工作一定时间后宜做颈部活动，也可局部适度热敷和自我按摩。睡眠应保持正确姿势，枕头高低适中，睡眠时注意颈部保暖。

[1] 风寒湿阻证：蠲痹汤。

[2] 瘀痰阻络证：身痛逐瘀汤。

[3] 颈筋失濡证：独活寄生汤合葛根汤。

8. 肩痹

肩痹又称“露肩风”“冻结肩”“五十肩”“肩凝症”，是指因体虚、劳损复兼风寒侵袭肩部，经气不利，以肩部长期固定疼痛、活动受限为主要表现的肢体痹病类疾病。肩痹属于“痹证”范畴，以慢性退行性病变居多，好发于 50 岁左右人群，起病缓慢，逐步加重，但预后良好。本病以肩关节及其周围的肌肉筋骨疼痛为主要表现，初起见单侧或双侧肩部酸痛，昼轻夜重，疼痛可向颈部和上肢放射，手指可有麻胀感，肩关节有不同程度僵直，手臂上举、前伸、外旋、后伸等动作受限。病情迁延日久，可见肩部肿胀，肩关节粘连，肩部肌肉萎缩，关节僵直，肩臂举动不能，不能完成穿衣、梳头、洗脸等动作，肩部疼痛反而减轻。

肩痹的基本病机为肩部筋肉失于濡养，或邪气痹阻肩部筋肉。气血亏虚，肝肾不足是重要内因。外因则多由肩部感受风寒，或劳累闪挫，或长期姿势异常，或习惯性偏侧睡眠，以致肩部经脉不通，气血运行不畅而成肩痹。

本病相当于西医学的肩周炎。

【疾病诊断】

[1] 肩关节及其周围肌肉疼痛，放射到上臂或前臂，逐渐加重，昼轻夜重。

[2] 肩关节周围广泛性压痛，关节活动障碍，有“扛肩”现象。

[3] 有肩部受寒、受伤、劳损、气血虚衰等病史。

【证型证候】

[1] 风寒束表证：肩部冷痛、钝痛、隐痛，遇寒痛增，得热则缓，头痛，恶风，恶寒，舌淡，苔薄白，脉浮紧。

[2] 风寒湿痹证：肩部疼痛，夜间尤剧，遇寒痛增，得温痛减，肩关节周围广泛性压痛，肩部有沉重感，肩不举，关节僵硬，晨僵，肩关节活动障碍，舌淡，苔白腻，脉弦紧。

[3] 气滞血瘀证：肩部刺痛，活动或静止皆有疼痛，静止时痛甚，肩关节周围广泛性压痛，压痛点明显，上肢不能抬举或前屈后伸，舌紫暗，舌面有瘀斑、瘀点，苔白，脉弦涩。

[4] 血虚寒凝证：肩关节冷痛，得温痛减，遇寒加重，肩部活动受限，头晕，目眩，面色淡白，舌淡，苔薄白，脉沉细。

【治疗备要】

针灸、推拿、理疗治疗肩痹有较好疗效，针灸宜结合经络辨证。上肢后伸疼痛加剧者病在手太阴经；上肢外展时疼痛加剧者病在手阳明经和手少阳经；上肢内收时疼痛加剧者病在手太阳经。据此循经取穴，效果尤佳。肩部主动和被动锻炼是治疗肩痹必不可少的环节，锻炼要遵循动静结合原则，每天至少坚持做 2 ～ 3 次“爬墙”活动。但对于早期肿胀明显者，则要适当限制肩关节活动，可局部热敷，待肿胀消退后方可进行功能锻炼。患者肩部要注意防寒保暖。

[1] 风寒束表证：桂枝加葛根汤。

[2] 风寒湿痹证：蠲痹汤。

[3] 气滞血瘀证：身痛逐瘀汤。

[4] 血虚寒凝证：当归四逆汤。

9. 腰痛

腰痛又称“腰脊痛”，是指因肾系病变，腰部外伤，腰肌劳损，寒湿或湿热侵着等所致，以腰部脊柱或脊柱两侧疼痛为主要表现的病证。通常情况下，腰痛可大致分为外感腰痛、内伤腰痛和跌仆损伤腰痛。外感腰痛起病急，腰痛症状明显，常伴有明显外感症状；内伤腰痛起病缓慢，病程较缠绵，多为酸痛，常伴随脏腑症状；跌仆损伤腰痛起病急骤，疼痛剧烈，部位固定，瘀血症状明显，有外伤史可鉴。

腰痛的基本病机包括“不通则痛”和“不荣则痛”两方面。常见原因有外感、内伤、跌仆损伤。外感腰痛多由久居湿地，或汗出当风，或冒雨着凉，或暑夏贪凉，寒湿、湿热等邪气痹阻腰脊经脉，不通则痛。内伤腰痛常见于年老体虚，或禀赋不足，或长期姿势不良，腰部肌肉长时间处于紧张状态等，以致肾精亏耗，或气血供养腰部不足，腰失所养，不荣则痛。跌仆损伤腰痛多由跌仆损伤腰脊，离经之血不消，瘀血阻滞，不通则痛。

本病相当于西医学的腰肌劳损、腰肌纤维炎、强直性脊柱炎、腰椎骨质增生、腰椎间盘突出症等疾病。

【疾病诊断】

[1] 腰脊正中和（或）两侧疼痛。

[2] 腰部活动受限。

[3] 有长期弯腰工作、工作姿态不良、特殊体位（如持重）等病史。

【证型证候】

［1］风寒束表证：腰部疼痛，腰部强急，头痛，项痛，肩背痛，周身关节疼痛，恶寒发热，鼻塞，流清涕，喷嚏，舌淡，苔薄白，脉浮紧。

［2］风寒湿痹证：腰部疼痛，时轻时重，得温痛减，遇寒加剧，腰部俯仰或转侧受限，舌淡，苔白，脉弦紧。

［3］湿热痹阻证：腰部胀痛，痛处伴有热感，活动后减轻，小便黄赤，舌红，苔黄腻，脉濡数。

［4］瘀滞腰脊证：腰部刺痛，固定不移，昼轻夜重，痛处拒按，腰部俯仰或转侧受限，舌紫暗，舌面有瘀点、瘀斑，苔白，脉涩。

［5］肾虚失养证：腰脊两侧隐痛，腰部喜揉按轻叩，遇劳加剧，卧则减轻，反复发作，小便清长，夜尿增多，舌淡，苔白，脉弱。

【治疗备要】

治疗腰痛当辨标本虚实，外感腰痛宜祛邪通络止痛，内伤腰痛宜补肾固本，跌仆腰痛宜活血祛瘀，通络止痛。可结合牵引复位、针灸、推拿、理疗、穴位注射、膏贴、熏洗、敷熨等外治法。患者平素宜劳逸适度，不可强力负重，起居当防寒保暖，应积极参加适度的太极拳、八段锦等体育活动。

［1］风寒束表证：九味羌活汤。

［2］风寒湿痹证：甘姜苓术汤。

［3］湿热痹阻证：四妙丸。

［4］瘀滞腰脊证：身痛逐瘀汤。

［5］肾虚失养证：左归丸或右归丸。

第十一章　二　阴　病

1. 脱肛

脱肛是指因肺脾肾气虚，中气下陷，固摄失司所致，以便后、劳累、下蹲时直肠黏膜或直肠全层脱出肛外，或部分乙状结肠脱出，甚则不能自行回复为主要表现的下垂类疾病。本病起病缓慢，多见于儿童、老年人、妇女产育过多、长期咳嗽、久泄久痢、习惯性便秘、久病体弱患者。轻度脱肛者可无明显全身症状，可因排便、咳嗽、用力过度等导致直肠黏膜从肛门脱出，脱出物可自行还纳。重度脱肛者，可出现直肠、部分乙状结肠经常自行脱出，脱出后须用手缓慢还纳。脱肛患者常有大便不尽感和排便不畅感，或见腰部坠胀及沉重感。直肠黏膜反复脱垂在外，可导致脱出直肠黏膜充血、水肿、糜烂、出血，并引起肛门瘙痒。

直肠脱垂分为三度：一度脱垂为直肠黏膜脱出，颜色淡红，脱出长度 3 ～ 5cm，触之柔软，便后可自行回纳；二度脱垂为直肠全层脱出，颜色淡红，脱出长度 5 ～ 10cm，呈圆锥形，触之较厚，便后须用手回纳；三度脱垂为直肠和部分乙状结肠脱出，脱出长度 10cm 以上，呈圆柱形，触之很厚，肛门松弛无力。

脱肛的基本病机为气虚不固，升举无力而下陷。

本病相当于西医学的直肠脱垂。

【疾病诊断】

［1］排便时直肠黏膜、直肠全层、部分乙状结肠由肛门脱出。

［2］有长期腹泻、痢疾、便秘等病史。

【证型证候】

［1］气陷证：直肠脱出于肛门之外，肛头色淡红，呈圆锥形，肛门坠胀，腹部坠胀，腰膝酸软，疲倦乏力，头晕，耳鸣，少气，声音低怯，舌淡，苔薄白，脉细弱。

［2］肾阳虚证：直肠滑脱不收，肛门坠胀，腹部坠胀，腰膝酸软，疲倦乏力，头晕，耳鸣，畏寒，肢冷，小便频数，夜尿增多，五更泄，舌淡，苔薄白，脉沉迟。

［3］湿热下注证：肛肠垂脱，肛头红肿热痛，肛门坠胀，表面溃破糜烂，大便秘结，大便黏液脓血，舌红，苔黄腻，脉滑数。

【治疗备要】

脱肛应及时采取内外药物合治，防止病情加重。一度直肠脱垂还可结合针灸治疗，有一定疗效。二度、三度直肠脱垂，药物治疗仅能改善症状，很难彻底治愈。外治可选用苦参汤熏洗，用五倍子散或马勃散外敷。要及时治疗腹泻、痢疾、便秘，防止频繁排便。有脱垂物时应立即复位，防止脱胀嵌顿。脱肛患者排便时不宜过度努挣，应加强提肛运动锻炼。

［1］气陷证：补中益气汤。

［2］肾阳虚证：金匮肾气丸合菟丝子丸。

［3］湿热下注证：龙胆泻肝汤或萆薢胜湿汤。

2. 痔

痔是指因外感风湿，内蕴热毒，湿热下注肛门，或脾虚气陷，或久坐久立、负重、便秘等导致气血瘀滞于肛门，以直肠末端黏膜下和肛管皮下的静脉丛发生扩大曲张，形成柔软静脉团为主要表现的痔病类疾病。本病好发于 20 岁以上成年人，起病缓慢。以痔核充血、水肿、溢水，痔核突出肛门外，不能回复，局部剧痛为主要表现者，称为“翻花痔”或“嵌顿痔”；以肛门皮肤皱襞肥大、赘生皮瓣、质地柔软、刺激则肿痛为主要表现者，称为“皮痔”；以肛门皮瓣隆起、表面青紫、光滑柔软、静脉丛曲张，排便或劳累时增大为主要表现者，称为“脉痔”或“气痔”；以肛缘突起剧烈疼痛、皮下紫色圆球形硬结、触痛明显为主要表现者，称为“葡萄痔”。

根据发生部位，痔疮又分为内痔、外痔、混合痔。内痔的发病部位在肛门齿线以上直肠末端黏膜下，以便血、痔核脱出、肛门不适感、肛门疼痛为主要表现；外痔的发病部位在肛门齿线以下，由痔外静脉丛扩大、曲张、破裂或反复炎性纤维增生所致，以肛门坠胀、肛门疼痛、异物感为主要表现；混合痔是指同一方位的内外痔静脉丛曲张，相互沟通吻合，兼有内痔、外痔的双重症状。

痔疮的基本病机为肛门脉络瘀滞曲张。多由过食辛辣肥甘，或久坐久蹲，或便秘努挣，或负重远行，或生育过多，或腹腔癥瘕等导致肛门血行不畅，久则脉络瘀滞成痔。

本病与西医学痔疮同名。

【疾病诊断】

［1］肛门齿线上下络脉曲张成团块，肛门缘突起成团块。

［2］便中带血，排便滴血、射血，颜色鲜红。

［3］肛门坠胀，肛门不适，肛门异物感，肛门疼痛。

【证型证候】

［1］风热肠燥证：大便带血，排便滴血、射血，血色鲜红，肛门瘙痒，大便秘结，舌红，苔黄，脉浮数。

［2］肛门湿热证：大便带血，排便滴血、射血，血色鲜红，肛内肿物外脱，坠重不适，肛门灼热，舌红，苔黄腻，脉滑数。

［3］肛门瘀滞证：大便带血，排便滴血、射血，肛内肿物脱出，肛缘肿物突起，肛管紧缩，肛门坠胀，肛门异物感，肛门疼痛，舌紫暗，苔白，脉涩。

［4］脾虚气陷证：大便带血，排便滴血、射血，肛门坠胀，肛内肿物外脱，面色淡白无华，头晕，神疲，少气，懒言，纳差，便溏，舌淡，胖大舌，齿痕舌，苔白，脉细弱。

【治疗备要】

出血或直肠脱出严重者当内外兼治，外治可用熏洗法、外敷法、塞药法、插药法、注射法、结扎法等。内科治疗痔病，风火燥结者宜宣散泻火，湿热蕴结者宜疏利湿热，气滞血瘀者宜活血化瘀，气虚下陷者宜补气升提。患者平素应养成定时排便的习惯，防止便秘，蹲厕时间不宜过长，避免久坐久立，少食辛辣食物。

［1］风热肠燥证：凉血地黄汤。

［2］肛门湿热证：脏连丸。

［3］肛门瘀滞证：止痛如神汤。

［4］脾虚气陷证：补中益气汤。

3. 肛裂

肛裂又称“裂肛”“钩肠痔”“裂肛痔”，是指因热结肠燥或阴津不足，燥屎裂伤肛门肌肤，或湿热下注所致，以肛管皮肤及皮下组织裂开或形成溃疡，肛门疼痛、便秘、出血为主要表现的肛门疾病。本病好发于青壮年，女性多于男性，肛门周期性疼痛是最突出和最主要的症状，常因排便引发撕裂样疼痛，或刀割样疼痛，或烧灼样疼痛，持续数分钟后缓解，随后又因肌肉收缩而剧烈疼痛，剧痛可持续数小时。

肛裂的基本病机为肛门肌肤裂伤，多因大便秘结，排便努挣过度所致。

本病与西医学肛裂同名。

【疾病诊断】

［1］肛管皮肤及皮下组织开裂，或形成溃疡。

［2］排便时和排便后肛门疼痛。

［3］便血。

【证型证候】

［1］血热肠燥证：肛管裂口色红，排便时和排便后肛门疼痛，便血，大便秘结干硬，小便黄赤，腹胀，舌红，苔黄燥，脉弦数。

［2］阴虚肠燥证：肛管裂口色红，排便时和排便后肛门疼痛，便血，大便干燥，数日一行，口干，咽燥，五心烦热，舌红，苔少，脉细数。

［3］肛门瘀滞证：肛管裂口，排便时和排便后肛门疼痛，肛门紧缩，舌紫暗，苔白，脉弦涩。

【治疗备要】

肛裂总不离燥结二字，或血热，或阴虚，或瘀滞，临证当辨虚实。早期肛裂若能保持大便通畅，每日以苦参汤坐浴，用生肌玉红膏外敷，多能及时治愈。若反复发作，形成陈旧性肛裂，则当采用手术疗法。肛裂患者要注意肛门清洁，防止感染邪毒，及时治疗便秘，养成良好排便习惯，多食蔬菜水果。

［1］血热肠燥证：凉血地黄汤合麻子仁丸。

［2］阴虚肠燥证：润肠丸。

［3］肛门瘀滞证：桃红四物汤合六磨汤。

4. 肛痈

肛痈是指因过食肥甘辛辣，湿热下注，或湿痰凝结，邪毒留阻于肛管直肠周围，气血瘀滞，热毒化腐成脓，形成痈肿，以肛门红肿、灼热、疼痛，化脓溃后易成肛瘘为主要表现的痈病类疾病。本病发病急骤，常伴有不同程度的发热和全身症状。脓肿病灶的部位和深浅不同，症状表现也有差异，肛提肌以上部位隐深者，全身症状重而局部症状轻；肛提肌以下部位浅者，局部红肿热痛明显而全身症状轻。

肛痈的基本病机为邪壅肛门血络，肉腐化脓。多因过食辛辣肥甘醇味，或肛门破损染毒，以致湿热下注肛门，或气血瘀滞肛门，血腐肉败而成肛痈。

本病相当于西医学的肛门直肠周围脓肿。

【疾病诊断】

肛门红肿、灼热、疼痛、溃脓。

【证型证候】

［1］肛门热毒证：肛周红肿，质地较硬，肛门灼热，剧烈疼痛，坐卧不宁，恶寒发热，渴喜冷饮，便秘，小便黄赤，舌红，苔黄，脉数。

［2］肛门湿热证：肛周红肿，触痛明显，肛门灼热，肛门坠胀，倦怠，口腻，纳差，渴不欲饮，便秘，舌红，苔黄腻，脉濡数。

［3］火毒内陷证：肛周红肿，肿块溃脓，肛门灼热，剧烈疼痛，高热，心烦，口渴，神昏，谵语，腹胀，便秘，舌红绛，苔黄燥，脉洪数。

［4］气血两虚证：肛周红肿，轻微疼痛，肛门坠胀，少气，懒言，面色淡白，舌淡，苔薄白，脉细弱。

［5］阴虚邪恋证：肛周红肿，肛门灼热，触痛明显，午后潮热，心烦，口渴，盗汗，舌红，苔少，脉细数。

【治疗备要】

治疗肛痈以手术为主，要注意预防肛漏。肛痈初起未成脓者，实证可用金黄膏外敷或调糊灌肠，虚证可用冲和膏外敷或调糊灌肠。成脓后应及时切开引流，溃后可用九一丹纱条引流，脓尽改用生肌散纱条。

［1］肛门热毒证：仙方活命饮或黄连解毒汤。

［2］肛门湿热证：龙胆泻肝汤。

［3］火毒内陷证：清营汤合透脓散。

［4］气血两虚证：八珍汤。

［5］阴虚邪恋证：青蒿鳖甲汤。

5. 肛瘘

肛瘘又称“肛漏”，是指肛痈成脓自溃或切开后所遗留的瘘管。肛瘘多由肛痈继发形成，瘘管一般由原发性内口、管道和继发性外口三部分组成。临床通常分为化脓性肛瘘和结核性肛瘘。特征是反复流脓或粪水，疼痛，瘙痒，并可从瘘管探及直肠。若以瘘管外口常流粪水为主要表现者，又称为“穿肠瘘”。

肛瘘多由肛痈溃后，余毒不尽，蕴结不散，血行不畅，疮口不合，日久成漏。

本病相当于西医学的肛瘘、直肠瘘。

【疾病诊断】

［1］肛周有瘘口，瘘口有脓性物或粪汁流出。

［2］病灶可探查到外口、瘘管、内口。

［3］肛门疼痛、瘙痒。

［4］有肛痈病史。

【证型证候】

［1］肛门湿热证：肛周有瘘口，渗流脓液或粪水，脓质稠厚，肛门胀痛，局部灼热，局部瘙痒，皮下有条状硬索通向肛内，舌红，苔黄腻，脉滑数。

［2］正虚邪恋证：肛周有瘘口，渗流脓液或粪水，脓质稀薄，瘘口时闭时溃，四周皮色暗淡，肛门隐痛，皮下有条状硬索通向肛内，神疲，乏力，舌淡，苔薄白，脉濡缓。

［3］阴虚肠燥证：肛周有瘘口，溃口色鲜红，皮下有条状硬索通向肛内，潮热，盗汗，心烦，口干，大便干结，舌红，苔少，脉细数。

【治疗备要】

肛瘘一般以手术治疗为主，若有明显全身症状可内外兼治。发现肛痈要及时治疗。患者应保持肛门清洁，防止感染邪毒，养成良好排便习惯，多食蔬菜水果。

［1］肛门湿热证：二妙散合萆薢胜湿汤。

［2］正虚邪恋证：托里消毒散。

［3］阴虚肠燥证：青蒿鳖甲汤。

6. 狐疝

狐疝又称“疝气”“阴狐疝”“小肠疝”，是指因肝失疏泄，或小儿、老年人气弱，肠管等腹内器官滑入阴囊所致，以腹股沟处有肿物突起、时大时小、胀痛俱作、如狐之出入无常为主要表现的疝病类疾病。

中医学所云“疝病”，内容相当广泛，有广义和狭义之分。广义疝气泛指寒气凝结而作疼痛者；狭义疝气多指睾丸疼痛或肿胀者。疝病的名称也很多样：如部分胃体逆入胸膈，以脘膈部痞胀疼痛、呕吐等为主要表现者，称为“膈疝”；婴儿小肠脂膜突入脐中，以脐部突起、虚大光浮，按压肿物可推回腹内为主要表现者，称为“脐疝”；一侧睾丸胀痛，俗称“偏坠”；睾丸肿大显著、顽木不仁者，称为“癞疝”；因跌打损伤或手术导致阴囊瘀血，以阴囊肿大、皮色紫暗为主要表现者，称为“血疝”；以阴囊筋脉曲张如蚯蚓状、阴部坠胀为主要表现者，称为“筋疝”；因水湿潴积所致，以阴囊一侧或双侧肿大如囊状、睾丸不可触及、不红不痛为主要表现者，称为“水疝”。此外，卧则睾丸入腹，立则出腹入阴囊中者，也称为“狐疝”。本节所论狐疝，特指腹内压力增加时，肠管等腹内器官滑入阴囊的疾病。

狐疝好发于婴幼儿和老年人，部分婴幼儿可随年龄增长而自愈，老年人一般难以自愈。初起常在腹股沟或阴囊部位出现可回复性肿块。若肿块较大，局部可有坠胀感，并伴见腹部不适。狐疝可因久立、劳累、哭号、咳嗽等诱发或加重。反复发作，则肿块明显增大，严重者可出现嵌顿而危及生命。

狐疝的基本病机为气虚下陷。

本病相当于西医学的腹股沟疝。

【疾病诊断】

［1］腹股沟或阴囊部有肿物突起，时大时小，胀痛并作。

［2］站立咳嗽时，肿块处触及膨胀冲击感，平卧抚推则肿块消失。

［3］腹部沉重下坠感，腹部不适。

［4］有久立、劳累、哭号、咳嗽等诱因。

【证型证候】

［1］寒凝气滞证：腹股沟或阴囊部肿物突起，时大时小，冷胀作痛，痛引少腹，得温痛缓，遇寒加剧，舌淡，苔白，脉沉紧。

［2］气虚寒凝证：腹股沟或阴囊部肿物突起，睾丸冷痛，痛引少腹，得温则缓，按之痛减，

遇寒加剧，面色㿠白，畏寒，肢冷，舌淡，苔白，脉沉细。

[3] 脾虚气陷证：腹股沟或阴囊部肿物突起，阴囊肿物易下难上，腹部沉重有下坠感，腹部不适，头晕，目眩，少气，神疲，纳少，面色淡白，舌淡，苔白，脉细弱。

[4] 肝气郁滞证：腹股沟或阴囊部肿物突起，阴囊肿物时大时小，胁肋胀闷，少腹疼痛，情志不畅，舌淡，苔白，脉弦。

【治疗备要】

狐疝须内外合治，外治可采用腹带压迫腹股沟管环处，以防疝块突出。肿块滑入疝囊时要及时抚送推还，若手法复位无效，应及时采取手术治疗，以免发生嵌顿而危及生命。患者须加强腹肌锻炼，及时治疗咳嗽、便秘等疾病，防止腹压过高。

[1] 寒凝气滞证：暖肝煎合当归四逆汤。

[2] 气虚寒凝证：暖肝煎合小建中汤。

[3] 脾虚气陷证：补中益气汤。

[4] 肝气郁滞证：天台乌药散。

7. 子痈

子痈是指因湿热痰浊等邪气阻滞肾子所致，以肾子（睾丸、附睾）肿痛为主要表现的痈病类疾病。本病分为急性子痈和慢性子痈。急性子痈通常突然发病，睾丸或附睾肿痛、灼热，阴囊皮肤紧张光亮，附睾可触及肿块，触痛明显。慢性子痈多由急性子痈迁延日久而成，阴囊部位隐痛、坠胀，疼痛可放射到下腹部或同侧大腿根部，附睾增大、变硬，伴轻度压痛。

子痈的基本病机为厥阴经脉气滞血凝。多因外感湿热，或过食辛辣炙煿，或房事不洁而外感秽毒，或跌仆外伤损及肾子，或郁怒伤肝，厥阴经气不利，或肝肾亏虚而厥阴痰湿凝聚等所致。

本病相当于西医学的睾丸炎、附睾炎等疾病。

【疾病诊断】

[1] 睾丸或附睾肿胀、坠胀、硬结、疼痛、压痛。

[2] 排尿刺痛，痛引下腹或大腿根部。

【证型证候】

[1] 湿热下注证：睾丸或附睾肿痛，阴囊皮皱消失，阴囊皮肤红肿，阴囊触痛，少腹抽痛，排尿刺痛，口苦，口腻，舌红，苔黄腻，脉滑数。

[2] 痰瘀壅滞证：附睾结节，子系粗肿，剧烈疼痛，痛引少腹，阴囊坠胀，阴囊寒冷，舌淡紫，舌面有瘀点、瘀斑，苔薄白，脉沉涩。

[3] 阳虚寒凝证：附睾结节，子系粗肿，肾囊寒冷，腰酸，阳痿，遗精，舌淡，苔薄白，脉沉细。

【治疗备要】

急性子痈多以中西医结合治疗为主，可采用金黄膏或玉露膏外敷患侧阴囊。慢性子痈可采用中医辨证治疗，可选用桃仁、红花、黄柏、橘络、丹参等药物煎水洗浴患部。若睾丸或附睾肿痛较甚者，可用阴囊托托起阴囊。

[1] 湿热下注证：龙胆泻肝汤。

[2] 痰瘀壅滞证：橘核丸。

［3］阳虚寒凝证：乌头桂枝汤合当归四逆汤。

8. 精癃

精癃是指因年老肾虚，败精瘀血阻塞尿道所致，以尿频、夜尿次数增多、排尿困难为主要表现的肾系疾病。本病好发于 55 岁以上老年男性，起病缓慢，通常是逐步出现进行性尿频，夜尿次数增多，排尿困难，尿线变细等症状。

精癃的基本病机为湿热、痰瘀、败精瘀滞尿道。内因多为年老虚衰，气化不利，或肝郁气滞，津液疏泄失常；外因多为久居湿地，以致湿热或寒湿壅聚下焦，或过食生冷肥甘，以致湿邪下注尿道，或长期憋尿，以致瘀滞尿道。

本病相当于西医学的前列腺增生症。

【疾病诊断】

［1］尿频，夜尿次数增多。

［2］进行性排尿困难，尿线变细，余沥不尽，尿闭。

【证型证候】

［1］下焦湿热证：尿频，排尿不畅，排尿涩痛，余沥不尽，尿少，尿闭，小便黄赤，小腹胀满，渴不欲饮，舌红，苔黄腻，脉数。

［2］下焦瘀滞证：排尿不畅，小便努挣方出，或点滴不出，小腹胀痛，会阴刺痛，血尿，舌紫暗，舌面有瘀斑、瘀点，苔黄，脉细涩。

［3］脾肾气虚证：尿频，排尿不畅，尿线变细，夜尿增多，遗尿，小腹坠胀，腰膝酸软，倦怠乏力，少气，懒言，舌淡，苔薄白，脉细弱。

［4］肾阴虚证：尿频，排尿不畅，尿线变细，余沥不尽，尿少，头晕，目眩，腰膝酸软，失眠，多梦，口苦，咽干，舌红，苔黄，脉细数。

［5］肾阳虚证：尿频，排尿无力，尿线变细，余沥不尽，夜尿增多，遗尿，面色㿠白，畏寒，肢冷，倦怠乏力，腰膝酸软，舌淡，苔白，脉沉细。

【治疗备要】

治疗精癃以通为用，基本治疗原则为温肾益气，活血祛瘀。若出现尿闭，须行导尿术，急治其标，以防意外。若排尿困难反复发作，尿潴留症状加重，应考虑手术治疗。患者平素不可憋尿，保持大便通畅，阴部防寒保暖，少食辛辣食物。

［1］下焦湿热证：八正散。

［2］下焦瘀滞证：代抵当汤。

［3］脾肾气虚证：补中益气汤合金匮肾气丸。

［4］肾阴虚证：知柏地黄丸。

［5］肾阳虚证：济生肾气丸。

9. 阴挺

阴挺又称“子宫脱垂”“阴脱”“阴茄”“阴菌”“阴痔”“产肠不收”，是指因脾肾气虚，中气下陷等所致，以子宫位置沿阴道下降，甚则脱垂于阴道之外为主要表现的妇科疾病。阴挺时常伴有阴道前壁、后壁不同程度膨出，甚至脱出阴道口外。

阴挺的基本病机为气虚不固而下陷，胞络松弛，带脉失约。多由分娩损伤，带脉失约；或年老肾气亏虚，冲任不固，带脉弛纵；或经行产后负重操劳，耗伤中气；或久居湿地，寒湿热邪损伤冲任带脉而失于固摄；或长期慢性咳嗽、便秘，腹压过大所致。

本病相当于西医学的子宫脱垂、阴道壁膨出等疾病。

【疾病诊断】

［1］子宫位置沿阴道下降，甚至脱出阴道口外。

［2］阴道前壁、后壁膨出，甚至脱出阴道口外。

［3］小腹坠胀，腰骶部坠胀。

【证型证候】

［1］气陷证：子宫脱垂，遇劳加剧，卧则还纳，小腹坠胀，带下量多，疲倦乏力，少气，懒言，面色淡白无华，舌淡，苔薄白，脉细弱。

［2］肾气虚证：子宫脱垂，小腹坠胀，腰膝酸软，小便频数，夜尿增多，头晕，目眩，耳鸣，舌淡，苔薄白，脉沉弱。

［3］湿热下注证：子宫脱垂，垂脱外露部分表面溃烂，黄水淋漓，小便灼热，口干，口苦，舌红，苔黄，脉滑数。

【治疗备要】

阴挺的基本治疗原则为补虚、举陷、固脱。若有湿热下注者，当先清利湿热，邪去之后也应补气扶正。轻度子宫脱垂而无溃损者，可用新鲜马齿苋、蒲公英、枳壳等煎水温洗；有黄水淋漓者，可用新鲜马齿苋、蒲公英、枯矾等煎水温洗；子宫脱垂有溃破者，可用蛇床子、乌梅等煎水温洗。要积极治疗引起腹压增高的便秘、咳嗽等疾病，患者宜起居有常，劳逸适度，避免房劳，避免重体力劳动，不宜久蹲。

［1］气陷证：补中益气汤。

［2］肾气虚证：大补元煎。

［3］湿热下注证：龙胆泻肝汤。

10. 阴痒

阴痒是指因湿热下注，或阴虚血燥所致，以外阴部位皮肤瘙痒为主要表现的病证。女性外阴和阴道瘙痒者，也称“阴痒”或“阴门瘙痒”；男性阴囊瘙痒，伴阴囊皮肤潮红、起疹者，又称“绣球风”“肾囊风”“阴下湿痒”“阴囊风”；以肛门瘙痒、皮肤肥厚或角化、色素沉着为主要表现者，称为“肛痒风”；以肛门部皮肤起丘疹、瘙痒、渗液等为主要表现者，称为“肛门湿疡”。

阴痒的基本病机是邪气搏结于阴部皮肤玄府，多由湿热下注、血虚风燥、虫毒侵犯等所致。

本病相当于西医学的外阴瘙痒症、阴虱病、蛲虫病、真菌性阴道炎、滴虫性阴道炎、外阴皮肤病等疾病。

【疾病诊断】

［1］前阴皮肤瘙痒，甚则波及肛门瘙痒。

［2］阴道瘙痒，阴囊瘙痒。

【证型证候】

［1］下焦湿热证：阴部瘙痒，阴部皮肤潮湿，坐卧不安，男性可见阴囊丘疹、水疱、糜烂、渗液，女性可见阴道瘙痒难忍、带下量多、色黄如脓，心烦，口苦，口腻，小便黄赤，舌红，苔黄腻，脉滑数。

［2］虫毒浸淫证：阴部瘙痒，如虫行状，奇痒难忍，阴部灼热疼痛，带下量多、色黄、臭秽，小便短赤，舌红，苔黄腻，脉滑数。

［3］血虚风燥证：阴部瘙痒，外阴皮肤干燥，或见脱屑，男性可见阴囊皮肤增厚，女性可见阴道涩痒疼痛，头晕，目眩，面色萎黄，大便干结，舌淡，苔少，脉细涩。

［4］肝肾阴虚证：阴部瘙痒，灼热干涩，夜间尤甚，外阴皮肤干燥，带下量少，五心烦热，头晕，目眩，耳鸣，腰膝酸软，舌红，苔少，脉细数。

【治疗备要】

阴痒分虚实。实证当清热利湿，解毒杀虫；虚证宜补肝肾，养血祛风。在辨证论治的基础上，须重视局部治疗，可采用外阴熏洗、阴道纳药等外治之法，标本同治，方能提高疗效。患者应保持阴部清洁卫生，及时更换内裤，避免强力搔抓损伤皮肤。

［1］下焦湿热证：萆薢胜湿汤。

［2］虫毒浸淫证：化虫丸。

［3］血虚风燥证：养血胜风汤。

［4］肝肾阴虚证：知柏地黄丸。

第十二章　女　科　病

1. 月经先期

月经先期又称“经早”“经水先期”“经期超前”，是指因气虚冲任不固，或热扰冲任，血海不宁所致，以月经周期提前7天以上，连续2个周期以上为主要表现的月经类疾病。每次月经周期只提前3～5日，或偶尔提前一次，下次仍按期而至，无明显其他症状者，不作“月经先期”论。

月经先期的基本病机是气虚不固或血热妄行。多由禀赋不足，或疾病耗伤，以致气虚统摄无权，冲任不固；或外感热病，过食辛辣炙煿，肝郁化火，以致热扰冲任，血海不宁，引起月经先期而至。

本病相当于西医学的功能失调性子宫出血等疾病。

【疾病诊断】

月经周期提前7天以上，连续2个周期以上。

【证型证候】

［1］气不摄血证：月经周期提前，月经量多，经色淡红，质地清稀，神疲，乏力，少气，懒言，小腹坠胀，舌淡红，苔薄白，脉细弱。

［2］肾气虚证：月经周期提前，经色淡红，质地清稀，腰膝酸软，下肢不温，小便清长，舌淡，苔薄白，脉沉细。

［3］血热内扰证：月经周期提前，月经量多，色深红或紫红，质稠夹血块，心烦，面赤，口干，口渴，大便秘结，小便黄赤，舌红，苔黄，脉数。

［4］阴虚内热证：月经周期提前，月经量少，经色鲜红，质地黏稠，两颧潮红，手足心热，舌红，苔少，脉细数。

［5］肝火炽盛证：月经周期提前，经色暗红，夹有血块，胸胁胀闷，少腹胀痛，心烦，易怒，口苦，咽干，舌红，苔黄，脉弦数。

［6］瘀滞胞宫证：月经周期提前，月经量多，经色紫暗，夹有血块，小腹疼痛，小腹拒按，舌紫暗，舌面有瘀斑、瘀点，苔薄，脉细涩。

【治疗备要】

月经先期的基本治疗原则为治火、治气、治血。实火当清热泻火，虚火当滋阴降火；气虚当补中益气，气郁当疏肝理气；血热当清热凉血，用药不宜过于苦寒，以免损伤阴血。患者不宜过食辛辣肥甘，宜保持情绪舒畅，劳逸适度，节制房事和生育。

［1］气不摄血证：补中益气汤。

［2］肾气虚证：固阴煎或归肾丸。

［3］血热内扰证：清经散。

［4］阴虚内热证：两地汤。

［5］肝火炽盛证：丹栀逍遥散。

［6］瘀滞胞宫证：桃红四物汤。

2. 月经后期

月经后期又称“经迟”“月经落后”“经水后期”“经行后期”，是指因肾虚、血虚，冲任不足，或血寒、气滞、痰湿阻滞冲任所致，以月经周期延后 7 天以上，连续 2 个周期以上为主要表现的月经类疾病。若月经周期只延长 3 ～ 5 天，或偶然后延一次，下次仍如期而来，无明显其他症状者，不作“月经后期”论。月经后期若伴月经量少，常发展为闭经。

月经后期的基本病机为冲任空虚，血海不能按时满溢。虚证常见于肾虚和血虚，多由素体肾虚，或营血虚少，或房劳过度，或产育过多，或久病失血，或脾虚化源不足等所致；实证常见于血寒、气滞、痰湿，多由外感寒邪，或过食寒凉，或肝郁气滞，或肥胖多痰，或饮食不节等所致。

本病相当于西医学的功能失调性子宫出血等疾病。

【疾病诊断】

月经周期延长 7 天以上，连续出现 2 个周期以上。

【证型证候】

［1］肾气虚证：月经周期延后，月经量少，经色暗淡，质地清稀，腰膝酸软，头晕，耳鸣，颜面暗斑，舌淡，苔白，脉沉细。

［2］血虚证：月经周期延后，月经量少，经色淡红，质地清稀，小腹绵绵作痛，头晕，目眩，心悸，面色淡白或萎黄，舌淡，苔薄白，脉细弱。

［3］胞宫虚寒证：月经周期延后，月经量少，经色淡红，质地清稀，小腹隐隐冷痛，喜暖，喜按，腰脊酸冷，舌淡，苔白，脉沉细。

［4］寒滞胞宫证：月经周期延后，月经量少，经色暗红，夹有血块，小腹冷痛，疼痛拒按，得热痛减，畏寒，肢冷，面色青白，舌淡紫，苔白腻，脉沉紧。

［5］肝郁气滞证：月经周期延后，月经量少，经色暗红，夹有血块，小腹胀痛，经前胸胁或乳房胀痛，情志不舒，舌淡红，苔薄白，脉弦。

［6］痰湿阻胞证：月经周期延后，月经量少，经色淡红，质地黏稠，形体肥胖，脘痞，恶心，腹胀，便溏，带下量多，舌淡，舌体胖大，苔白腻，脉滑。

【治疗备要】

月经后期的基本治疗原则为调理气血，肾虚宜补肾养血，血虚宜补气养血，寒滞宜温经养血，肝郁宜理气和血，痰湿宜祛痰和血。患者在经前或经期应防寒保暖，避免伤风、受寒、冒雨、涉水等，不宜过食寒凉，宜保持情绪舒畅，劳逸适度，防止产育过多。

［1］肾气虚证：当归地黄饮。

［2］血虚证：大补元煎。

［3］胞宫虚寒证：大营煎。

［4］寒滞胞宫证：温经汤。

［5］肝郁气滞证：乌药汤。

［6］痰湿阻胞证：苍附导痰汤。

3. 月经先后无定期

月经先后无定期又称“经乱”，是指因肝郁、肾虚、冲任失调、血海蓄溢失常所致，以月经周期时而提前，时而延后达 7 天以上为主要表现的月经类疾病。本病以月经周期紊乱为特征，经期一般正常，经量不多，若仅提前或错后 3 ～ 5 天，一般不作“月经先后无定期”论。本病若治疗不及时，或养护失当，可进一步演变为崩漏或闭经。

月经先后无定期的基本病机为冲任失调，血海蓄溢失常。多由肾气禀赋不足，或房劳过度，或产育过多，或久病损伤肾气所致；或情志抑郁，肝气疏泄失度，气血失调所致。

本病相当于西医学的功能失调性子宫出血等疾病。

【疾病诊断】

月经周期紊乱，提前或错后 7 天以上，连续 3 个月经周期以上。

【证型证候】

［1］肝郁气滞证：月经周期紊乱，经量或多或少，经色淡红，夹有血块，经行不畅，胸胁胀痛，乳房胀痛，少腹胀痛，精神郁闷，喜太息，纳差，舌淡，苔薄白，脉弦。

［2］肾气虚证：月经周期紊乱，月经量少，经色淡红，质地清稀，头晕，耳鸣，腰膝酸软，小腹隐痛，尿频，小便清长，舌淡，苔白，脉沉细。

［3］脾气虚证：月经周期紊乱，经量或多或少，经色淡红，质地清稀，面色萎黄，倦怠，乏力，纳差，腹胀，便溏，舌淡，苔薄白，脉细弱。

【治疗备要】

月经先后无定期的基本治疗原则为疏肝、补肾、健脾、调理冲任气血。患者应保持情绪舒畅，劳逸适度，避免房劳多产。

［1］肝郁气滞证：逍遥散。

［2］肾气虚证：固阴煎。

［3］脾气虚证：参苓白术散。

4. 经期延长

经期延长又称“月水不断”“经事延长”，是指因阴虚内热，或气虚摄血不及，或瘀阻冲任而致血不归经，以行经持续时间达 7 天以上，甚至淋漓半个月始净，月经周期基本正常为主要表现的月经类疾病。本病若合并月经过多，或持续半个月不净者，为有崩漏之势。本病须与“漏下”相鉴别，本病行经时间虽在 7 天以上，但多在 2 周内自然停止，月经周期基本正常。漏下患者阴道流血淋漓不断，可延续数十日或数月不等，并有月经周期紊乱。

经期延长的基本病机为冲任失固。虚证多见于气虚、阴虚，实证多见于血瘀。

本病相当于西医学的功能失调性子宫出血、黄体萎缩不全、子宫内膜炎等疾病。

【疾病诊断】

［1］经期超过 7 天以上，甚或淋沥半个月方净。

［2］月经周期正常。

【证型证候】

［1］气不摄血证：行经时间延长，月经量多，经色淡红，质地清稀，神疲，乏力，少气，懒言，头晕，目眩，心悸，少寐，小腹空坠，舌淡，苔薄白，脉细弱。

［2］虚热内扰证：行经时间延长，月经量少，经色深红，质地黏稠，口燥，咽干，颧红，潮热，盗汗，五心烦热，舌红，苔少，脉细数。

［3］瘀阻胞宫证：行经时间延长，月经量或多或少，经色紫暗，夹有血块，经行腹痛拒按，

舌紫暗，舌面有瘀点、瘀斑，苔薄，脉涩。

［4］湿热下注证：行经时间延长，月经量少，色暗如酱，混杂黏液，气味秽臭，腰腹胀痛，带下色黄，舌红，苔黄腻，脉濡数。

【治疗备要】

经期延长的基本治疗原则为固冲、止血、调经，治疗应当在经期服药。气虚者益气止血，阴虚者滋阴宁血，血瘀者化瘀止血，湿热者清利止血，不可概投固涩之品。若因安置节育环所致经期延长者，须更节育换环。患者在月经期间应避免重体力劳动和剧烈活动，注意经期卫生，禁止房事行为。

［1］气不摄血证：举元煎。

［2］虚热内扰证：两地汤合二至丸。

［3］瘀阻胞宫证：桃红四物汤合失笑散。

［4］湿热下注证：龙胆泻肝汤合四妙丸。

5. 月经过多

月经过多又称“经水过多”，是指因气虚冲任不固，或热伤冲任，迫血妄行所致，以月经血量明显增多，月经周期、经期基本正常为主要表现的月经类疾病。

月经过多的基本病机为冲任不固，经血失于统摄，多由气虚、血热、血瘀所致。

本病相当于西医学的功能失调性子宫出血、子宫腺肌病等疾病。

【疾病诊断】

［1］经量明显增多，每次行经总量超过 100mL。

［2］月经周期、经期基本正常。

【证型证候】

［1］气不摄血证：月经量多，经色淡红，质地清稀，神疲，乏力，少气，懒言，面色淡白无华，心悸，小腹空坠，舌淡，苔薄白，脉细弱。

［2］血热内扰证：月经量多，经色鲜红或深红，质地黏稠，夹有血块，心烦，面赤，口干，便秘，小便黄赤，舌红，苔黄，脉数。

［3］瘀滞胞脉证：月经量多，经色紫暗，夹有血块，经行腹痛而拒按，小腹胀痛，舌紫暗，舌面有瘀点、瘀斑，苔薄，脉涩。

【治疗备要】

本病在经期用药以止血固冲为主，平时则宜辨证论治，以益气、清热、养阴、化瘀为要。本病因失血过多而易致气血两虚，治疗时须慎用温燥动血之品，宜适度固护气血。患者饮食须忌辛辣温燥，避免精神刺激，月经期间应避免重体力劳动和剧烈活动，注意经期卫生，经期禁止房事行为。

［1］气不摄血证：举元煎。

［2］血热内扰证：保阴煎。

［3］瘀滞胞脉证：失笑散。

6. 月经过少

月经过少又称“经量过少”“经水涩少”，是指因精血亏少，血海失充，或经脉阻滞，血行不畅所致，以月经血量明显减少，甚至点滴即净，或经行时间不足 2 天，经量亦少为主要表现的月经类疾病。若月经过少伴有周期异常，多为闭经前兆。

月经过少的基本病机为冲任气血不足，或冲任气血不畅。病性分虚实两方面，虚者多责之肾虚、血虚，实者多责之血瘀、痰湿。

本病相当于西医学的子宫发育不良、子宫内膜粘连、性腺功能低下等疾病。

【疾病诊断】

［1］月经量明显减少，总量少于 20mL，甚或点滴即净。

［2］行经时间不足 2 天。

［3］月经周期正常。

【证型证候】

［1］肾气虚证：月经量少，经色淡红，质地清稀，头晕，耳鸣，腰膝酸软，小腹冷痛，尿频，舌淡，苔白，脉沉细。

［2］胞宫血虚证：月经量少，点滴即净，经色淡红，质地清稀，小腹绵绵作痛，小腹空坠，头晕，目眩，心悸，面色淡白或萎黄，舌淡，苔薄白，脉细弱。

［3］瘀滞胞脉证：月经量少，经色紫暗，夹有血块，腹痛拒按，小腹胀痛，舌紫暗，舌面有瘀斑、瘀点，苔薄，脉涩。

［4］痰湿阻胞证：月经量少，经色淡红，形体肥胖，脘痞，呕恶，腹胀，带下量多，舌淡，舌体胖大，苔白腻，脉滑。

【治疗备要】

月经过少或因血海空虚而无余可下，或因胞脉不利而经行不畅，因此，不能因为月经过少而妄用攻逐破血之剂，虚者宜滋肝肾补精血，实者宜祛痰瘀活血脉。患者饮食须忌生冷寒凉，保持情绪舒畅，避免精神刺激，月经期间应防寒保暖，节制房事。

［1］肾气虚证：当归地黄饮。

［2］胞宫血虚证：人参滋血汤。

［3］瘀滞胞脉证：桃红四物汤或通瘀煎。

［4］痰湿阻胞证：苍附导痰汤。

7. 痛经

痛经又称“经行腹痛”，是指因情志所伤、六淫为害，导致冲任阻滞，或因精血不足，胞脉失于濡养所致，以经期或经行前后周期性出现小腹疼痛，或痛引腰骶，甚至剧痛昏厥为主要表现的月经类疾病。原发性痛经多见于年轻女性，继发性痛经多见于育龄期妇女。小腹疼痛多发生在经潮前 1 ～ 2 天，行经第 1 ～ 2 天达到高峰，多呈阵发性痉挛性胀痛，伴有坠胀感，疼痛重者可放射到腰骶部、肛门、阴道、大腿内侧，但通常不会出现腹肌紧张和反跳痛。痛经甚者，可见面色苍白、冷汗淋漓、四肢厥冷等症状。

痛经的基本病机包括“不通则痛”或“不荣则痛”两个方面。寒凝、气滞、湿热、瘀阻等实邪引起冲任气血壅滞，不通则痛；气血虚弱、肝肾亏虚，可致血海空虚，冲任、子宫失于濡养，不荣则痛。痛经当辨疼痛时间、部位、性质、程度、喜恶。通常情况下，经前或行经之初疼痛者多属实证；月经将净或经后始痛者多属虚证；一侧或双侧少腹疼痛者，多属气滞，病位在肝经；小腹正中疼痛者，多属胞宫瘀滞；痛及腰脊者，病位多在肾；隐痛、空痛、坠痛、喜按揉者，多属虚证；刺痛、绞痛、掣痛、拒按揉者，多属实证；胀痛多属气滞；冷痛多属寒凝或阳虚；灼痛多属热证。

本病与西医学痛经同名。

【疾病诊断】

［1］经期或经行前后小腹疼痛，痛及腰骶，痛势剧烈。

［2］疼痛伴随月经周期而呈周期性发作。

【证型证候】

［1］寒凝胞宫证：经前或经期小腹冷痛，拒按，得热痛减，月经周期延后，经量减少，经色暗红，夹有血块，畏寒，肢冷，面色青白，小便清长，舌淡，苔白，脉沉紧。

［2］气滞胞宫证：经前或经期小腹胀痛，拒按，月经量少，经行不畅，经色暗红，胸胁胀痛，乳房胀痛，舌紫暗，苔白，脉弦。

［3］瘀滞胞脉证：经前或经期小腹刺痛，拒按，痛势剧烈，经行不畅，夹有血块，舌紫暗，舌面有瘀斑、瘀点，苔腻，脉涩。

［4］湿热下注证：经前或经期小腹疼痛，痛及腰骶，拒按，小腹灼热感，月经量多，经色暗红，质地稠浊，带下黄稠量多，低热，舌红，苔黄腻，脉滑数。

［5］气血两虚证：经期或经后小腹隐痛，喜温喜按，月经量少，经色淡红，质地清稀，头晕，目眩，心悸，面色淡白或萎黄，神疲，乏力，少气，懒言，舌淡，苔薄白，脉细弱。

［6］肾阳虚证：经前或经期小腹冷痛，喜温喜按，得热痛减，经量减少，色暗有块，畏寒肢冷，面色青白，小便清长，舌淡，苔白，脉沉细。

［7］肝肾亏虚证：经期或经后小腹隐痛，喜按，月经量少，经色暗淡，腰骶酸痛，头晕，耳鸣，失眠，健忘，舌淡，苔薄白，脉细。

【治疗备要】

治疗痛经应遵循“急则治标，缓则治本”的原则。痛经发作时首先要缓急止痛，可口服“痛经丸”或西药“布洛芬”，或以“麝香痛经膏”在腹部痛点敷贴，或采用针灸镇痛，剧烈疼痛者可肌内注射“阿托品”或“盐酸消旋山莨菪碱注射液”。平时应辨证求因而治本。对于子宫发育不良、子宫畸形、子宫位置过度倾曲、宫颈狭窄等导致的痛经，则应针对性寻求最佳治疗方案。患者在月经期间应防寒保暖，不可过食生冷寒凉或滋腻之品，保持精神愉快。

［1］寒凝胞宫证：少腹逐瘀汤。

［2］气滞胞宫证：柴胡疏肝散。

［3］瘀滞胞脉证：血府逐瘀汤。

［4］湿热下注证：清热调血汤。

［5］气血两虚证：圣愈汤。

［6］肾阳虚证：金匮肾气丸。

［7］肝肾亏虚证：调肝汤。

8. 闭经

闭经又称“不月”“月事不来”“经水不通”，是指因肝肾不足、气血亏虚、阴虚血燥、气滞血瘀、痰湿阻滞冲任等所致，以女子年逾 16 周岁月经尚未初潮，或已行经、非妊娠而又中断达 6 个月或 3 个周期以上为主要表现的月经类疾病。对于妊娠期、哺乳期、绝经前后的月经停闭不行，或月经初潮后 1 年之内的月经不行，以及“避年”“暗经”等特殊情形，均不宜作闭经论治。至于先天性生殖器官缺如，或后天器质性损伤而无月经者，非药物治疗所能奏效，不属本节讨论范畴。

闭经的基本病机分为虚实两方面。虚者为血海空虚，无血可下，常见于肾虚、脾虚、精血亏虚；实者为冲任脉道不通，经血不得下，多见于气滞血瘀、寒凝血瘀、痰湿阻滞。

本病相当于西医学的子宫性闭经、卵巢性闭经、垂体性闭经、下丘脑性闭经、内分泌性闭经等疾病。

【疾病诊断】

[1] 女性年逾 16 周岁仍无月经来潮。

[2] 已建立起稳定月经周期但停经 6 个月或 3 个周期以上。

[3] 排除妊娠期、哺乳期、绝经期等生理性停经。

[4] 排除先天性无子宫、无卵巢、无阴道、处女膜闭锁等器质性病变。

【证型证候】

[1] 气血两虚证：经闭不行，头晕，目眩，心悸，气短，面色淡白或萎黄，神疲，懒言，乏力，舌淡，苔薄白，脉细弱。

[2] 肝肾亏虚证：月经初潮来迟，或月经后期量少，渐至经闭，腰膝酸软，头晕，耳鸣，失眠，倦怠乏力，舌淡，苔薄白，脉细弱。

[3] 阴虚血燥证：月经量少，渐至经闭，形体消瘦，盗汗，两颧潮红，五心烦热，骨蒸潮热，口干，咽燥，舌红，苔少，脉细数。

[4] 痰湿阻胞证：经闭不行，带下量多，肥胖，脘痞，恶心，痰多，神疲嗜睡，肢体倦怠，舌淡，胖大舌，苔白腻，脉滑。

[5] 瘀滞胞宫证：经闭不行，小腹胀痛或刺痛，拒按，舌紫暗，舌面有瘀点、瘀斑，苔薄，脉涩。

[6] 寒滞胞宫证：经闭不行，小腹冷痛，得热痛减，四肢不温，便溏，白带量多，舌淡，苔白，脉沉紧。

【治疗备要】

闭经病因多端，病机复杂，必须在明确闭经原因的基础上辨证论治，才能提高疗效。尤其要注意的是，治疗闭经不能单纯以月经来潮为目标，不能见有月经来潮即停药，而是应当以恢复或建立规律性月经周期为目的，一般应以建立 3 个正常的月经周期为准。闭经需要从多方面进行综合预防与调摄，包括保持情绪稳定，避免过度紧张和压力过大，饮食富于营养，积极体育锻炼，起居作息规律，不滥用避孕药物，避免人流或刮宫等。

[1] 气血两虚证：人参养荣丸。

[2] 肝肾亏虚证：归肾丸。

[3] 阴虚血燥证：一贯煎。

[4] 痰湿阻胞证：苍附导痰汤。

[5] 瘀滞胞宫证：血府逐瘀汤。

[6] 寒滞胞宫证：温经汤。

9. 崩漏

崩漏是指因肾虚、脾虚、血热、血瘀，冲任不能制约经血所致，以月经周期紊乱，子宫出血如崩似漏为主要表现的月经类疾病。其中，以月经周期紊乱，子宫出血量多，势急如崩为主要表现者，称为“崩中”；以月经周期紊乱，子宫出血量少而势缓，淋漓不尽为主要表现者，称为“漏下”。崩中与漏下虽然出血情况不同，但二者常交替出现，或相互转化，崩中稀缓可变成漏下，久漏不止亦能成崩中，且病因病机基本一致，故概称“崩漏”。崩漏多见于青春期或更年期妇女，为经乱之甚，可引起月经周期、经期、经量的严重失调，并可导致不同程度的贫血，甚至不孕。

崩漏须与下列相关疾病鉴别：“经间期出血”是在两次月经之间出现周期性的少量子宫出血；“月经先后无定期”是月经周期紊乱而经期、经量正常。

崩漏的基本病机为冲任不固，经血失约，血海溢蓄失常。病性分虚实两方面：虚者多见于脾虚、肾虚；实者多见于血热、血瘀。本病病本在肾，病位在冲任胞宫，变化在气血，表现为血海藏泻失度。

本病相当于西医学的功能失调性子宫出血等疾病。

【疾病诊断】

［1］月经周期紊乱，行经时间超过半个月，甚则数月断续不休。

［2］经血量多，暴下如注。

［3］经血量少，淋漓不尽。

【证型证候】

［1］血热内扰证：月经紊乱无期，经血暴崩如注，或淋漓不尽，经色深红，质地黏稠，夹有血块，心烦，面赤，口干喜饮，便秘，小便黄赤，舌红，苔黄，脉数。

［2］虚热内扰证：月经紊乱无期，经血暴崩如注，或淋漓不尽，经色鲜红，质地黏稠，心烦少寐，面色潮红，口燥咽干，便秘，尿少，舌红，苔少，脉细数。

［3］肾阳虚证：月经紊乱无期，暴崩如注，或淋漓不尽，经色淡红，质地清稀，腰膝冷痛，畏寒，肢冷，小腹冷痛，小便清长，尿频，夜尿增多，舌淡，苔白，脉沉细。

［4］肾阴虚证：月经紊乱无期，月经量少，淋漓不尽，经色鲜红，质地黏稠，头晕，耳鸣，五心烦热，夜寐不安，盗汗，腰膝酸软，舌红，苔少，脉细数。

［5］脾气虚证：月经紊乱无期，暴崩如注，或淋漓不尽，经色淡红，质地清稀，神疲，乏力，少气，懒言，面色萎黄，小腹空坠，舌淡红，苔薄白，脉细弱。

［6］瘀阻胞宫证：月经紊乱无期，经血时下时止，经量时多时少，淋漓不净，经色紫暗，夹有血块，小腹疼痛，舌紫暗，舌面有瘀点、瘀斑，苔腻，脉涩。

【治疗备要】

崩漏属于妇科急重病，治疗应遵循“急则治标，缓则治本”的原则，灵活运用塞流、澄源、复旧的治崩三法。暴崩易致血脱、气脱、亡阴、亡阳，暴崩之际应“塞流止崩”，严防失血厥脱。“补气摄血止崩法”通常采用高丽参 10g 水煎服，或“丽参注射液”静脉推注 / 静脉滴注；“温阳止崩法”适用于血崩兼有四肢厥冷、脉微欲绝、冷汗淋漓等亡阳证患者，通常选用参附汤煎服；“滋阴益气固崩法”适用于血崩兼有气阴虚脱的患者，通常选用“生脉注射液”静脉滴注。

止血之后的辨证论治是关键，重点在于调整月经周期，基本治疗原则为“澄源”和“复旧”。“澄源”即正本清源，求因治本；“复旧”即固本善后，或补肾，或调肝，或健脾，本固血充则经水自调。治崩宜升提固涩，不宜辛温行血；治漏宜养血理气，不宜过度固涩。青春期患者重在补肾气益冲任，育龄期患者重在疏肝郁调冲任，更年期患者重在滋肾调肝，健脾固冲任。

预防崩漏应重视经期卫生，避免或减少宫腔手术，及时治疗月经先期、月经过多、经期延长等具有出血倾向的月经病，患者平时应防寒保暖，增加饮食营养，保持精神愉快，不宜过度劳累。

[1] 血热内扰证：清热固经汤。

[2] 虚热内扰证：保阴煎。

[3] 肾阳虚证：右归丸。

[4] 肾阴虚证：左归丸合二至丸。

[5] 脾气虚证：固本止崩汤。

[6] 瘀阻胞宫证：桃红四物汤合失笑散。

10. 经行乳房胀痛

经行乳房胀痛是指由肝郁气滞、痰湿阻滞等所致，以经期或行经前后，周期性出现乳房胀痛，或乳头胀痒作痛，甚至痛不可触碰为主要表现的月经期疾病。本病多见于育龄期妇女，乳房胀痛期间可伴有界线不清的乳房结块，但结块多在经后消失，可伴有情绪紧张、烦躁、头痛等症状。

经行乳房胀痛的基本病机为经期气血下注冲任血海，肝肾精血不足，乳络失养；或气血下注冲任血海，肝血不足，肝气失于条达，乳络气血运行不畅。临证当辨虚实，实证胀痛多发于行经之前，按之有结块，经后胀痛渐止，结块消失；虚证胀痛多发于行经之后，乳房柔软，无结块。

本病相当于西医学的经前期紧张综合征等疾病。

【疾病诊断】

[1] 经期或行经前后乳房胀痛、胀痒，呈周期性发作。

[2] 排除乳房实质性肿块所致持续疼痛。

【证型证候】

[1] 肝郁气滞证：行经前乳房胀痛，乳头作痒，乳房结块，情志不畅，烦躁，喜太息，胸胁满闷，舌淡红，苔薄白，脉弦。

[2] 肝肾亏虚证：经期或行经后乳房胀痛，乳头作痒，触之无块，双目干涩，腰膝酸软，五心烦热，头晕，耳鸣，舌红，苔少，脉细数。

【治疗备要】

经行乳房胀痛的基本治疗原则为疏肝补肾，通络止痛。实证以疏肝通络为主，虚证以滋养肝肾为主。要重视情绪调节，舒缓紧张情绪，避免忧思恚怒。

[1] 肝郁气滞证：柴胡疏肝散。

[2] 肝肾亏虚证：一贯煎合滋水清肝饮。

11. 经行发热

经行发热是指因气血营卫失调所致，以经期或行经前后周期性出现发热为主要表现的月经期疾病。本病发热有明显周期性，通常出现在经前或经期第 1 ～ 2 天，热势为低热或中度发热，多数患者经净后热自退。若偶尔一次在行经期间出现发热者，不作“经行发热”论。若经行发热兼有恶寒发热、项背强痛、脉浮等表证，称为“经行感冒”，可参考感冒病论治。

经行发热属于内伤发热范畴，基本病机为气血营卫失调。多由肝肾阴虚，阴不制阳；或热伏血分，气火亢旺；或情志不遂，肝郁化火；或瘀血留滞胞宫，瘀积化热所致。通常情况下，血热者月经量多而心烦热身，阴虚者多为潮热，气虚者多为低热怕冷，瘀热者多为乍寒乍热，肝郁者多为心烦身热。

本病相当于西医学慢性盆腔炎等疾病有相关发热症状者。

【疾病诊断】

［1］经期或行经前后发热。

［2］发热呈周期性发作，连续 2 个月经周期以上。

【证型证候】

［1］血热证：经期或行经前后发热，月经量多，经色鲜红，面赤，口渴喜饮，心烦易怒，大便干结，小便黄赤，舌红，苔黄，脉数。

［2］阴虚内热证：经期或行经前后发热，午后潮热，月经量少，经色深红，烦躁，少寐，口干，大便干结，舌红，苔少，脉细数。

［3］气虚发热证：经期或行经前后，月经量多，经色淡红，质地清稀，神疲，乏力，少气，懒言，自汗，纳差，便溏，舌淡，苔薄黄，脉细数。

［4］肝郁化火证：经期或行经前后发热，经色深红，夹有血块，胸胁胀痛，乳房胀痛，头胀，头晕，烦躁，易怒，口苦，咽干，舌红，苔黄，脉弦数。

［5］痰热瘀阻证：经期或行经前后发热，经色紫暗有块，小腹疼痛，舌紫暗，舌面有瘀斑、瘀点，苔黄腻，脉弦。

【治疗备要】

治疗经行发热须顾及妇人以血为本的特点，清热不宜过用苦寒，祛瘀不可过用攻伐，以免重伤气血。患者经行前后须忌食生冷或辛辣之品，避免游泳、涉水、冒雨、房事等。

［1］血热证：清经散。

［2］阴虚内热证：两地汤。

［3］气虚发热证：补中益气汤。

［4］肝郁化火证：丹栀逍遥散。

［5］痰热瘀阻证：血府逐瘀汤。

12. 经行头痛

经行头痛是指因气血亏虚，或气滞血瘀，或阴虚肝旺所致，以经期或行经前后周期性出现头痛为主要表现的月经期疾病。若偶然发生一次经期头痛，不作本病论。经行头痛常伴见“经行身痛”，二者病机相似，可参阅论治。

经行头痛属于内伤头痛范畴，基本病机为气血下注冲任血海而脑失所养。本病以血虚头痛、血瘀头痛、肝郁头痛最为常见。血虚头痛多见于素体气血虚弱，或慢性失血伤精，或大病久病耗伤气血患者。经期气血下注冲任血海，十二经气血愈加空虚，气血充养脑络脑髓减弱，不荣则痛；血瘀头痛多见于跌仆损伤，或素有脉络瘀滞患者，经期气血下注，则脑络血虚、血瘀并发而见头痛；肝郁头痛多见于情志不畅患者，经期气血下注，肝藏血不及则肝木疏泄失度，气火上逆清窍而见头痛。

本病相当于西医学的经前期紧张综合征等疾病。

【疾病诊断】

[1] 经期或行经前后头部疼痛，行经后期或经净则头痛自止。

[2] 头痛呈周期性发作，连续 2 个月经周期以上。

【证型证候】

[1] 血虚证：经期或行经前后头部隐痛，绵绵不休，心悸，少寐，神疲，乏力，面色淡白无华，舌淡，苔薄白，脉细弱。

[2] 血瘀证：经期或行经前后头部剧烈疼痛，痛如锥刺，部位固定，月经量少，经行不畅，经色紫暗，夹有血块，小腹疼痛拒按，舌紫暗，舌面有瘀斑、瘀点，苔腻，脉细涩。

[3] 肝郁化火证：经期或行经前后头部胀痛，巅顶掣痛，目胀，烦躁，易怒，口苦，咽干，经色深红，夹有血块，舌红，苔薄黄，脉弦数。

【治疗备要】

经行头痛的基本治疗原则为调理气血，通经活血。血虚当益气养血，血瘀当化瘀通络，肝郁宜养阴柔肝，然不论何证，均当酌情佐以养血之品。经行头痛要重视情绪调节，舒缓紧张情绪，避免忧思恚怒，起居作息要有规律。

[1] 血虚证：八珍汤。

[2] 血瘀证：通窍活血汤。

[3] 肝郁化火证：杞菊地黄丸。

13. 经行泄泻

经行泄泻是指由脾肾阳气亏虚等所致，以经期或行经前后周期性出现便溏，甚或水泻，日行数次为主要表现的月经期疾病。本病常可持续数年，较难自愈，影响身体健康。经行泄泻一般无腹痛，部分患者平常即有慢性泄泻，经期则泄泻症状加重。若经期由于饮食不节，或外感风寒等导致偶发性泄泻者，不属于本病范畴。

经行泄泻的基本病机为肠道传化失司。因脾为后天之本又兼运化水湿，肾为先天之本兼司水液运行气化，经期经血下泄，则脾肾之气弱，肠道传化失司，从而出现泄泻。

本病相当于西医学的经前期紧张综合征等疾病。

【疾病诊断】

[1] 经前或行经期间持续发生泄泻，经净则止。

[2] 泄泻呈周期性发作，连续 2 个月经周期以上。

【证型证候】

[1] 脾气虚证：经行期间排便次数增多，大便不成形，清稀黏液便，纳差纳少，腹胀，肢体困倦，舌淡，苔白，脉细弱。

[2] 脾阳虚证：经行期间排便次数增多，大便不成形，完谷不化，纳差纳少，腹胀，腹部冷痛，畏寒，肢冷，舌淡，苔白腻，脉沉细。

［3］肾阳虚证：经行期间排便次数增多，大便不成形，小便清长，五更泄，面色晦暗，头晕，耳鸣，腰膝冷痛，畏寒，肢冷，舌淡，苔白滑，脉沉细。

［4］脾肾阳虚证：经行期间排便次数增多，完谷不化，五更泄，腹部冷痛，腰膝冷痛，畏寒，肢冷，舌淡，苔白滑，脉沉细。

［5］肝郁脾虚证：经行期间排便次数增多，溏结不调，面色淡白无华，纳少，口淡无味，胸胁痞闷，情志不畅，喜太息，腹胀，腹痛，舌淡，苔薄白，脉弦细。

【治疗备要】

经行泄泻须重视津液耗损，有严重伤津征象者应及时输液。方药治疗不宜峻补收涩，当以健脾、温肾为主，调经为辅。患者饮食须清淡，易消化，有营养，以流质或半流质为宜，避免牛乳等乳制品。

［1］脾气虚证：参苓白术散。

［2］脾阳虚证：黄芪建中汤。

［3］肾阳虚证：金匮肾气丸合四神丸。

［4］脾肾阳虚证：健固汤。

［5］肝郁脾虚证：痛泻要方。

14. 经行眩晕

经行眩晕是指因阴血亏虚，或冲气夹痰上逆所致，以经期或行经前后周期性出现头晕目眩为主要表现的月经期疾病。本病轻者可见头晕目眩，视物昏花，短时即止，重者如坐舟车，旋转不定，不能站立，常须闭目自持。诊断本病，首先须排除耳源性眩晕、颈性眩晕、心血管性眩晕等疾病。

经行眩晕的基本病机为清窍失养或邪扰清窍，多见于素体虚弱，或大病久病，或产乳过多等患者，经期气血下注冲任，精血更虚，清阳不升，清窍失养则见眩晕；也可见于素体脾虚痰盛患者，经期冲气夹痰上逆。虚性眩晕多发于经期或经后，实性眩晕多发于经前或经期。

本病相当于西医学的经前期紧张综合征等疾病。

【疾病诊断】

［1］经期或行经前后头晕目眩。

［2］呈周期性发作，连续 2 个月经周期以上。

【证型证候】

［1］气血两虚证：经期或经后头晕目眩，月经量少，色淡质稀，少腹隐痛，神疲，少气，心悸，失眠，纳差，舌淡，苔薄白，脉细弱。

［2］肝阳上亢证：经前或经期头晕目眩，烦躁易怒，失眠，耳鸣，面部烘热，口燥，咽干，腰膝酸软，舌红，苔少，脉细数。

［3］脾虚痰湿证：经前或经期头晕目眩，头重如蒙，恶心，呕吐痰沫，胸闷，纳差，嗜卧，懒言，神疲，乏力，面目浮肿，舌淡，胖大舌，苔白腻，脉濡缓。

【治疗备要】

治疗经行眩晕须以调理肝、脾、肾为本，中气亏虚者宜补脾胃气血，下元亏虚者宜补肝肾，痰多者必调阳明而消痰浊。

［1］气血两虚证：归脾汤。

[2] 肝阳上亢证：天麻钩藤饮。

[3] 脾虚痰湿证：半夏白术天麻汤。

15. 绝经前后诸症

绝经前后诸症是指因肾气渐衰，天癸将竭，阴阳失调所致，在妇女绝经前后出现月经紊乱、烘热、汗出、头晕、耳鸣、失眠、健忘、心悸、烦躁、易怒、浮肿、便溏、皮肤燥痒等症状的妇科疾病。本病是在妇女 49 周岁前后围绝经期伴随出现的一系列症状，若在 40 岁以前发病者，应考虑卵巢早衰、双侧卵巢切除、放射性卵巢功能衰竭等可能。本病临床症状多样，参差出现，有轻有重，持续时间可长可短，变化多端。

烘热是绝经前后诸症中较有特征的症状，症状特征为烘烤样的阵发性发热，发热时蒸蒸热盛，有明显热烫感，脸部及心胸部热感更甚，发作时间无规律性，持续时间可长可短。烘热常伴随汗出，上半身明显（尤其在心胸部），甚则汗透衣衫。烘热时还可见皮肤潮红，尤以面、颈、前胸部常见，亦可波及下腹、躯干和四肢。由于阵发性烘热，患者常欲脱衣、袒臂、开窗或走向户外。烘热停歇后，通常汗出即止，皮肤潮红消退，但可持续出现一段时间的心悸、头痛、头晕、烦躁、口干等症状。

绝经前后诸症的基本病机为天癸将竭，阴阳失调。与女性绝经前后的生理特点密切相关，女性七七之年，肾气渐衰，天癸渐竭，冲任渐亏，阴阳平衡失调，故见诸症。临床以肾阴虚居多，也可表现为肾阳虚、肾阴阳两虚，或心肾不交等，常累及心、肝、脾等脏，还可兼夹气郁、血瘀、痰阻等变化。

本病相当于西医学的更年期综合征、卵巢早衰、双侧卵巢切除、放射性卵巢功能衰竭等疾病。

【疾病诊断】

[1] 月经周期、经期紊乱。

[2] 烘热，汗出，颜面潮红，头晕，目眩，心悸，耳鸣，烦躁，易怒，失眠，健忘，腰背酸痛，手足心热。

[3] 发病年龄在 45 ～ 55 周岁绝经前后。

【证型证候】

[1] 肝肾阴虚证：绝经前后出现月经周期或经期紊乱，烘热，盗汗，头晕，五心烦热，急躁易怒，失眠，耳鸣，腰膝酸软，舌红，苔少，脉细数。

[2] 肾阳虚证：绝经前后出现月经周期或经期紊乱，头晕，晕眩，耳鸣，小腹冷痛，腰膝冷痛，畏寒，肢冷，尿频，舌淡，苔白，脉沉细。

[3] 心肾不交证：绝经前后出现月经周期或经期紊乱，心烦失眠，心悸，头晕，健忘，腰膝酸软，烘热，盗汗，舌红，苔少，脉细数。

[4] 气血两虚证：绝经前后出现月经周期或经期紊乱，心慌，气短，自汗，多梦，健忘，头晕，面色淡白或萎黄，神疲，乏力，舌淡，苔白，脉细弱。

【治疗备要】

绝经前后诸症短则持续数月，长者可达数年，须有持续调理的心理准备，尤其要重视心情舒畅，平和心态。治疗应注重固护肾气，清热不宜过用苦寒，祛寒不宜过用温燥，更不可妄用攻伐。

［1］肝肾阴虚证：六味地黄丸。

［2］肾阳虚证：右归丸。

［3］心肾不交证：天王补心丹。

［4］气血两虚证：归脾汤。

16. 带下过多

带下过多是指因湿热、湿毒，或脾虚、肾虚等所致，以带下量明显增多为主要表现的妇科疾病。带下量多色白者，称为“白带”；带下色黄，稠黏而淋漓不断，或有腥臭者，称为“黄带”；带下赤白相杂，连绵不绝者，称为“赤白带”；带下呈数种颜色，质如稀水或米汤，或如血水，或呈脓样，气味恶臭，称为“五色带”。

带下量多常可伴见外阴或阴道瘙痒、阴部坠胀或疼痛、尿频、尿痛等症状。病理性带下多有房事不禁、卫生习惯不良、手术损伤、妇产科术后感染邪毒等病史，一般应有量、色、质、气味的异常。本病若能及时治疗多可痊愈，预后良好。若病程迁延日久，反复发作，可能导致月经异常、癥瘕、不孕症等。若经期前后、排卵期、妊娠期带下轻度增多，色白或透明，无特殊气味，无其他症状者，当属生理性带下，不作病论。

带下过多的基本病机为任脉不固，带脉失约。常因湿邪为患：内因多责之脾不运湿，肾不主液；外因多责之感受湿邪，或湿热内蕴，寒湿或湿热下注。临证通常根据带下的色、质、气味及伴随症状进行辨证论治。

本病多见于西医学的阴道炎、宫颈炎、盆腔炎等疾病。

【疾病诊断】

［1］带下量多，绵绵不绝。

［2］带下色、质、气味异常。

【证型证候】

［1］脾虚湿蕴证：带下量多，带下色白或淡黄，质地清稀，如涕如唾，无臭味，面色淡白或萎黄，脘痞，恶心，纳少，肢体重困，神疲，乏力，少气，懒言，舌淡，胖大舌，苔薄白，脉细缓。

［2］肾阳虚证：带下量多，色淡，质地清稀，绵绵不断，头晕，耳鸣，腰膝冷痛，畏寒，肢冷，小腹冷痛，尿频，夜尿多，舌淡，苔白，脉沉迟。

［3］肾阴虚证：带下色黄，或夹血丝，质地稠浊，气味腥臭，阴道干涩，阴道灼热，腰膝酸软，五心烦热，头晕，耳鸣，舌红，苔少，脉细数。

［4］胞宫虚寒证：带下量多，质地清稀，或透明如蛋清液，绵绵不断，无异味，小腹冷痛，小便频数，夜尿多，舌淡，苔白，脉沉迟。

［5］湿热下注证：带下量多，色黄或呈脓性，或如豆渣，或似泡沫，气味臭秽，外阴瘙痒，阴中灼热，胸闷，纳呆，口苦，口腻，大便不成形，小便黄赤，舌红，苔黄腻，脉滑数。

［6］湿毒蕴胞证：带下量多，颜色黄绿如脓，或五色带下，带质黏稠，臭秽难闻，小腹胀痛，心烦，身热，口干，口苦，小便黄赤，大便干结，舌红，苔黄腻，脉滑数。

【治疗备要】

带下过多的基本治疗原则为祛湿止带，虚证当调脾肾兼利湿邪，实证当清热利湿或清热解毒祛湿。此外，可配合中药制剂外洗、栓剂阴道纳药，或选用苦参、白鲜皮、蛇床子、黄柏等煎水坐浴，综合治疗，疗效更佳。

［1］脾虚湿蕴证：完带汤。

［2］肾阳虚证：内补丸。

［3］肾阴虚证：知柏地黄丸。

［4］胞宫虚寒证：白带丸。

［5］湿热下注证：止带方。

［6］湿毒蕴胞证：五味消毒饮。

17. 不孕症

不孕症是指肾虚、肝郁、痰湿、血瘀等导致冲任、胞宫功能失调，育龄妇女未避孕，性生活正常，配偶生殖功能正常，与配偶同居 1 年而未受孕的妇科疾病。其中，从未妊娠者为原发性不孕，又称“全不产”；曾经有过妊娠，继而未避孕 1 年以上，仍未受孕者，为继发性不孕，又称“断绪”。

不孕症的基本病机为肾气不足，或邪滞胞宫，冲任气血失调。多由肾气亏虚，或肾阳衰微，或肾精不足，或肾阴虚乏，或气血虚弱，或肝气郁结，或痰湿内蕴，或瘀滞胞宫等所致。

本病相当于西医学的原发性不孕和继发性不孕。

【疾病诊断】

［1］育龄妇女未避孕，性生活正常，同居 1 年而未受孕。

［2］育龄妇女孕育后，未避孕，同居 1 年而未受孕。

［3］配偶生殖功能正常。

【证型证候】

［1］肾气虚证：不孕，月经不调，月经量少，经色浅淡，经闭，带下清稀，头晕，耳鸣，神疲，乏力，腰膝酸软，小便清长，舌淡，苔白，脉沉细。

［2］肾阳虚证：不孕，月经后期，月经量少，经色浅淡，经闭，性欲淡漠，带下量多，带下清稀，头晕，耳鸣，面色晦暗，小腹冷感，腰膝酸冷，小便清长，舌淡，苔白，脉沉迟。

［3］肾阴虚证：不孕，月经先期，月经量少，经色淡红，形体消瘦，腰膝酸软，头晕，目眩，五心烦热，咽干，口渴，午后低热，舌红，苔少，脉细数。

［4］血虚证：不孕，月经量少，经色浅淡，面色萎黄，唇睑指甲色淡白，头晕，目眩，舌淡，苔薄白，脉细弱。

［5］肝郁气滞证：不孕，月经不调，经量或多或少，经色紫红，夹有血块，痛经，经期乳房作胀，经期小腹疼痛，烦躁，易怒，舌淡，苔薄黄，脉弦。

［6］痰湿阻胞证：不孕，月经后期，月经量少，经色浅淡，带下量多，形体肥胖，胸闷，泛恶，口腻，舌淡，苔白腻，脉弦滑。

［7］瘀滞胞宫证：不孕，月经后期，月经量少，经色紫红，夹有血块，痛经，舌面有瘀斑、瘀点，苔薄，脉弦涩。

【治疗备要】

不孕症可由多种原因导致，夫妇双方全面检查，寻找出致病原因，采取针对性治疗方案是关键。不孕症是影响夫妻双方身心健康的医学和社会学问题，患者求子心切，须当配合心理疏导，调畅情志，择“时候”而合阴阳，可利于受孕。“求子之道，莫如调经”，治疗不孕症当以温肾、疏肝、养血为本，痰阻者兼以祛痰，瘀滞者兼以化瘀。

［1］肾气虚证：毓麟珠。

［2］肾阳虚证：温胞饮。

［3］肾阴虚证：养精种玉汤。

［4］血虚证：人参滋血汤。

［5］肝郁气滞证：开郁种玉汤。

［6］痰湿阻胞证：苍附导痰汤合启宫丸。

［7］瘀滞胞宫证：少腹逐瘀汤。

18. 妊娠恶阻

妊娠恶阻又称“妊娠呕吐”，是指因冲脉之气上逆，胃失和降所致，以妊娠期出现恶心呕吐、厌食，甚至食入即吐为主要表现的妊娠疾病。妊娠恶阻多见于初孕妇女，呕吐症状通常见于妊娠早期，轻者在妊娠 4 ～ 8 周后自然消失，重者在第 8 周左右发展为剧烈呕吐，频繁呕吐出清水、酸水、食物、痰涎、胆汁，或咖啡样混合物，呕吐可持续到妊娠后期，甚者可危及胎儿。持续剧烈呕吐可伴随出现厌食、精神萎靡、口唇燥裂、面色苍白、形体消瘦等症状。

妊娠恶阻的基本病机为冲气上逆，胃失和降。常见于素体胃气虚弱患者，妊娠冲脉气逆，复夹胃虚气逆而发呕吐；或冲脉肝气复逆反胃，胃失和降而发呕吐；或脾虚痰湿内聚，冲气上逆夹痰犯胃，胃失和降而发呕吐。

本病相当于西医学的妊娠呕吐、妊娠剧吐等疾病。

【疾病诊断】

妊娠期频繁呕吐，持续不已。

【证型证候】

［1］脾胃气虚证：妊娠期频繁呕吐，呕吐清水痰涎，恶心，纳差，纳差，脘痞，腹胀，便溏，头晕，神疲，乏力，舌淡，苔薄白，脉细弱。

［2］肝胃不和证：妊娠期频繁呕吐，呕吐酸水、苦水，恶心，厌油，头胀，头晕，口干，口苦，嗳气，胸胁胀闷，乳房胀闷，舌红，苔薄黄，脉弦滑。

［3］气阴两虚证：妊娠期频繁呕吐，持续日久，精神萎靡，眼眶下陷，形体消瘦，肌肤干燥，口干，尿少，大便干结，舌红，苔少，脉细数。

［4］痰湿阻滞证：妊娠期频繁呕吐，泛吐痰涎，恶心，纳差，口淡，口腻，脘痞，腹胀，头晕，舌淡，苔白腻，脉滑。

【治疗备要】

妊娠恶阻的基本治疗原则为调气和中，降逆止呕。患者要注意饮食营养，不宜过食辛辣香燥、荤腥油腻之品，情绪要愉悦舒畅，不宜过劳。

［1］脾胃气虚证：香砂六君子汤。

［2］肝胃不和证：加味温胆汤。

［3］气阴两虚证：生脉饮合增液汤。

［4］痰湿阻滞证：小半夏加茯苓汤。

19. 妊娠眩晕

妊娠眩晕又称“子眩”“子晕”，是指因肝阳上亢，或气血虚弱、痰浊壅盛所致，以妊娠中晚期出现头晕、目眩为主要表现的妊娠疾病。本病多发生在妊娠中晚期，多见于初产妇，以眩晕为主症，轻者仅有血压升高而无明显自觉症状，重者血压明显升高，并有头痛、恶心、面浮、身肿、尿少等症状。

妊娠眩晕的基本病机为清窍失养，或邪扰清窍。本病属本虚标实之病。脏腑虚弱为本，因妊重虚，以致精血不足。临床以脾虚、肾虚、肝虚最为常见，脾虚气血化源不足，妊娠阴血养胎，营血荣养清窍不足，易发为“子晕”。脾虚运化水湿不及，水湿痰浊蒙蔽清窍，也可发为“子晕”。肾精亏虚，精血两虚不制肝阳，肝阳上亢，则为“子晕”。肾虚不能化气行水，水湿泛溢，上蒙清窍，亦为“子晕”。因此，本病之虚证主要源于脾虚、肾虚、肝虚所致阴血不荣清窍。标实主要源于肝阳上逆或痰火上逆扰动清窍，或水湿痰浊蒙蔽清窍。其肝阳上逆或痰火上逆扰动清窍之重者，患者在妊娠晚期、临产时或新产后，可出现眩晕倒仆、昏不知人、四肢抽搐、全身强直、双目上视、时醒时发，甚或昏迷不醒，称为“子痫”或“妊娠痫证”。

妊娠眩晕相当于西医学的妊娠高血压等疾病。

【疾病诊断】

妊娠期间出现头晕，目眩，视物昏花。

【证型证候】

［1］气血两虚证：妊娠期间头晕目眩，视物昏花，心悸，失眠，纳差，倦怠乏力，面色淡白或萎黄，舌淡，苔薄白，脉细弱。

［2］肝阳上亢证：妊娠期间头晕目眩，视物昏花，耳鸣，心烦，易怒，胁肋胀闷，口干，口苦，面赤，腰膝酸软，舌红，苔薄黄，脉弦数。

［3］痰蒙清窍证：妊娠期间头晕目眩，视物昏花，头重，嗜睡，胸闷，泛恶，呕吐痰涎，口淡，口腻，纳少，舌淡，苔白腻，脉滑。

【治疗备要】

妊娠眩晕以益气养血、平肝潜阳、健脾利湿为基本治法。若出现先兆子痫症状，应根据病情，及时采取解痉、镇静、降压、扩容、利水等治疗，以防止病情进一步发展。若“子晕”已发展为“子痫”，肝阳上亢证者须加配天麻钩藤饮，肝风内动证者加配羚角钩藤汤，痰火上扰证者加配牛黄清心丸或安宫牛黄丸。妊娠眩晕患者应充分休息，有水肿者应限制食盐摄入。

［1］气血两虚证：八珍汤合当归芍药散。

［2］肝阳上亢证：杞菊地黄丸。

［3］痰蒙清窍证：半夏白术天麻汤。

20. 妊娠咳嗽

妊娠咳嗽又称“子嗽”“子咳”，是指因阴虚肺燥，或脾虚痰饮等导致肺失宣降，以妊娠期出现咳嗽，经久难愈为主要表现的妊娠疾病。本病经过治疗和充分休息，一般预后良好，但若失治误治，病情发展可损伤胎元，导致漏胎、胎动不安，甚至引起堕胎、小产。

妊娠咳嗽的基本病机为肺失肃降，肺气上逆。妊娠期阴血下聚养胎，百脉朝肺不足，易见肺失所养之咳嗽。妊娠期饮食失调，脾失健运，痰湿内生蕴肺，也是妊娠咳嗽的常见原因。妊娠期若复感外邪导致咳嗽，不属于本病范畴，可参照内科咳嗽病辨证论治。

妊娠咳嗽相当于西医学的妊娠合并上呼吸道感染、支气管炎、肺炎等疾病。

【疾病诊断】

妊娠期间出现咳嗽，持续不已。

【证型证候】

［1］肺气虚证：妊娠期间咳嗽不已，咳声低微，喘促无力，咳痰清稀，自汗，恶风，易感冒，舌淡，苔薄白，脉细弱。

［2］肺阴虚证：妊娠期间干咳不已，无痰或痰少而黏，口燥，咽干，潮热，盗汗，舌红，苔少，脉细数。

［3］脾虚痰湿证：妊娠期间咳嗽不已，咳声重浊，痰多易咯，痰稠色白，胸闷，气喘，恶心，纳差，脘痞，腹胀，舌淡，胖大舌，苔白腻，脉滑。

［4］痰热蕴肺证：妊娠期间咳嗽不已，痰多易咯，痰稠色黄，气喘，胸闷，胸痛，身热，汗出，舌红，苔黄腻，脉滑数。

【治疗备要】

妊娠咳嗽与中医内科咳嗽的基本治疗方法有相似之处，但须兼顾胎元，在固其胎元的同时兼治其嗽，忌用滑利、降气、燥热、活血、动胎、有毒之品，免伤其胎。妊娠咳嗽患者应当防寒保暖，戒烟限酒，劳逸适度。

［1］肺气虚证：补肺汤。

［2］肺阴虚证：百合固金汤。

［3］脾虚痰湿证：六君子汤。

［4］痰热蕴肺证：清金化痰汤。

21. 妊娠腹痛

妊娠腹痛又称“胞阻”，是指因胞脉阻滞或胞脉失养，气血运行不畅所致，以妊娠期小腹疼痛为主要表现的妊娠疾病。《金匮要略》记载“胞阻”为小腹疼痛并伴有阴道下血，本节所论依据后世观点，其腹痛尚未影响到胎元，故不伴有阴道下血症状。妊娠腹痛的部位主要在小腹部，痛势一般不剧烈，时作时止，但容易反复发作，疼痛时多腹软而不拒按，虚证常为隐隐作痛，实证多为胀痛。

妊娠腹痛的基本病机主要包括“不通则痛”和“不荣则痛”两个方面。素体气血亏虚或阳虚失煦，气血运行无力，胞脉失养，不荣则痛；若素性忧郁，肝气失于条达，血海气机不畅，胞脉阻滞，不通则痛。

本病相当于西医学的妊娠期宫缩痛。

【疾病诊断】

［1］妊娠期小腹疼痛，痛势轻微，时作时止，反复发作。

［2］无阴道流血。

［3］产科检查无明显异常。

【证型证候】

［1］心肝血虚证：妊娠期小腹隐痛，按之痛减，面色萎黄无华，头晕，目眩，心悸，舌淡，苔薄白，脉细弱。

［2］胞宫虚寒证：妊娠期小腹冷痛，喜温喜按，面色淡白无华，畏寒，肢凉，腰酸，小便

清长，舌淡，苔薄白，脉沉细。

［3］肝郁气滞证：妊娠期小腹胀痛，情志不畅，胸胁胀满，急躁易怒，舌淡，苔白，脉弦。

【治疗备要】

妊娠腹痛如不及时调治，往往会引起胎动不安，甚至下血堕胎或小产。本病治法以调理气血为主，但不宜过用辛香温燥之品。

［1］心肝血虚证：当归芍药散。

［2］胞宫虚寒证：胶艾汤。

［3］肝郁气滞证：逍遥散。

22. 胎动不安

胎动不安又称"胎气不安"，是指因冲任气血不和，胎元不固所致，以妊娠期出现腰酸、腹痛、小腹坠胀，或伴有阴道少量出血为主要表现的妊娠疾病。若妊娠期阴道少量出血，时下时止，或淋沥不断，但无腰酸、腹痛、小腹坠胀者，称为"胎漏""胞漏""漏胎"。在胎元不固所表现的下血、腰酸、腹痛、小腹坠胀四大症状中，《济阴纲目》提出胎动不安与胎漏的症状区别是"胎动、胎漏皆下血，而胎动有腹痛，胎漏无腹痛为异尔"。二者虽病名不同，但病因、治疗原则、转归、预后等基本相同，临床难以截然分开，故常相参辨治。此外，宫外孕和葡萄胎也可导致下血、腰酸、腹痛、小腹坠胀四大症状，不属本病讨论范围，临证时也必须首先给予鉴别。

胎动不安的基本病机为冲任气血失调，胎元不固。多由素体肾气亏虚，或素体阴血不足，或产育过多，或大病久病耗伤，或妊娠后房事不节，或妊娠后劳倦太过，或妊娠后过食辛辣肥甘之品，或妊娠后外感邪热，或妊娠后跌仆闪挫等因素，导致肌体出现肾虚、气虚、血虚、血热、湿热、血瘀等，从而引发冲任气血失调，胎元不固。

本病相当于西医学的先兆流产、先兆早产、前置胎盘出血等疾病。

【疾病诊断】

［1］妊娠期出现腰酸，小腹疼痛，小腹下坠。

［2］阴道少量出血。

【证型证候】

［1］肾气虚证：妊娠期腰膝酸软，小腹疼痛，小腹胀坠，或伴阴道少量出血，血色浅淡，小便频数，头晕，耳鸣，舌淡，苔白，脉沉滑尺弱。

［2］气血两虚证：妊娠期腰酸，小腹疼痛，小腹胀坠，或伴阴道少量出血，血色浅淡，神疲，乏力，少气，心悸，面色淡白无华，舌淡，苔白，脉滑无力。

［3］冲任血热证：妊娠期腰酸，小腹灼痛，或伴阴道少量出血，血色鲜红或深红，心烦失眠，口干，大便秘结，小便黄赤，舌红，苔黄，脉滑数。

［4］阴虚血热证：妊娠期腰酸，小腹灼痛，或伴阴道少量出血，血色鲜红，五心烦热，口燥，咽干，舌红，苔少，脉细数。

［5］冲任瘀滞证：妊娠期腰酸，小腹刺痛，小腹坠胀，阴道时常下血，血色暗红或紫红，舌暗淡，舌面有瘀斑、瘀点，苔腻，脉细无力。

［6］湿热下注证：妊娠期腰酸，小腹疼痛，小腹坠胀，或伴阴道少量出血，血色暗红，低热起伏，大便不成形，舌红，苔黄腻，脉滑数。

【治疗备要】

胎动不安若伴有下血不止，常可导致堕胎或小产，须及时诊治，防止发生流产。本病以补肾、固冲、安胎为基本治疗原则，可辨证施以固肾、益气、养血、清热、利湿、化瘀之法。若能及时控制阴道出血，腰酸、腹痛症状持续好转，多能继续妊娠。若已演变为胎殒，应考虑下胎益母。若为其他原因导致胎动不安或胎漏，应当经药物或手术治疗，并调理身体之后方可再次妊娠，以免发生滑胎。

［1］肾气虚证：寿胎丸。

［2］气血两虚证：胎元饮。

［3］冲任血热证：保阴煎。

［4］阴虚血热证：阿胶汤。

［5］冲任瘀滞证：桂枝茯苓丸。

［6］湿热下注证：当归散合寿胎丸。

23. 滑胎

滑胎是指因禀赋虚弱，肾虚冲任不固所致，怀孕后出现自然流产或小产，连续发生 3 次以上的妊娠疾病。在胎儿殒堕的相关疾病中，若怀孕 1 个月不知已受孕而殒堕者，称为“暗产”；若胚胎在 12 周以内自然殒堕者，称为“堕胎”；若胚胎在 12 ～ 28 周内自然殒堕者，称为“小产”或“半产”。上述疾病均以胎儿自然殒堕，势有难留为特征，在病因、治疗原则、转归、预后等方面基本相同。通常为首先出现阴道流血，继而小腹疼痛，或先有小腹疼痛，继而阴道流血，并且腹痛与出血量逐渐加重，胎儿自然殒堕。

堕胎、小产常由胎动不安、漏胎发展所致，连续发生 3 次堕胎或小产者即为滑胎。堕胎、小产、滑胎的病因与胎动不安、漏胎大致相同，多由肾虚、气虚、血虚、血热、血瘀等导致，基本病机为冲任损伤，胎元受损，或体质虚弱，胎结不实。因此，堕胎、小产可大体上可以参照本病辨证论治。

滑胎相当于西医学的习惯性流产、复发性流产，堕胎相当于早期流产，小产相当于晚期流产。

【疾病诊断】

［1］妊娠期出现阴道流血伴小腹疼痛，逐渐加重，胎儿随后自然殒堕。

［2］堕胎、小产连续发生 3 次或以上。

［3］有胎动不安、漏胎、妊娠期热病、外伤等病史。

【证型证候】

［1］脾肾气虚证：屡孕屡堕，腰膝酸软，头晕，目眩，耳鸣，神疲，乏力，少气，懒言，纳差，便溏，夜尿增多，舌淡，苔薄白，脉沉细。

［2］气血两虚证：屡孕屡堕，面色淡白或萎黄，头晕，心悸，神疲，乏力，气短，舌淡，苔薄，脉沉细。

［3］阴虚血热证：屡孕屡堕，两颧潮红，口燥，咽干，手足心热，烦躁，形体消瘦，舌红，苔少，脉细数。

［4］冲任瘀滞证：屡孕屡堕，小腹隐痛或胀痛，肌肤无华，舌紫暗，舌面有瘀斑、瘀点，苔薄，脉细涩。

【治疗备要】

堕胎、小产、滑胎都可能因为大出血而引起血脱证，出现阴血暴脱、阴阳离决危象，因此，一旦确诊堕胎、小产，应尽快终止妊娠，原则上以下胎益母为主，或辨证用药下胎，或中西医结合治疗下胎，或行吸宫术 / 钳刮术，速去其胎。

治疗滑胎首先应遵循“预防为主，防治结合”原则，再次妊娠宜距上次殒堕 1 年以上，妊娠前需预培其损，以补肾健脾、益气养血、调理冲任为主。一旦妊娠或疑有受孕，应先按“胎动不安”调理，孕妇还须调节情志，起居有常，饮食均衡，禁止房事，避免劳累。

［1］脾肾气虚证：补肾固冲丸或寿胎丸。

［2］气血两虚证：泰山磐石散。

［3］阴虚血热证：保阴煎或两地汤。

［4］冲任瘀滞证：桂枝茯苓丸。

24. 产后血晕

产后血晕又称“产后血运”，是指因血虚气脱或瘀阻气闭所致，以产妇分娩后突然头晕眼花、不能起坐，或心胸满闷、恶心呕吐、痰涌气急、心烦不安，甚则神昏、不省人事为主要表现的产后疾病。本病多发生在产后数小时内，若不及时救治，往往危及产妇生命。

产后血晕须与“产后子痫”相鉴别，二者都发生于新产之际，皆可发生神昏症状，但“产后子痫”多有肢体或面目浮肿，头晕目眩，血压升高等症状，新产后以肢体抽搐、神昏为主症。

产后血晕的病因病机分为虚实两方面，虚者为脱证，实者为闭证。脱证多为素体气血虚弱，复因产时或产后大出血，阴血暴失，心神失守，证候表现为面色苍白、冷汗淋漓、心悸、昏厥、目闭口开、手撒肢厥；闭证多为产后胞脉空虚，复因感寒而血凝为瘀，或因气虚血瘀，瘀血上逆，蒙蔽心神，证候表现为恶露不下、心腹胀痛、面色晦暗、神昏、口噤、双手握固。

本病相当于西医学的产后出血、羊水栓塞等疾病。

【疾病诊断】

［1］新产后数小时内突然出现头晕目眩，不能起坐，神昏，口噤，晕厥。

［2］有贫血、产伤、胎盘剥离不全、胎盘嵌顿等病史。

【证型证候】

［1］血虚气脱证：新产后突然晕眩，不能起坐，面色苍白，冷汗淋漓，心悸，晕厥，目闭口开，手撒肢厥，舌淡，苔白，脉微欲绝。

［2］瘀阻气闭证：新产后突然晕眩，不能起坐，心腹胀痛，痰涌气急，神昏，口噤，双手握固，牙关紧闭，面色晦暗，舌紫暗，苔薄，脉涩。

【治疗备要】

本病属产科危急重症，必要时应中西医结合及时抢救。已经出现晕厥者，可用针灸或熏鼻醒脑开窍，切勿在昏厥中强灌中药，以免误吸入气管而发生意外。苏醒之后，也必须分辨脱证、闭证，辨其虚实，分而救治，血虚气脱者当益气固脱，瘀阻气闭者当祛瘀行血。

［1］血虚气脱证：参附汤。

［2］瘀阻气闭证：夺命丹。

25. 产后发热

产后发热是指因产后感染邪毒，或因血虚、血瘀等所致，以产褥期发热为主要表现的产后疾病。产后 1 ～ 2 天出现轻微发热，或产后 3 ～ 4 天泌乳期间出现轻微发热，无其他症状者，属生理性发热，在短期内可自然消失，不需要治疗。本病发热通常持续不退，可伴有小腹疼痛、恶露异常等症状。严重者，邪毒炽盛而治不及时，热入营血，内陷心包，可出现高热、神昏等危重证候，危及生命。

产后发热的基本病机为阴阳失衡。多因外感邪毒，邪正交争；或因外邪袭表，营卫不和；或因阴血骤虚，阴不制阳，虚阳浮越；或因败血停滞，瘀积化热所致。

本病相当于西医学的产褥感染、产褥中暑等疾病。

【疾病诊断】

［1］产褥期体温达到或超过 38℃，持续发热。

［2］寒战高热，或恶寒发热，或乍寒乍热，或持续低热。

【证型证候】

［1］邪毒炽盛证：产后寒战高热，恶露不净，血色紫暗，恶露秽臭，小腹疼痛拒按，烦躁，口渴，尿少，小便黄赤，大便燥结，舌红，苔黄，脉数。

［2］营卫不和证：产后恶寒发热，鼻塞，流涕，头身疼痛，舌淡红，苔薄白，脉浮紧。

［3］瘀阻胞宫证：产后乍寒乍热，恶露不下，恶露秽臭，血色紫暗，小腹疼痛拒按，渴不欲饮，舌紫暗，舌面有瘀点、瘀斑，苔腻，脉细涩。

［4］气虚证：产后低热，动则热增，自汗，肢体倦怠，语声低怯，头晕，目眩，心悸，气短，舌淡，苔薄白，脉浮数。

［5］血虚证：产后低热，小腹隐痛，头晕，目眩，失眠，心悸，面色淡白或萎黄，舌淡，苔白，脉细数。

【治疗备要】

产后发热若见神昏等危象，应首先采用输液方法纠正水、电解质紊乱，给予抗休克等对症处理。热入营血者可静脉滴注清开灵注射液，热陷心包者可温服安宫牛黄丸或紫雪丹，热厥者可静脉注射参附注射液。产褥期应谨慎起居，避免外邪侵袭。

［1］邪毒炽盛证：五味消毒饮合失笑散。

［2］营卫不和证：荆防四物汤。

［3］瘀阻胞宫证：生化汤。

［4］气虚证：补中益气汤。

［5］血虚证：圣愈汤。

26. 产后汗证

产后汗证包括产后自汗和产后盗汗。产后涔涔汗出，持续不止，动则益甚者，称为“产后自汗”；产后寐中汗出，醒来即止者，称为“产后盗汗”。若新产后汗出多于平常，尤其在进食、活动或睡眠时汗出较多，无其他不适之症，数天后汗出自然减少，属于产后正常生理现象，不作病论。

产后汗证的基本病机为气不固津，或虚热迫津外泄。气虚产后多汗，多为素体虚弱，复因产时气血耗伤太多，卫阳不固，腠理不密所致，其汗多为自汗，动则加剧，静则缓解，并常常伴有恶风、气短、心悸、乏力、面色淡白等症状。阴虚产后多汗，多为素体营阴虚弱，复因产时耗伤气血津液，阴虚内热，迫汗外泄所致，其汗多为盗汗，常伴有面色潮红、头晕、耳鸣、口燥、咽干、舌红等症状。此外，临床还可见自汗与盗汗并见，属气阴两虚证。

本病相当于西医学的褥汗等疾病。

【疾病诊断】

［1］产后汗出量多，持续时间长。

［2］产后自汗为清醒状态下涔涔汗出，动则益甚。

［3］产后盗汗为寐中汗出，醒则汗止。

【证型证候】

［1］肺卫气虚证：产后自汗，动则益甚，汗出身冷，恶风，面色淡白无华，少气，懒言，语声低怯，倦怠，乏力，舌淡，苔薄白，脉弱缓。

［2］阴虚内热证：产后盗汗，面色潮红，头晕，耳鸣，口燥，咽干，五心烦热，腰膝酸软，舌红，苔少，脉细数。

【治疗备要】

产后自汗治宜补气固表，和营止汗；产后盗汗治宜益气养阴，生津敛汗。若产后汗出日久不止者，须防汗出过多而生变证。新产妇应防外感，慎起居，适寒温。

［1］肺卫气虚证：黄芪汤。

［2］阴虚内热证：生脉饮。

27. 产后恶露不绝

产后恶露不绝又称“产后恶露不尽”，是指因气血运行失常，或感染邪毒所致，以产后血性恶露持续10天以上仍淋漓不净为主要表现的产后疾病。恶露是产后由阴道排出的瘀浊败血，通常在产后持续3～4天，若产程过长，或胎盘胎膜残留，或产后子宫复旧不良，血性恶露可持续10天以上而发为本病，恶露量可多可少，颜色可见淡红、暗红或紫红，可伴有小腹空坠、小腹疼痛等症状。

产后恶露不绝的基本病机为冲任失固，气血运行失常。常见原因有气虚冲任不固，血失统摄；或热扰冲任，血海不宁，迫血下行；或瘀阻胞宫，血不归经而下行。若恶露量多、色淡、质稀、无臭气者，多属气虚；恶露色深红、质稠、臭秽者，多属血热；恶露色紫暗、有血块、小腹疼痛者，多属血瘀。

本病相当于西医学的产后子宫复旧不全、胎盘残留、产褥晚期出血等疾病。

【疾病诊断】

［1］产后血性恶露日久不净。

［2］小腹疼痛。

［3］有素体虚弱，或产时感邪，或产程过长等病史。

【证型证候】

［1］气不摄血证：产后恶露过期不净，恶露量多、色淡、质稀、无臭气，小腹空坠，面色淡白无华，神疲，乏力，少气，懒言，舌淡，苔薄白，脉细弱。

［2］胞宫血热证：产后恶露过期不净，恶露量多、色深红、质黏稠、臭秽，面色潮红，心烦，易怒，口燥，咽干，舌红，苔黄，脉细数。

［3］瘀阻胞宫证：产后恶露过期不净，恶露淋漓，时多时少，色紫暗有块，小腹疼痛拒按，舌紫暗，舌面有瘀斑、瘀点，苔白，脉细涩。

【治疗备要】

产后恶露不绝若能及时治疗，则预后良好，反之，出血日久可致贫血，出血量多者可致昏厥。治疗本病，气虚应补气摄血，血热宜清热凉血，血瘀当活血祛瘀。新产妇应充分休息，注意产褥卫生，避免外感风寒，饮食富有营养。

［1］气不摄血证：补中益气汤。

［2］胞宫血热证：保阴煎。

［3］瘀阻胞宫证：生化汤。

28. 石瘕

石瘕是指因气血瘀滞等导致胞宫生瘤，以月经周期提前、经期延长、经量增多为主要表现的妇科疾病。癥瘕是指腹内结块，或痛或胀的病证，中医文献中有将“癥瘕”特指女性生殖系统包块者，肿块生长部位不同，名称亦有所不同，肿块生长于胞宫者称为“石瘕”，肿块生长于胞脉者称为“肠覃”。

石瘕患者在妇科检查时可扪及与子宫相连的实质性肿块，或子宫增大，通常伴有月经异常，肿块压迫膀胱时可见尿频、排尿障碍等症状，持续月经过多者还可出现面色淡白或萎黄、心悸、气短等症状。“肠覃”患者在妇科检查时可扪及少腹部位肿块，肿块压迫膀胱时也可以出现尿频、排尿障碍等症状，左侧肿块压迫肠道时，可见便秘、腹胀等症状，但一般不影响月经。“石瘕”和“肠覃”的基本病因、病机有相似性，可以相互参阅论治。

石瘕的基本病机为气血痰瘀壅滞胞宫胞系。多由情志不畅，肝失疏泄，津血输布失常，瘀滞胞宫胞系；或感受寒邪、湿热，邪客胞宫胞系；或过食肥甘生冷，痰浊留滞胞宫胞系等所致。

本病相当于西医学的女性生殖系统肿瘤、盆腔炎性包块、子宫内膜异位症等疾病。

【疾病诊断】

［1］妇科检查扪及与子宫相连的实质性肿块，或子宫增大。

［2］下腹部扪及肿块。

［3］月经周期提前，经期延长，月经量多，或不规则出血。

【证型证候】

［1］痰湿阻胞证：小腹触及肿块，大小不一，多呈球形，按之较软，推之可移，经期异常，月经量多，带下量多，小腹酸胀或疼痛，形寒肢冷，形体肥胖，舌淡，苔白滑，脉弦滑。

［2］瘀滞胞脉证：小腹触及肿块，质地坚硬，固定不移，小腹胀痛或刺痛，经期异常，月经量多，白带增多，舌紫暗，舌面有瘀斑、瘀点，苔薄，脉细涩。

［3］气虚血瘀证：小腹扪及肿块，小腹胀满或刺痛，月经异常，头晕，目眩，神疲，乏力，面色淡白无华，舌淡，舌面有瘀斑、瘀点，苔薄，脉细涩。

【治疗备要】

石瘕以预防为主，定期进行妇科检查，早发现，早诊断，早治疗。肿块较小，生长缓慢者，可保守治疗。若肿块较大，临床症状明显，生长迅速者，宜手术治疗。

［1］痰湿阻胞证：启宫丸。

［2］瘀滞胞脉证：桂枝茯苓丸。

［3］气虚血瘀证：八珍汤合少腹逐瘀汤。

29. 乳痈

乳痈又称“妒乳”“乳毒”“乳风”“吹乳”，是指因乳头破裂，风邪外袭，或乳汁郁积，乳络阻滞，郁而化热所致，以乳房部结块、肿胀疼痛、溃后脓出稠厚为主要表现的痈病类疾病。乳痈为乳房急性化脓性疾病，好发于哺乳期妇女，初起常有乳头皲裂，乳头刺痛，伴有乳汁郁积或结块，乳房局部肿胀疼痛。其后肿块逐步增大，局部疼痛加重，皮肤红肿灼热。继而肿块中央逐渐变软，触诊有波动感，时有脓液自乳头溢出。后期则破溃出脓，若脓出不畅可形成袋脓。

下列诸病也属于乳房痈病，临证可参阅本病辨证论治：“粉刺性乳痈”的特点是在非哺乳期或非妊娠期发病，多有先天性乳头凹陷畸形，初起常有乳头溢液，外溢粉渣样或油脂样分泌物，肿块多位于乳晕部，后期可成脓肿，一般无全身性发热；“乳疽”以乳房深处结块微痛，皮色不变，酿脓、溃破、愈合缓慢为主要表现；“乳发”好发于哺乳期妇女，病变范围较乳痈大，局部焮红、漫肿、疼痛，溃后大片皮肉腐烂坏死，甚至出现热毒内攻危象。

乳痈的常见病因病机为乳汁郁积或感受外邪，郁久化热酿脓。

本病相当于西医学的化脓性乳腺炎。

【疾病诊断】

［1］乳房局部结块，乳房红肿热痛。

［2］恶寒发热，患侧腋下臖核肿大、疼痛、压痛。

【证型证候】

［1］初期：乳房肿块，乳房胀痛，乳房皮肤微红，患侧腋下臖核肿大、疼痛、压痛，恶寒发热，头痛，周身酸楚，口干，口苦，口渴，便秘，舌红，苔薄黄，脉数。

［2］酿脓期：乳房肿块，皮肤焮红灼热，剧烈疼痛，肿块变软，有应指感，患侧腋下臖核肿大、疼痛、压痛，高热，口渴喜饮，舌红，苔黄腻，脉洪数。

［3］溃脓期：乳房脓肿破溃，流黄白脓液或乳汁，肿痛减轻，患侧腋下臖核肿大、疼痛、压痛，舌淡红，苔薄黄，脉数。

［4］正虚毒恋证：乳房脓肿破溃，轻微肿痛，疮口脓水不断，脓汁清稀，乳漏，乏力，面色无华，低热不退，纳少，舌淡，苔薄，脉弱。

【治疗备要】

乳痈宜早诊断、早治疗，以消为贵。初期，乳汁瘀滞，局部肿痛，症状轻微者，可采用按摩法，通过按摩将乳汁推挤排出。酿脓初起，可用箍围药如金黄散、金黄膏或玉露膏外敷。成脓者宜切开排脓，切口呈放射状，以免损伤乳络，切口位置宜取低位，以免形成袋脓，也可酌情采用火针排脓。

妊娠后期常用温水清洗乳头，或用酒精擦洗乳头，并纠正乳头内陷。培养良好的哺乳习惯，注意乳头清洁。注意乳儿口腔清洁，有口腔炎症者应及时治疗。每次哺乳后排空乳汁，防止郁积。及时治疗乳头破溃及身体其他部位的化脓性疾病。患乳可用三角巾或乳罩托起，减少疼痛，防止袋脓。若体温过高，或乳汁色黄，应停止哺乳，但必须用吸奶器吸尽乳汁。乳痈患者应保持心情舒畅，忌食辛辣炙煿之品。

［1］初期：瓜蒌牛蒡汤。

［2］酿脓期：瓜蒌牛蒡汤合透脓散。

［3］溃脓期：四妙丸。

［4］正虚毒恋证：八珍汤。

30. 乳癖

乳癖又称“乳痞”“乳栗”，是指因情志不遂，冲任失调，痰瘀凝结所致，以乳房出现形状大小不一的肿块，乳房疼痛，并与月经周期密切相关为主要表现的乳房疾病。本病好发于20～45岁妇女，可单侧或双侧发病，多发于乳房外上象限，肿块大小不等，形态不一，边界不清，质地不硬，活动度好。肿块形态常见有片块型、结节型、混合型、弥漫型。乳房疼痛以胀痛为主，或有刺痛或牵扯痛，疼痛常在月经前加剧，经后疼痛减轻，或疼痛随情绪而变化。乳房肿块和疼痛可以同时出现，也可以先后出现，常伴随有月经失调表现。

乳癖的基本病机为乳房结块，不通则痛。多由情志不遂，肝郁气滞，气滞乳房胃络，或气滞导致痰凝血瘀，不通则痛。此外，冲任失调，气血瘀滞乳房，或阳虚痰湿内结，壅滞乳房，也可导致乳房结块。

本病相当于西医学的乳腺增生病。

【疾病诊断】

［1］乳房肿块或结节，乳房疼痛。

［2］与月经周期或情绪变化密切相关。

【证型证候】

［1］肝郁气滞证：乳房肿块，边缘光滑，乳房胀痛，痛引腋下或肩背，行经前肿块增大，疼痛加重，经后痛减，乳房皮色不变，忧郁少欢，喜太息，心烦，易怒，失眠，多梦，胸胁胀满，舌淡，苔薄白，脉弦。

［2］痰瘀互结证：乳房肿块，边界不清，质地较硬，刺痛难忍，舌面有瘀斑、瘀点，苔白，脉弦滑。

［3］冲任失调证：乳房肿块，乳房疼痛，行经前肿块增大，疼痛加重，经后痛减，面色淡白无华，腰膝酸软，精神倦怠，月经量少，月经色淡，月经周期失常或闭经，舌淡，苔薄白，脉沉细。

［4］肝肾阴虚证：乳房肿块，肿块与皮肤粘连，触之波动感，皮色微红，潮热，盗汗，口燥，咽干，舌红，苔少，脉细数。

【治疗备要】

乳癖的基本治疗原则为调肝、止痛、消块。实证宜疏肝和胃消导，虚证或虚中夹实宜滋肾养肝，佐以和胃通络。若长时间治疗而肿块不消反大，且质地较硬，边界不清者，应考虑手术切除。乳癖患者应保持心情舒畅，情绪稳定，适当控制脂类食物，及时治疗月经失调等妇科疾病及相关内分泌疾病。

［1］肝郁气滞证：逍遥散。

［2］痰瘀互结证：桃红四物汤。

［3］冲任失调证：二仙汤。

［4］肝肾阴虚证：一贯煎。

31. 乳核

乳核是指因情志不遂，冲任失调，瘀痰互结于乳房所致，以乳房出现鸡卵状硬结肿块、表面光滑、边界清楚、推之能移、不痛，与月经周期无关为主要表现的瘤病类疾病。本病好发于20岁左右青年女性，多发生于一侧乳房外象限，肿块多为单发，卵圆形，表面光滑，边界清楚，推之可移，活动度大，与周围组织无粘连，无疼痛和触痛，生长缓慢，终不化脓，与月经周期无关。

乳癖的基本病机为痰瘀壅滞乳房。多由情志不遂，肝郁气滞；或忧思伤脾，痰湿内生；或冲任失调，气血瘀滞等所致。

本病相当于西医学的乳腺纤维腺瘤。

【疾病诊断】

[1] 乳房硬结肿块，表面光滑，边界清楚，推之能移，无疼痛。

[2] 乳房皮色如常。

【证型证候】

[1] 肝郁气滞证：乳房硬结肿块，呈卵圆形，表面光滑，推之可移，活动度大，皮色如常，无疼痛和触痛，胸胁胀闷，喜太息，口苦，咽干，舌淡，苔薄白，脉弦。

[2] 痰瘀互结证：乳房硬结肿块，呈卵圆形，质地坚硬，重坠不适，胸胁引痛，月经不调，痛经，舌暗红，苔腻，脉弦滑。

【治疗备要】

单发性乳核可以酌情考虑手术切除，多发性、复发性、婚前女青年体积较小的乳核，应首先考虑药物治疗。乳核患者应定期检查，保持心情舒畅，情绪稳定。

[1] 肝郁气滞证：逍遥散。

[2] 痰瘀互结证：血府逐瘀汤。

32. 乳癌

乳癌又称“乳岩”，是指因情志内伤、冲任失调、气滞痰瘀互结所致，以乳房结块、质地坚硬、高低不平、病久肿块溃烂、脓血污秽恶臭、疼痛日增为主要表现的乳房癌病类疾病。本病是女性最常见的恶性肿瘤之一，好发于40～60岁女性，绝经期妇女发病率较高。临床通常分为普通型、炎症型和湿疹型。普通型乳癌的肿块在初期多无疼痛，边界不清，质地坚硬，表面凹凸不平，推之不移，后期因肿块增大而有疼痛，皮肤可呈橘皮样水肿和变色，晚期可见皮肤溃疡，疮口边缘不整齐，中央凹陷似岩穴，或外翻似菜花；炎症型乳癌起病急骤，乳房迅速增大，皮肤水肿、充血，皮色青紫或紫红，常有发热；湿疹型乳癌可见乳房发红、糜烂、浆液渗出，皮肤瘙痒，后期可见出血，疮口凹陷，乳头蚀落。

乳癌的基本病机为乳络气血运行失常，邪毒蕴结成块。病因多与情志失调、饮食失节、外感邪气、冲任失调、禀赋不足等有关。

本病相当于西医学的乳腺癌。

【疾病诊断】

[1] 乳房肿块，质地坚硬，推之不移，凹凸不平，边界不清，与周围组织粘连。

[2] 乳房皮肤呈“橘皮样”改变，乳头内缩或抬高。

［3］乳房疼痛。

【证型证候】

［1］气滞痰凝证：乳房肿块，质地坚硬，边界不清，推之不移，皮色不变，乳房作胀，乳房疼痛，情志抑郁，喜太息，心烦，易怒，口苦，咽干，舌淡，苔薄白，脉弦涩。

［2］正虚毒陷证：乳房肿块溃烂，状如岩穴，渗流秽液，皮肤呈“橘皮样”改变，乳头内缩或抬高，乳房疼痛，精神萎靡，面色晦暗，纳少，失眠，舌紫暗，舌面有瘀斑、瘀点，苔黄厚，脉细弱。

［3］冲任失调证：乳房肿块，质地坚硬，边界不清，推之不移，乳房疼痛，月经紊乱，腰膝酸软，舌淡，苔薄白，脉弦细。

［4］肝肾阴虚证：乳房肿块，质地坚硬，边界不清，皮色微红，潮热，盗汗，口燥，咽干，舌红，苔少，脉细数。

【治疗备要】

中医药治疗乳癌常与外科手术、放疗、化疗相互配合。高危人群应定期检查，积极治疗乳腺良性增生疾病。

［1］气滞痰凝证：逍遥散。

［2］正虚毒陷证：人参养营汤。

［3］冲任失调证：二仙汤合开郁散。

［4］肝肾阴虚证：一贯煎。

方剂附录

一　画

一贯煎：生地、当归、枸杞子、沙参、麦冬、川楝子

二　画

二仙汤：仙茅、淫羊藿、巴戟天、黄柏、知母、当归

二至丸：女贞子、旱莲草

二阴煎：生地、麦冬、酸枣仁、甘草、玄参、茯苓、黄连、木通、灯心草、淡竹叶

二陈汤：陈皮、半夏、茯苓、炙甘草

二妙散：苍术、黄柏

十灰散：大蓟、小蓟、侧柏叶、白茅根、茜根、荷叶、棕榈皮、栀子、大黄、牡丹皮

十补丸：附子、五味子、山茱萸、山药、牡丹皮、鹿茸、熟地、肉桂、茯苓、泽泻

十枣汤：甘遂、大戟、芫花

丁香散：丁香、柿蒂、高良姜

丁萸理中汤：丁香、吴茱萸、干姜、人参、白术、炙甘草

八正散：木通、车前子、大黄、萹蓄、滑石、炙甘草、瞿麦、栀子

八珍汤：人参、白术、茯苓、白芍、熟地、当归、川芎、炙甘草

人参五味子汤：人参、白术、茯苓、五味子、麦冬、生姜、大枣、炙甘草

人参安神汤：人参、茯神、酸枣仁、麦冬、生地、当归、黄连

人参附子龙骨牡蛎汤：人参、附子、龙骨、牡蛎

人参养荣丸：人参、茯神、白术、白芍、熟地、当归、黄芪、官桂、远志、五味子、炙甘草、大枣、生姜

人参滋血汤：白芍、熟地、当归、川芎、人参、茯苓、山药

七味都气丸：熟地、怀山药、山茱萸、泽泻、茯苓、牡丹皮、五味子

九仙散：罂粟壳、乌梅、五味子、党参、阿胶、川贝母、桔梗、款冬花、桑白皮

九味羌活汤：羌活、苍术、防风、白芷、细辛、川芎、黄芩、生地、炙甘草

三　画

三才封髓丹：天冬、熟地、人参、黄柏、砂仁、甘草

三子养亲汤：苏子、白芥子、莱菔子

三仁汤：杏仁、白豆蔻、薏苡仁、滑石、通草、淡竹叶、厚朴、法半夏

三拗汤：麻黄、杏仁、生甘草

大补元煎：熟地、山药、山茱萸、枸杞子、杜仲、当归、人参、炙甘草

大补阴丸：熟地、龟板、知母、黄柏

大定风珠：鸡子黄、阿胶、白芍、生地、麦冬、龟板、鳖甲、牡蛎、麻子仁、五味子、炙甘草

大定心汤：党参、茯神、茯苓、白术、远志、龙骨、当归、白芍、肉桂、防风、独活、珍珠母

大承气汤：大黄、芒硝、枳实、厚朴

大秦艽汤：白术、茯苓、白芍、熟地、当归、川芎、羌活、防风、细辛、白芷、黄芩、生地、炙甘草、秦艽、石膏、独活

大柴胡汤：柴胡、黄芩、大黄、枳实、法半夏、白芍、生姜、大枣
大黄牡丹汤：大黄、牡丹皮、桃仁、冬瓜仁、芒硝
大黄附子汤：大黄、附子、细辛
大黄䗪虫丸：大黄、黄芩、甘草、桃仁、杏仁、赤芍、生地、干漆、虻虫、水蛭、䗪虫
大营煎：当归、熟地、枸杞子、杜仲、牛膝、肉桂、炙甘草
万应丸：槟榔、大黄、黑丑、皂角、苦楝根皮
小半夏加茯苓汤：半夏、生姜、茯苓
小半夏汤：半夏、生姜
小青龙汤：麻黄、桂枝、干姜、细辛、白芍、五味子、法半夏、炙甘草
小建中汤：饴糖、桂枝、白芍、生姜、大枣、炙甘草
小活络丹：川乌、草乌、地龙、胆南星、乳香、没药
小柴胡汤：柴胡、黄芩、姜半夏、生姜、人参、大枣、炙甘草
小蓟饮子：生地、木通、生甘草、淡竹叶、小蓟、藕节、蒲黄、滑石、栀子、当归
川芎茶调散：川芎、薄荷、荆芥、防风、羌活、白芷、细辛、炙甘草
己椒苈黄丸：防己、椒目、葶苈子、大黄

四　　画

开郁种玉汤：白芍、当归、白术、牡丹皮、茯苓、香附、天花粉
开郁散：柴胡、当归、白芍、白术、茯苓、香附、郁金、天葵草、白芥子、炙甘草
天王补心丹：生地、柏子仁、麦冬、天冬、朱砂、人参、玄参、丹参、酸枣仁、茯神、远志、当归、五味子、桔梗、竹叶、桂圆
天台乌药散：乌药、木香、小茴香、青皮、高良姜、槟榔、川楝子
天麻钩藤饮：天麻、钩藤、石决明、牛膝、益母草、杜仲、桑寄生、栀子、黄芩、茯神、夜交藤
无比山药丸：熟地、山药、山茱萸、菟丝子、肉苁蓉、茯苓、五味子、赤石脂、巴戟天、杜仲、牛膝、泽泻
木防己汤：木防己、石膏、桂枝、人参
木香顺气丸：木香、青皮、橘皮、甘草、枳壳、厚朴、乌药、香附、苍术、砂仁、桂心、川芎
五仁丸：桃仁、杏仁、松子仁、柏子仁、郁李仁、陈皮
五汁安中饮：韭汁、牛乳、生姜汁、梨汁、藕汁
五皮饮：桑白皮、陈皮、生姜皮、大腹皮、茯苓皮
五阴煎：熟地、白芍、山药、扁豆、莲子肉、白术、茯苓、人参、五味子、甘草
五苓散：泽泻、白术、猪苓、茯苓、桂枝
五味异功散：人参、白术、茯苓、炙甘草、陈皮
五味消毒饮：金银花、野菊花、蒲公英、紫花地丁、紫背天癸
五神汤：茯苓、金银花、牛膝、车前子、紫花地丁
止泪补肝散：蒺藜、当归、熟地、白芍、川芎、木贼、防风、夏枯草
止带方：猪苓、茯苓、车前子、茵陈、赤芍、牡丹皮、黄柏、栀子、牛膝
止痛如神汤：秦艽、桃仁、皂角、苍术、防风、黄柏、当归、泽泻、槟榔、大黄
止嗽散：紫菀、百部、桔梗、白前、荆芥、陈皮、炙甘草
少腹逐瘀汤：赤芍、当归、川芎、蒲黄、五灵脂、桂枝、干姜、延胡索、小茴香、没药
中满分消丸：陈皮、半夏、茯苓、炙甘草、白术、泽泻、猪苓、枳实、厚朴、黄连、黄芩、知母、砂仁、干姜、姜黄、人参

内补丸：鹿茸、肉桂、附子、菟丝子、肉苁蓉、黄芪、沙苑子、蒺藜、紫菀、桑螵蛸
水陆二仙丹：芡实、金樱子
升阳散火汤：人参、甘草、炙甘草、羌活、独活、柴胡、防风、白芍、葛根、升麻
化虫丸：槟榔、鹤虱、苦楝根皮、炒胡粉、枯矾、吴茱萸、使君子
化积丸：三棱、莪术、五灵脂、阿魏、海浮石、香附、雄黄、槟榔、苏木、瓦楞子
月华丸：沙参麦冬、天冬、生地、熟地、百部、獭肝、三七、阿胶、茯苓、山药
丹参饮：丹参、檀香、砂仁
乌头汤：川乌、麻黄、芍药、黄芪、甘草
乌头桂枝汤：桂枝、白芍、生姜、大枣、炙甘草、乌头、赤石脂
乌药汤：乌药、香附、木香、当归、甘草
乌梅丸：乌梅、附子、干姜、细辛、花椒、黄连、黄柏、人参、当归、桂枝
六一散：滑石、甘草
六君子汤：人参、白术、茯苓、陈皮、法半夏、炙甘草
六味地黄丸：熟地、怀山药、山茱萸、泽泻、茯苓、牡丹皮
六味汤：桔梗、甘草、薄荷、荆芥、僵蚕、防风
六磨汤：乌药、沉香、槟榔、枳实、木香、大黄
双合汤：桃仁、红花、白芍、生地、当归、川芎、陈皮、法半夏、茯苓、白芥子、竹沥、生姜汁、炙甘草
双解通圣散：防风、荆芥、当归、白芍、连翘、白术、川芎、薄荷、麻黄、栀子、黄芩、石膏、桔梗、滑石、甘草

五　画

玉女煎：石膏、熟地、知母、麦冬、牛膝
玉枢丹：山慈菇、续随子、大戟、麝香、腰黄、朱砂、五味子
玉屏风散：黄芪、白术、防风
正气天香散：乌药、香附、陈皮、紫苏、干姜
正容汤：羌活、白附子、防风、秦艽、胆南星、僵蚕、法半夏、木瓜、松节、生姜、甘草
甘麦大枣汤：炙甘草、小麦、大枣
甘草泻心汤：黄芩、黄连、炙甘草、干姜、半夏、大枣
甘姜苓术汤：甘草、干姜、茯苓、白术
甘遂半夏汤：甘遂、半夏、芍药
甘露消毒丹：滑石、茵陈、黄芩、石菖蒲、川贝、木通、藿香、射干、连翘、薄荷、白豆蔻
左归丸：熟地、山药、山茱萸、枸杞子、菟丝子、鹿角胶、龟板、牛膝
左金丸：黄连、吴茱萸
右归丸：肉桂、附子、鹿角胶、熟地、怀山药、山茱萸、枸杞子、菟丝子、杜仲、当归
石韦散：石韦、瞿麦、木通、车前子、滑石、灯心草、甘草、大黄、栀子
石决明散：石决明、草决明、羌活、栀子、大黄、荆芥、木贼、青葙子、白芍、麦冬
布袋丸：芦荟、芜荑、使君子、夜明砂、人参、白术、茯苓、甘草、精猪肉
龙胆泻肝汤：龙胆草、黄芩、栀子、泽泻、木通、车前子、当归、生地、柴胡、生甘草
平胃散：苍术、厚朴、陈皮、炙甘草
平喘固本汤：党参、五味子、虫草、胡桃肉、沉香、磁石、苏子、款冬花、法半夏、橘红

归芍红花散：当归、大黄、栀子、黄芩、红花、赤芍、甘草、白芷、防风、生地、连翘
归肾丸：熟地、山药、当归、山茱萸、茯苓、杜仲、枸杞子、菟丝子、
归脾汤：白术、党参、黄芪、炙甘草、当归、桂圆、茯神、远志、酸枣仁、木香、生姜、大枣
四君子汤：人参、白术、茯苓、炙甘草
四妙丸：苍术、黄柏、薏苡仁、牛膝
四妙勇安汤：金银花、当归、玄参、甘草
四苓散：白术、猪苓、茯苓、泽泻
四物汤：熟地、当归、川芎、白芍
四物消风饮：生地、当归、赤芍、荆芥、薄荷、蝉蜕、柴胡、川芎、黄芩、甘草
四逆加人参汤：人参、附子、干姜、甘草
四逆汤：附子、干姜、炙甘草
四逆散：柴胡、白芍、炙甘草、枳实
四神丸：补骨脂、肉豆蔻、吴茱萸、五味子
四海舒郁丸：海蛤粉、海带、海藻、海螵蛸、昆布、陈皮、青木香
四磨汤：人参、槟榔、乌药、沉香
生化汤：当归、川芎、桃仁、炮姜、炙甘草
生脉饮：人参、麦冬、五味子
失笑散：五灵脂、蒲黄
代抵当汤：大黄、芒硝、当归尾、生地、桃仁、穿山甲、肉桂
仙方活命饮：金银花、当归、赤芍、乳香、没药、陈皮、白芷、防风、贝母、天花粉、皂角刺、穿山甲、生甘草
白头翁汤：白头翁、黄柏、黄连、秦皮
白虎加桂枝汤：知母、炙甘草、石膏、粳米、桂枝
白虎汤：石膏、知母、粳米、炙甘草
白带丸：白术、山药、鹿角霜、茯苓、白芍、龙骨、牡蛎、姜炭、棕榈炭、赤石脂、白芷、榆白皮
白癜风丸：熟地、何首乌、赤芍、黑芝麻、姜黄、紫草、白鲜皮
瓜蒌牛蒡汤：瓜蒌、栀子、甘草、牛蒡子、皂角刺、连翘、天花粉、金银花、黄芩、青皮、陈皮、柴胡
瓜蒌桂枝汤：桂枝、白芍、生姜、大枣、炙甘草、天花粉
瓜蒌薤白白酒汤：瓜蒌、薤白、白酒
瓜蒌薤白半夏汤：瓜蒌、薤白、半夏、白酒
瓜蒌薤白桂枝汤：瓜蒌、薤白、枳实、厚朴、桂枝
半夏白术天麻汤：茯苓、陈皮、法半夏、炙甘草、天麻、白术
半夏泻心汤：法半夏、干姜、黄芩、黄连、人参、大枣、炙甘草
半夏厚朴汤：半夏、厚朴、茯苓、紫苏、生姜
加味二妙散：黄柏、当归、苍术、牛膝、防己、萆薢、龟板
加味左金丸：黄连、吴茱萸、乌贼骨、川贝母
加味金不换正气散：厚朴、苍术、陈皮、甘草、藿香、佩兰、草果、半夏、槟榔、石菖蒲、荷叶
加味桔梗汤：桔梗、甘草、贝母、橘红、金银花、薏苡仁、葶苈子、白及
加减葳蕤汤：葳蕤、葱白、桔梗、白薇、淡豆豉、薄荷、大枣、炙甘草
圣愈汤：白芍、熟地、当归、川芎、人参、黄芪

六　画

地黄饮子：熟地、山茱萸、巴戟天、肉苁蓉、附子、官桂、石斛、麦冬、五味子、茯苓、石菖蒲、远志、薄荷、生姜、大枣

地榆散：地榆、茜根、黄芩、黄连、栀子、茯苓

托里透脓汤：白术、穿山甲、白芷、升麻、甘草、人参、当归、黄芪、皂角刺、青皮

托里消毒散：人参、白术、甘草、当归、川芎、白芍、金银花、白芷、桔梗、黄芪、皂角刺、茯苓

托里清解饮：黄芪、白术、天花粉、生地、金银花、当归、茯苓、珍珠母、甘草

耳聋左慈丸：熟地、山药、茯苓、牡丹皮、泽泻、山茱萸、磁石、五味子

芍药甘草汤：白芍、甘草

芍药汤：黄芩、赤芍、甘草、黄连、大黄、槟榔、当归、木香、肉桂

芎芷石膏汤：川芎、白芷、石膏、菊花、藁本、羌活

百合地黄汤：百合、生地

百合固金汤：百合、生地、熟地、玄参、麦冬、炙甘草、桔梗、当归、白芍、川贝母

夺命丹：当归、没药、麝香、桃仁、红花、血竭、自然铜、土鳖虫、大黄、儿茶、朱砂、骨碎补、乳香

至宝丹：犀角、玳瑁、琥珀、朱砂、雄黄、牛黄、龙脑、麝香、安息香、金银箔

当归六黄汤：当归、生地、熟地、黄芩、黄连、黄柏、黄芪

当归四逆汤：当归、桂枝、细辛、白芍、通草、炙甘草、大枣

当归地黄饮：当归、熟地、山茱萸、山药、杜仲、牛膝、甘草

当归芍药散：当归、芍药、茯苓、白术、泽泻、川芎

当归饮子：当归、白芍、川芎、何首乌、黄芪、荆芥、防风、蒺藜、甘草

当归活血饮：苍术、当归、薄荷、黄芪、熟地、防风、羌活、白芍、川芎、甘草

当归散：当归、黄芩、赤芍、川芎、白术

回阳救急汤：附子、干姜、人参、甘草、白术、肉桂、陈皮、五味子、茯苓、半夏

朱砂安神丸：朱砂、黄连、生地、当归

竹叶石膏汤：淡竹叶、石膏、人参、麦冬、法半夏、粳米、炙甘草

竹叶泻经汤：柴胡、栀子、羌活、升麻、炙甘草、黄连、黄芩、大黄、茯苓、赤芍、泽泻、草决明、车前子、淡竹叶

竹叶黄芪汤：人参、黄芪、白芍、石膏、半夏、麦冬、竹叶、甘草、当归、川芎、黄芩、生地、生姜、灯心草

竹茹汤：竹茹、枇杷叶、半夏、陈皮、生姜、栀子、甘草、大枣

华盖散：麻黄、杏仁、生甘草、桑白皮、紫苏、陈皮、茯苓

血府逐瘀汤：桃仁、红花、赤芍、生地、当归、川芎、枳壳、桔梗、柴胡、牛膝、炙甘草

交泰丸：黄连、肉桂

安宫牛黄丸：牛黄、郁金、犀角、黄连、朱砂、冰片、麝香、珍珠、栀子、雄黄、黄芩

安神定志丸：龙齿、人参、茯苓、石菖蒲、远志

导赤散：生地、川木通、竹叶、生甘草

导痰汤：陈皮、半夏、茯苓、炙甘草、枳实、姜南星

阳和汤：熟地、鹿角胶、肉桂、姜炭、麻黄、白芥子、甘草

防己黄芪汤：防己、黄芪、白术、甘草、生姜、大枣

防风汤：防风、麻黄、秦艽、桂枝、葛根、当归、茯苓、甘草、生姜、大枣

防风通圣散：防风、川芎、当归、赤芍、大黄、芒硝、连翘、薄荷、麻黄、石膏、桔梗、黄芩、白术、栀子、荆芥穗、滑石、甘草、生姜

如金解毒散：黄芩、黄柏、栀子、桔梗、甘草

七 画

寿胎丸：菟丝子、桑寄生、续断、阿胶

麦门冬汤：麦冬、姜半夏、人参、大枣、炙甘草、粳米

麦味地黄丸：麦冬、五味子、熟地、怀山药、山茱萸、泽泻、茯苓、牡丹皮

苇茎汤：芦根、薏苡仁、冬瓜仁、桃仁

苍耳子散：苍耳子、辛夷、薄荷、白芷、葱白、细茶叶

苍附导痰汤：半夏、陈皮、茯苓、甘草、胆南星、枳壳、苍术、香附

苏子降气汤：苏子、前胡、厚朴、陈皮、半夏、肉桂、当归、大枣、生姜、炙甘草

苏合香丸：苏合香、青木香、香附、檀香、安息香、沉香、麝香、丁香、熏陆香、冰片、白术、朱砂、诃子、荜茇、犀角

杞菊地黄丸：枸杞子、菊花、熟地、怀山药、山茱萸、泽泻、茯苓、牡丹皮

两地汤：生地、玄参、白芍、麦冬、阿胶、地骨皮

连朴饮：黄连、厚朴、石菖蒲、法半夏、栀子、淡豆豉、芦根

连理汤：人参、白术、干姜、炙甘草、黄连、茯苓

吴茱萸汤：吴茱萸、生姜、人参、大枣

何人饮：何首乌、人参、当归、陈皮、生姜

身痛逐瘀汤：秦艽、川芎、桃仁、红花、甘草、羌活、没药、当归、五灵脂、香附、牛膝、地龙

龟鹿二仙膏：鹿角、龟板、人参、枸杞子

辛夷清肺饮：辛夷、黄芩、栀子、百合、石膏、知母、升麻、麦冬、枇杷叶、甘草

羌活胜湿汤：羌活、独活、川芎、蔓荆子、藁本、防风、甘草

沙参麦冬汤：沙参、麦冬、扁豆、玉竹、天花粉、桑叶、甘草

沙参清肺汤：北沙参、太子参、黄芪、合欢皮、白及、薏苡仁、桔梗、冬瓜皮、甘草

沉香散：沉香、石韦、滑石、当归、橘皮、白芍、冬葵子、甘草、王不留行

完带汤：白术、山药、党参、白芍、苍术、车前子、陈皮、柴胡、荆芥穗、甘草

良附丸：高良姜、香附

启宫丸：半夏、白术、香附、神曲、陈皮、茯苓、川芎

启膈散：丹参、沙参、贝母、茯苓、郁金、荷叶蒂、砂仁壳、杵头糠

补天大造丸：人参、白术、当归、黄芪、远志、酸枣仁、白芍、山药、茯苓、枸杞子、熟地、龟板、鹿角、紫河车

补中益气汤：黄芪、党参、白术、当归、陈皮、升麻、柴胡、炙甘草

补气运脾汤：人参、黄芪、白术、甘草、茯苓、陈皮、砂仁、半夏、生姜、大枣

补血荣筋丸：肉苁蓉、牛膝、天麻、木瓜、鹿茸、熟地、菟丝子、五味子

补阳还五汤：黄芪、地龙、桃仁、红花、赤芍、当归、川芎

补肾固冲丸：菟丝子、巴戟天、续断、杜仲、当归、熟地、鹿角霜、枸杞子、阿胶、党参、白术、大枣、砂仁

补肺汤：人参、五味子、黄芪、熟地、紫菀、桑白皮
阿胶汤：黑栀子、侧柏叶、黄芩、白芍、熟地、阿胶、当归、川芎
阿胶鸡子黄汤：阿胶、鸡子黄、白芍、生地、钩藤、石决明、牡蛎、茯神、石络藤、炙甘草
附子理中汤：干姜、人参、白术、炙甘草、附子
妙香散：人参、黄芪、甘草、茯苓、茯神、远志、木香、桔梗、山药、辰砂、麝香
驱风散热饮子：连翘、牛蒡子、羌活、薄荷、大黄、赤芍、防风、当归、甘草、川芎、栀子

八　画

青蒿鳖甲汤：青蒿、鳖甲、生地、知母、牡丹皮
苦参汤：苦参
苓桂术甘汤：茯苓、桂枝、白术、炙甘草
枇杷清肺饮：人参、枇杷叶、甘草、黄连、桑白皮、黄柏
奔豚汤：甘草、川芎、当归、半夏、黄芩、葛根、白芍、生姜、李根白皮
虎潜丸：龟板、黄柏、知母、熟地、白芍、锁阳、陈皮、干姜、虎骨
固本止崩汤：人参、黄芪、白术、熟地、当归、黑姜
固阴煎：菟丝子、熟地、山茱萸、人参、山药、炙甘草、五味子、远志
知柏地黄丸：知母、黄柏、熟地、怀山药、山茱萸、泽泻、茯苓、牡丹皮
和营止痛汤：当归、赤芍、川芎、苏木、桃仁、乳香、没药、陈皮、乌药、木通、续断、甘草
金沸草散：金沸草、荆芥穗、麻黄、甘草、半夏、赤芍、前胡、桑白皮、乌药、生姜
金匮肾气丸：熟地、山药、山茱萸、泽泻、茯苓、牡丹皮、桂枝、附子
金锁固精丸：沙苑子、芡实、莲子、龙骨、牡蛎
肥儿丸：人参、白术、茯苓、黄连、胡黄连、使君子、神曲、炒麦芽、炒山楂、炙甘草、芦荟
服蛮煎：生地、麦冬、赤芍、石斛、牡丹皮、茯神、知母、石菖蒲、木通、淡竹叶、陈皮、甘草
炙甘草汤：生地、麦冬、阿胶、党参、胡麻仁、桂枝、大枣、炙甘草、生姜
河车大造丸：人参、白术、茯苓、白芍、熟地、当归、炙甘草、黄芪、远志、酸枣仁、紫河车、肉桂、附子、鹿角胶、熟地、怀山药、枸杞子、杜仲、当归
泻心汤：黄芩、黄连、大黄
泻白散：桑白皮、地骨皮、粳米、炙甘草
泻肺饮：石膏、赤芍、黄芩、桑白皮、枳壳、木通、连翘、荆芥、防风、栀子、白芷、羌活、甘草
泻黄散：藿香、栀子、石膏、甘草、防风
定振丸：秦艽、防风、荆芥、威灵仙、全蝎、天麻、细辛、川芎、白芍、当归、生地、熟地、黄芪、白术
定喘汤：白果、麻黄、苏子、杏仁、法半夏、款冬花、桑白皮、黄芩、炙甘草
定痫丸：天麻、川贝母、胆南星、姜半夏、陈皮、茯神、丹参、麦冬、石菖蒲、远志、全蝎、僵蚕、琥珀、辰砂
实脾饮：附子、干姜、茯苓、白术、木瓜、厚朴、大腹子、草果、木香、甘草、生姜、大枣
参芪麦味地黄丸：人参、黄芪、麦冬、五味子、熟地、怀山药、山茱萸、泽泻、茯苓、牡丹皮
参芪益气汤：人参、黄芪、白术、五味子、麦冬、陈皮、附子、炙甘草
参苏饮：人参、紫苏、葛根、姜半夏、前胡、桔梗、木香、枳壳、陈皮、茯苓、生姜、大枣、炙甘草
参附龙牡汤：人参、附子、龙骨、牡蛎
参附汤：人参、附子

参苓白术散：人参、白术、茯苓、山药、莲子、扁豆、薏苡仁、砂仁、桔梗、炙甘草

参蚧散：人参、蛤蚧

驻车丸：黄连、阿胶、当归、干姜

九　画

荆防四物汤：当归、白芍、川芎、熟地、荆芥、防风

荆防败毒散：人参、甘草、茯苓、川芎、羌活、独活、柴胡、前胡、枳实、桔梗

茜根散：茜根、黄芩、阿胶、侧柏叶、生地、甘草

茵陈五苓散：泽泻、白术、猪苓、茯苓、桂枝、茵陈

茵陈术附汤：茵陈、白术、附子、肉桂、干姜、炙甘草

茵陈蒿汤：茵陈、栀子、大黄

茯苓桂枝甘草大枣汤：茯苓、桂枝、甘草、大枣

枳术丸：枳实、白术

枳实导滞丸：枳实、大黄、黄芩、黄连、茯苓、白术、神曲、泽泻

栀子豉汤：栀子、淡豆豉

栀子清肝汤：牡丹皮、栀子、川芎、牛蒡子、当归、白芍、柴胡、白术、茯苓、炙甘草、生姜、薄荷

厚朴三物汤：厚朴、大黄、枳实

厚朴温中汤：厚朴、草豆蔻、木香、陈皮、茯苓、生姜、干姜、炙甘草

牵正散：白附子、僵蚕、全蝎

胃苓汤：泽泻、白术、猪苓、茯苓、桂枝、苍术、厚朴、陈皮、甘草

香苏散：香附、紫苏、陈皮、炙甘草

香连导滞丸：山楂、神曲、厚朴、槟榔、大黄、黄连、木香、青皮、陈皮、甘草

香附旋覆花汤：茯苓、薏苡仁、半夏、陈皮、苏子霜、香附、旋覆花

香砂六君子汤：人参、白术、茯苓、陈皮、法半夏、炙甘草、木香、砂仁

复元活血汤：大黄、柴胡、桃仁、红花、当归、穿山甲、天花粉、炙甘草

顺气导痰汤：陈皮、半夏、茯苓、甘草、生姜、枳实、胆南星、木香、香附

保元汤：人参、黄芪、生姜、肉桂、炙甘草

保阴煎：生地、熟地、白芍、黄芩、黄柏、山药、续断、甘草

保和丸：神曲、山楂、莱菔子、陈皮、法半夏、茯苓、连翘

保真汤：麦冬、天冬、生地、熟地、人参、白术、茯苓、白芍、当归、川芎、炙甘草、黄芪、知母、黄柏、陈皮、柴胡、生姜、五味子、大枣、地骨皮

胎元饮：人参、白术、当归、白芍、熟地、杜仲、陈皮、甘草

独参汤：人参

独活寄生汤：独活、细辛、秦艽、防风、肉桂、桑寄生、杜仲、牛膝、人参、茯苓、甘草、白芍、熟地、当归、川芎

养心汤：人参、黄芪、肉桂、甘草、当归、川芎、半夏、远志、茯神、柏子仁、酸枣仁、五味子

养血胜风汤：生地、赤芍、酸枣仁、川芎、桑叶、枸杞子、黑芝麻、五味子、柏子仁、菊花、当归、大枣

养血润肤饮：当归、升麻、皂角刺、生地、熟地、天冬、麦冬、天花粉、红花、桃仁、黄芩、黄芪

养阴清肺汤：生地、玄参、麦冬、生甘草、牡丹皮、白芍、浙贝母、薄荷

养精种玉汤：当归、白芍、熟地、山茱萸

活络效灵丹：当归、丹参、乳香、没药

活络流气饮：苍术、木瓜、羌活、附子、山楂、独活、牛膝、麻黄、黄柏、乌药、干姜、槟榔、枳壳、甘草、黑豆、生姜

济川煎：肉苁蓉、当归、牛膝、枳壳、泽泻、升麻

济生肾气丸：熟地、怀山药、山茱萸、泽泻、茯苓、牡丹皮、牛膝、车前子

举元煎：人参、黄芪、白术、升麻、炙甘草

宣毒发表汤：升麻、葛根、枳壳、防风、荆芥、薄荷、木通、连翘、牛蒡子、竹叶、甘草、前胡、桔梗

宣痹汤：防己、杏仁、连翘、滑石、薏苡仁、半夏、蚕沙、赤小豆、栀子

祛风换肌丸：胡麻仁、何首乌、苍术、牛膝、石菖蒲、威灵仙、苦参、川芎、甘草、天花粉、当归

神应养真丹：羌活、木瓜、天麻、菟丝子、川芎、当归、白芍、熟地

除风清脾饮：陈皮、连翘、防风、知母、元明粉、黄芩、元参、黄连、荆芥、大黄、桔梗、生地

除湿汤：连翘、滑石、车前仁、枳壳、黄芩、黄连、木通、陈皮、荆芥、茯苓、防风、甘草

除湿胃苓汤：苍术、厚朴、陈皮、猪苓、泽泻、赤茯苓、白术、滑石、防风、栀子、木通、肉桂、甘草、灯心草

除湿清肾汤：土茯苓、萆薢、地榆、紫花地丁、薏苡仁、陈皮、半夏、石韦、栀子、黄芩、木通

十　画

泰山磐石散：人参、黄芪、白术、炙甘草、当归、川芎、白芍、熟地、续断、黄芩、砂仁、糯米

秦艽鳖甲散：秦艽、鳖甲、知母、当归、柴胡、地骨皮、乌梅、青蒿

蚕矢汤：蚕沙、木瓜、薏苡仁、大豆卷、通草、栀子、黄连、黄芩、半夏、吴茱萸

真人养脏汤：罂粟壳、肉豆蔻、诃子、人参、白术、肉桂、炙甘草、木香、当归、白芍

真武汤：附子、茯苓、白术、白芍、生姜

桂枝甘草龙骨牡蛎汤：桂枝、甘草、龙骨、牡蛎

桂枝甘草汤：桂枝、甘草

桂枝加当归汤：桂枝、白芍、当归、生姜、大枣、甘草

桂枝加附子汤：桂枝、白芍、炙甘草、生姜、大枣、附子

桂枝加桂汤：桂枝、白芍、炙甘草、生姜、大枣

桂枝加黄芪汤：桂枝、白芍、甘草、生姜、大枣、黄芪

桂枝加葛根汤：葛根、白芍、甘草、生姜、大枣、桂枝、麻黄

桂枝汤：桂枝、白芍、生姜、大枣、炙甘草

桂枝茯苓丸：桂枝、茯苓、桃仁、牡丹皮、白芍

桂枝麻黄各半汤：桂枝、芍药、生姜、炙甘草、麻黄、大枣、杏仁

桃仁红花煎：白芍、生地、当归、川芎、桃仁、红花、香附、丹参、青皮、延胡索

桃红四物汤：白芍、生地、当归、川芎、桃仁、红花

桃花汤：赤石脂、干姜、粳米

柴芍六君子汤：人参、白芍、茯苓、甘草、陈皮、半夏、柴胡、白芍

柴胡达原饮：柴胡、枳壳、厚朴、青皮、炙甘草、黄芩、桔梗、草果、槟榔、荷叶梗

柴胡桂枝干姜汤：柴胡、桂枝、干姜、天花粉、黄芩、牡蛎、炙甘草

柴胡陷胸汤：柴胡、黄芩、黄连、半夏、瓜蒌、枳壳、桔梗、生姜

柴胡清肝汤：柴胡、黄芩、栀子、牛蒡子、连翘、甘草、防风、当归、川芎、赤芍、生地、天花粉

柴胡疏肝散：柴胡、白芍、枳实、炙甘草、香附、川芎、陈皮
柴胡截疟饮：柴胡、黄芩、人参、甘草、半夏、常山、乌梅、槟榔、桃仁、生姜、大枣
柴枳半夏汤：柴胡、枳壳、半夏、黄芩、瓜蒌仁、桔梗、杏仁、青皮、甘草
逍遥散：当归、白芍、柴胡、白术、茯苓、炙甘草、生姜、薄荷
透脓散：当归、黄芪、穿山甲、川芎、皂角刺
透疹凉解汤：桑叶、菊花、薄荷、连翘、牛蒡子、赤芍、蝉蜕、紫花地丁、黄连、红花
健固汤：人参、茯苓、白术、巴戟天、薏苡仁
健脾丸：人参、茯苓、白术、甘草、陈皮、木香、砂仁、山楂、神曲、麦芽、山药、肉豆蔻、黄连
射干麻黄汤：麻黄、细辛、射干、紫菀、款冬花、五味子、法半夏、生姜、大枣
脏连丸：黄连、黄芩、赤芍、当归、阿胶珠、荆芥穗、槐花、地榆、槐角、地黄、猪大肠
胶艾汤：白芍、熟地、当归、川芎、阿胶、艾叶、炙甘草
凉血地黄汤：生地、赤芍、当归、地榆炭、槐角、黄连、黄芩、天花粉、升麻、荆芥、枳壳、甘草
凉膈散：大黄、连翘、甘草、芒硝、栀子、黄芩、薄荷、竹叶、蜂蜜
益气聪明汤：黄芪、葛根、人参、蔓荆子、白芍、黄柏、升麻、炙甘草
益胃汤：生地、麦冬、沙参、玉竹、饴糖
消风散：荆芥、防风、蝉蜕、牛蒡子、苍术、苦参、木通、石膏、知母、当归、生地、胡麻仁、生甘草
消痈饮：荆芥、防风、当归、赤芍、金银花、天花粉、甘草、白芷、贝母、穿山甲、皂角刺
消渴方：黄连、天花粉、生地汁、藕汁、人乳汁、姜汁、蜂蜜
消瘤丸：海藻、昆布、夏枯草、贝母、陈皮、蜈蚣、全蝎、三七、党参、茯苓、鸡内金
消瘰丸：玄参、牡蛎、浙贝母
海藻玉壶汤：海带、海藻、昆布、陈皮、半夏、甘草、青皮、连翘、浙贝母、当归、川芎、独活
涤痰汤：陈皮、半夏、茯苓、枳实、姜南星、竹茹、石菖蒲、人参、生姜、大枣、甘草
润肠丸：当归、生地、火麻仁、桃仁、枳壳
调元散：人参、茯苓、茯神、白术、白芍、熟地、当归、黄芪、川芎、甘草、石菖蒲、山药
调肝汤：当归、白芍、山茱萸、山药、巴戟天、阿胶、甘草
通幽汤：生地、熟地、桃红、当归、升麻、甘草
通窍活血汤：桃仁、红花、赤芍、川芎、老葱、鲜姜、大枣、麝香、黄酒
通瘀煎：当归、山楂、香附、红花、乌药、青皮、泽泻
桑白皮汤：桑白皮、黄芩、黄连、栀子、半夏、苏子、杏仁、贝母
桑杏汤：桑叶、杏仁、浙贝、淡豆豉、沙参、栀子、梨皮
桑菊饮：桑叶、菊花、杏仁、连翘、薄荷、桔梗、芦根、生甘草
桑螵蛸散：桑螵蛸、龙骨、龟板、人参、当归、茯苓、石菖蒲、远志

十 一 画

理中汤：人参、白术、干姜、炙甘草
黄土汤：灶心土、白术、附子、生地、阿胶、黄芩、生甘草
黄芩清肺汤：黄芩、栀子
黄芩滑石汤：白豆蔻、大腹皮、茯苓皮、猪苓、通草、滑石、黄芩
黄芪汤：黄芪、陈皮、麻子仁、白蜜
黄芪建中汤：黄芪、饴糖、桂枝、白芍、生姜、大枣、炙甘草

黄芪桂枝五物汤：黄芪、桂枝、白芍、生姜、大枣、炙甘草
黄连阿胶汤：黄连、黄芩、白芍、鸡子黄、阿胶
黄连清心饮：黄连、生地、当归、甘草、酸枣仁、茯神、远志、人参、莲子肉
黄连温胆汤：陈皮、半夏、茯苓、炙甘草、枳实、竹茹、黄连、大枣
黄连解毒汤：黄芩、黄连、黄柏、栀子
菖蒲郁金汤：牡丹皮、栀子、连翘、郁金、石菖蒲、玉枢丹、竹沥、滑石、竹叶、菊花、牛蒡子、姜汁
萆薢化毒汤：萆薢、薏苡仁、防己、牛膝、木瓜、秦艽、当归、牡丹皮
萆薢分清饮：萆薢、车前子、石菖蒲、茯苓、黄柏、丹参、白术、莲子心
萆薢渗湿汤：萆薢、薏苡仁、黄柏、赤茯苓、牡丹皮、泽泻、通草、滑石
菟丝子丸：菟丝子、肉苁蓉、牡蛎、附子、五味子、鹿茸、鸡内金、桑螵蛸
控涎丹：甘遂、大戟、白芥子
银翘散：金银花、牛蒡、荆芥、淡豆豉、竹叶、连翘、薄荷、桔梗、芦根、生甘草
麻子仁丸：麻子仁、大黄、枳实、厚朴、杏仁、白芍
麻杏石甘汤：麻黄、杏仁、石膏、甘草
麻黄汤：麻黄、桂枝、杏仁、甘草
麻黄连翘赤小豆汤：麻黄、连翘、赤小豆、杏仁、桑白皮、生姜、大枣、甘草
麻黄附子细辛汤：麻黄、附子、细辛
旋覆代赭汤：旋覆花、半夏、人参、赭石、生姜、大枣、炙甘草
羚角钩藤汤：羚角片、钩藤、桑叶、菊花、生地、白芍、川贝母、竹茹、茯神、生甘草
清金化痰汤：桑白皮、栀子、知母、黄芩、贝母、瓜蒌、陈皮、茯苓、麦冬、桔梗、甘草
清肺饮：黄芩、桑白皮、栀子、麦冬、车前子、茯苓、川木通
清经散：牡丹皮、地骨皮、白芍、熟地、青蒿、黄柏、茯苓
清胃散：黄连、升麻、生地、牡丹皮、当归
清咽下痰汤：玄参、桔梗、甘草、牛蒡子、贝母、瓜蒌、射干、荆芥、马兜铃
清咽利膈汤：荆芥、牛蒡子、防风、金银花、连翘、桔梗、薄荷、黄连、黄芩、栀子、玄参、大黄、玄明粉、甘草
清骨散：银柴胡、知母、胡黄连、地骨皮、秦艽、青蒿、鳖甲、甘草
清络饮：荷叶、鲜金银花、西瓜翠衣、鲜扁豆花、丝瓜络、鲜竹叶
清热固经汤：黄芩、栀子、生地、地骨皮、地榆、阿胶、藕节、陈棕炭、龟甲、牡蛎、甘草
清热调血汤：当归、川芎、白芍、生地、黄连、香附、桃仁、红花、延胡索、牡丹皮、莪术
清胰汤：柴胡、黄芩、胡黄连、白芍、木香、延胡索、大黄、芒硝
清营汤：水牛角、生地、麦冬、玄参、金银花、连翘、淡竹叶、丹参、黄连
清暑益气汤：西洋参、西瓜翠衣、荷叶梗、石斛、麦冬、黄连、知母、淡竹叶、粳米、生甘草
清脾除湿饮：泽泻、赤茯苓、苍术、白术、茵陈、栀子、黄芩、连翘、玄明粉、枳壳、甘草、生地、麦冬
清解透表汤：升麻、葛根、蝉蜕、连翘、竹叶、桑叶、金银花、紫草根、甘草、菊花、西河柳
清瘟败毒饮：石膏、生地、玄参、赤芍、牡丹皮、犀角、黄芩、黄连、栀子、知母、连翘、淡竹叶、桔梗、生甘草
清瘴汤：青蒿、柴胡、茯苓、知母、陈皮、半夏、黄芩、黄连、栀子、枳实、常山、竹茹、益元散
清燥救肺汤：桑叶、石膏、麦冬、人参、炙甘草、胡麻仁、阿胶、杏仁、枇杷叶

十 二 画

越婢加术汤：麻黄、石膏、生姜、甘草、大枣、白术
越鞠丸：香附、川芎、苍术、栀子、神曲
葛根汤：葛根、麻黄、桂枝、生姜、甘草、白芍、大枣
葛根芩连汤：葛根、黄芩、黄连、炙甘草
葶苈大枣泻肺汤：葶苈子、大枣
蒌贝养营汤：贝母、瓜蒌、陈皮、苏子、天花粉、当归、白芍、知母
雄黄解毒丸：雄黄、郁金、巴豆
黑锡散：黑锡、硫黄、川楝子、葫芦巴、木香、附子、肉豆蔻、补骨脂、沉香、小茴香、阳起石、肉桂
程氏萆薢分清饮：萆薢、车前子、茯苓、莲子心、石菖蒲、黄柏、丹参、白术
痛泻要方：白术、白芍、陈皮、防风
阑尾清化汤：金银花、蒲公英、牡丹皮、大黄、川楝子、赤芍、桃仁、甘草
阑尾清解汤：金银花、蒲公英、牡丹皮、大黄、川楝子、冬瓜仁、木香、甘草
普济消毒饮：黄芩、黄连、牛蒡子、连翘、僵蚕、薄荷、玄参、马勃、板蓝根、生甘草、桔梗、陈皮
温下清上汤：黄连、蛤粉、莲须、龙齿、磁石、西洋参、附子、补骨脂、覆盆子、菟丝子、桑螵蛸、缩泉丸
温阳祛风汤：蒺藜、白芷、细辛、蛇床子、锁阳、淫羊藿、乌梅、桑椹、枸杞子、白芍
温肺止流丹：细辛、桔梗、荆芥、诃子、鱼脑骨、人参、甘草
温经汤：吴茱萸、桂枝、当归、川芎、牡丹皮、阿胶、白芍、麦冬、法半夏、生姜、人参、炙甘草
温胆汤：陈皮、半夏、茯苓、炙甘草、枳实、竹茹
温胞饮：巴戟天、补骨脂、菟丝子、肉桂、附子、杜仲、白术、山药、芡实、人参
滋水清肝饮：熟地、山茱萸、茯苓、当归、山药、牡丹皮、泽泻、柴胡、白芍、栀子、酸枣仁
滋阴降火汤：当归、川芎、生地、熟地、黄柏、知母、麦冬、白芍、黄芩、柴胡、甘草
滋唇饮：生地、石斛、竹茹、石膏、当归、白芍、甘草
犀角地黄汤：水牛角、生地、赤芍、牡丹皮
疏风清肝散：金银花、连翘、菊花、荆芥、防风、牛蒡子、栀子、赤芍、川芎、薄荷
疏风清热汤：荆芥、防风、牛蒡子、蒺藜、蝉蜕、生地、丹参、赤芍、栀子、黄芩、金银花、连翘、甘草
疏凿饮子：商陆、泽泻、木通、椒目、槟榔、赤小豆、茯苓、大腹皮、生姜皮、羌活、秦艽

十 三 画

蒿芩清胆汤：青蒿、黄芩、竹茹、枳壳、陈皮、法半夏、茯苓、青黛、滑石、甘草
槐角丸：槐角、地榆、黄芩、当归、枳壳、防风
暖肝煎：肉桂、小茴香、乌药、沉香、枸杞子、当归、茯苓、生姜
解语丹：白附子、石菖蒲、远志、天麻、全蝎、羌活、胆南星、木香、甘草
新加香薷饮：香薷、金银花、连翘、鲜扁豆花、厚朴

十 四 画

截疟七宝饮：常山、草果、厚朴、槟榔、青皮、陈皮、炙甘草
蔓荆子散：蔓荆子、生地、赤芍、菊花、桑白皮、木通、麦冬、升麻、炙甘草、茯苓、前胡
酸枣仁汤：酸枣仁、茯苓、知母、川芎、炙甘草
磁朱丸：神曲、磁石、光明砂

毓麟珠：当归、熟地、白芍、川芎、人参、白术、茯苓、甘草、菟丝子、杜仲、鹿角霜、川椒

膈下逐瘀汤：桃仁、红花、赤芍、当归、川芎、五灵脂、枳壳、延胡索、乌药、香附、牡丹皮、炙甘草

十五画及以上

增液汤：玄参、麦冬、生地

镇肝熄风汤：牛膝、赭石、龙骨、牡蛎、龟板、白芍、玄参、天冬、茵陈、川楝子、麦芽、生甘草

薏苡仁汤：薏苡仁、苍术、羌活、独活、麻黄、桂枝、防风、当归、川芎、甘草、生姜

薄荷连翘方：金银花、连翘、绿豆衣、薄荷、牛蒡子、竹叶、知母、生地

橘皮竹茹汤：橘皮、竹茹、人参、生姜、大枣、炙甘草

橘核丸：橘核、海藻、昆布、海带、川楝子、桃仁、厚朴、木通、枳实、延胡索、桂心、木香

醒脾汤：党参、白术、茯苓、陈皮、半夏、甘草、天麻、全蝎、僵蚕、胆南星、木香、生姜、陈仓米

燃照汤：滑石、淡豆豉、厚朴、省头草、白豆蔻、焦栀子、黄芩、半夏

黛蛤散：青黛、海蛤壳

礞石滚痰丸：青礞石、黄芩、沉香、大黄、厚朴

藿朴夏苓汤：藿香、厚朴、法半夏、茯苓、猪苓、杏仁、白豆蔻、薏苡仁、泽泻、通草、淡豆豉

藿香正气散：藿香、紫苏、大腹皮、厚朴、法半夏、陈皮、白术、茯苓、甘草、白芷、桔梗

鳖甲煎丸：鳖甲、射干、黄芩、柴胡、鼠妇、干姜、大黄、芍药、桂枝、葶苈子、石韦、厚朴、牡丹皮、瞿麦、紫葳、半夏、人参、阿胶、蜂房、赤硝、蜣螂、桃仁

癫狂梦醒汤：桃仁、柴胡、木通、赤芍、半夏、大腹皮、青皮、陈皮、桑白皮、苏子、甘草

蠲痹汤：当归、羌活、姜黄、黄芪、白芍、防风、生姜、甘草